中华预防医学会团体标准汇编

中华预防医学会　编

中国标准出版社

北　京

图书在版编目(CIP)数据

中华预防医学会团体标准汇编/中华预防医学会编.
—北京:中国标准出版社,2022.12
ISBN 978-7-5066-9008-9

Ⅰ.①中… Ⅱ.①中… Ⅲ.①预防医学-标准-汇编-
中国 Ⅳ.①R1-65

中国版本图书馆 CIP 数据核字(2022)第 220930 号

中国标准出版社出版发行
北京市朝阳区和平里西街甲 2 号(100029)
北京市西城区三里河北街 16 号(100045)
网址 www.spc.net.cn
总编室:(010)68533533   发行中心:(010)51780238
读者服务部:(010)68523946
中国标准出版社秦皇岛印刷厂印刷
各地新华书店经销
*
开本 880×1230 1/16 印张 22.25 字数 666 千字
2022 年 12 月第一版   2022 年 12 月第一次印刷
*
定价 158.00 元

前　言

2016 年,中共中央、国务院印发的《"健康中国 2030"规划纲要》多处提及健全标准体系、深化标准化改革等方面的内容,涉及全民健身运动、防治重大疾病、提升医疗服务水平和质量、保障食品药品安全、强化安全生产和职业健康、发展健康服务新业态、加强医药技术创新、完善人口健康信息服务体系建设、推进健康医疗大数据应用等十余个领域,对卫生健康标准化工作提出了更高要求。

团体标准具有时效快、市场适应力强、技术要求灵活等特点,在卫生健康标准化体系中具有独特的优势,是国家标准、行业标准的有效补充。2018 年,修订后的《中华人民共和国标准化法》正式施行,首次以法律的形式确立了团体标准在我国标准体系中的地位,明确提出国家鼓励社会团体协调相关市场主体共同制定满足市场和创新需要的团体标准,支持在重要行业、战略性新兴产业、关键共性技术等领域利用自主创新技术制定团体标准,鼓励制定高于推荐性标准相关技术要求的团体标准。

为助力健康中国战略实施,适应团体标准发展的新形势新要求,推动以标准引领预防医学和公共卫生事业健康发展,中华预防医学会成立标准化工作委员会,旨在搭建开放、透明、公平的团体标准化工作平台。标委会成立至今,已支撑学会发布团体标准 27 项,涉及流行病学与统计、传染病诊断、慢性病诊断、老年健康、环境健康、检验检测、疫苗与免疫等多个领域,系统填补了国家标准和卫生健康行业标准相关领域的空白,显著增加了标准的有效供给。

本书收录了截至 2022 年 1 月中华预防医学会发布的团体标准共 27 项,按照标准编号由小到大顺序编排。希望本书能够为相关领域技术人员和研究人员提供参考。

编委会

2022 年 10 月

目　　录

T/CPMA 001—2018　大型人群队列研究数据处理技术规范 ………………………………………………… 1

T/CPMA 002—2018　大型人群队列研究数据安全技术规范 ………………………………… 13

T/CPMA 003—2019　大型人群队列现场调查管理技术规范 ……………………………… 25

T/CPMA 004—2019　大型人群队列终点事件长期随访技术规范 ………………………… 43

T/CPMA 005—2019　耶尔森菌病诊断 ………………………………………………………… 55

T/CPMA 006—2019　空肠弯曲菌、结肠弯曲菌检验方法 ………………………………… 77

T/CPMA 007—2020　莱姆病诊断 ……………………………………………………………… 87

T/CPMA 008—2020　艰难梭菌感染诊断 …………………………………………………… 105

T/CPMA 009—2020　艾伯特埃希菌分离及鉴定方法 ……………………………………… 121

T/CPMA 010—2020　基于高通量测序的病原体筛查通用准则 …………………………… 141

T/CPMA 011—2020　病原微生物菌（毒）种保藏数据描述通则 ………………………… 151

T/CPMA 012—2020　病媒生物防制服务效果评估技术规范 ……………………………… 171

T/CPMA 013—2020　中国肺癌筛查标准 …………………………………………………… 182

T/CPMA 014—2020　中国女性乳腺癌筛查标准 …………………………………………… 194

T/CPMA 015.1—2020　出生队列技术规范　第 1 部分：现场调查 ……………………… 210

T/CPMA 015.2—2020　出生队列技术规范　第 2 部分：长期随访 ……………………… 221

T/CPMA 015.3—2020　出生队列技术规范　第 3 部分：成员信息系统 ………………… 231

T/CPMA 016—2020　数字化预防接种门诊基本功能标准 ………………………………… 243

T/CPMA 017—2020　中国高龄老年人血压水平适宜范围指南 …………………………… 250

T/CPMA 018—2020　老年健康与老年服务　术语 ………………………………………… 269

T/CPMA 019—2020　新型冠状病毒样本保藏要求 ………………………………………… 289

T/CPMA 020—2020　游泳池水中氰尿酸的测定　比浊法 ………………………………… 301

T/CPMA 021—2020　生活饮用水中氨氮现场检测仪法　水杨酸法 ……………………… 307

T/CPMA 022—2020　生活饮用水中 13 种四环素类药物残留的测定　高效液相色谱-串联

质谱法 ……………………………………………………………………………………… 313

T/CPMA 023—2020　血中 N-甲基氨甲酰血红蛋白加合物的测定　液相色谱-串联质谱法 … 323

T/CPMA 024—2020　新型冠状病毒疫苗预防接种凭证基本技术要求 …………………… 331

T/CPMA 025—2021　预防接种车基本功能标准 …………………………………………… 341

ICS 11.020
C 01

团　体　标　准

T/CPMA 001—2018

大型人群队列研究数据处理技术规范

Technical specification of data processing for large population-based cohort study

2018-12-14 发布

2019-01-01 实施

中华预防医学会　　发　布

1

前　言

本标准按照 GB/T 1.1—2009 给出的规则起草。

本标准由中华预防医学会归口。

本标准起草单位:北京大学、中国医学科学院、北京理工大学。

本标准主要起草人:李立明、余灿清、吕筠、卞铮、谭云龙、刘亚宁、郭彧、汤海京、杨旭。

引　言

　　大型人群队列研究数据内容丰富、来源多样，规范而准确的数据是高质量队列研究的基本要求之一。

　　大型人群队列研究数据的管理和利用应遵循一定的原则和规范，依次进行数据标准化、清理及质控和数据整合。数据标准化应当遵循系统性、科学性、统一性和可用性的原则，从数据处理计划开始，涉及数据类型、格式、值、衍生和编码等多个方面。经数据标准化后，还应进行数据清理和质控，对数据进行全面的检查并给予相应的处置，保证数据达到规范性、完整性和准确性等质量要求。由于队列研究数据来源多样，最后应整合到项目的标准化数据库中。在数据整合过程中，应综合考虑数据来源、数据特征等方面的因素，确保实现队列数据的高效存储和利用。

大型人群队列研究数据处理技术规范

1 范围

本标准规定了大型人群队列研究实施过程中数据标准化、清理及质控、整合与开发、处理记录与报告的基本原则。

本标准适用于已建立或拟开展大型人群队列研究的机构,包括但不限于大型自然人群队列、区域性人群队列、针对某一特种疾病或基于特殊机构开展的人群队列。

本标准还可供规模相对较小的人群队列研究参考。

2 术语和定义

下列术语和定义适用于本文件。

2.1

队列研究 cohort study

将一个范围明确的人群按是否暴露于某可疑因素或其暴露程度分为不同的亚组,追踪其各自的结局,比较不同亚组之间结局的差异,从而判定暴露因子与结局之间有无因果关联及关联大小的一种观察性研究方法。

2.2

数据 data

对客观事件进行记录并可以鉴别的符号,对客观事物的性质、状态以及相互关系等进行记载的物理符号或这些物理符号的组合。不仅指狭义上的数字,还可以是具有一定意义的文字、字母、数字符号的组合、图形、图像、视频、音频等,或是客观事物的属性、数量、位置及其相互关系的抽象表示。

2.3

数据库 database

按照数据结构来组织、存储和管理数据的仓库,以一定方式存储在一起、能为多个用户共享、具有尽可能小的冗余度、与应用程序彼此独立的数据集合。

2.4

数据集 dataset

数据的集合。最常见的形式是数据表,其中每一列代表一个变量,每一行代表一个观察记录。

2.5

数据标准化 data standardization

将数据转换成某种统一形式的过程。

2.6

编码字典 codebook

记录编码及其相应属性的文件。

2.7

数据清理 data cleaning

对数据进行重新审查和校验,发现并纠正数据文件中可识别错误的过程。

2.8

研究对象 study subject

样本人群中符合纳入和排除标准的合格对象。

2.9

个体唯一性标识 personal unique identification

每一名研究对象特有的,可以唯一识别其自然人个人身份的信息,包括身份证号码、医疗或社会保险号码等。

2.10

常规监测 routine surveillance

通过相关政府部门(包括卫生、公安、民政、社会保障、计划生育等)当前运行的各类监测系统或常规工作中形成的资料和数据库,从中筛选出研究所需的随访信息,收集研究对象各类死亡、发病、迁移和失访等终点事件。

2.11

社区定向监测 community targeted surveillance

将研究对象的名单提供给研究社区街道、居委会或乡镇、村的相关工作人员,定期联系研究对象,从而获取该社区内研究对象的死亡、发病、迁移等有关随访信息。

2.12

失访 loss to follow up

在队列研究中,户口已迁出调查区域,且经查找仍无法得知去向,或虽有明确下落,但无法进行长期随访监测(如户口搬迁到外地等)的研究对象。

2.13

非结构化数据 unstructured data

数据结构不规则或不完整,没有预定义的数据模型,不方便用数据库二维逻辑表来表现的数据。包括所有格式的办公文档、文本、图片、XML、HTML、各类报表、图像和音频/视频信息等。

2.14

数据整合 data consolidation

将不同数据源的数据收集、整理、清洗,转换后加载到一个新的数据源,为数据消费者/数据使用者提供统一数据视图的数据集成方式。

2.15

数据脱敏 data masking

利用随机字符或数字加密隐藏原始数据的过程。一般需要进行脱敏处理的数据包括个人识别数据、个人敏感数据等。

3 数据标准化

3.1 基本要求

对研究数据进行标准化的目的,是为了保证数据集内部的一致,也为了便于数据集间的整合。对数据的标准化处理应满足如下要求:

   a) 一致性:数据集或数据库内部的标准(如变量定义、格式、单位、取值精度、编码规则等)应保持一致。

   b) 通用性:数据与其他外部数据的标准应尽量保持一致,宜参考或使用现行或通用的卫生相关数据集标准,尤其是需要与外部数据进行链接时。

   c) 易用性:标准化之后的数据应尽量清晰易懂,并且方便进行进一步的数据清理、整合与分析。

3.2 实施过程

3.2.1 数据标准化之前,应制定详细的数据处理计划,其中包括:

a) 原始数据的来源、性质、内容。

b) 数据库的设计方案。

c) 准备处理的文件和变量,以及相应的标准化处理方案。

d) 准备生成的新变量和生成方法。

e) 准备予以编码的变量,以及编码方式。

3.2.2 按照数据处理方案,对数据文件进行标准化处理,并且详细记录每一步的处理方法与结果。

3.2.3 数据处理完成后,应准备详细的说明文件,对标准化之后的数据予以必要的说明与解释。

3.2.4 数据处理过程中,应尽量保存原始数据或每一个步骤的中间数据,以备回顾和检查。

3.3 数据库设计

3.3.1 当研究使用关系型数据库来储存数据时,应在数据收集之前设计数据库。

3.3.2 数据库设计既要满足研究需要,又要尽量做到精简、避免重复。设计应符合关系型数据库的第三范式,基本要求包括:

a) 将不同种类的数据存放于不同的位置,如基线调查数据与随访数据。

b) 数据之间能够建立关联。

c) 不重复存放冗余的数据。

d) 命名清晰易懂,并且保持一致。

3.4 数据类型标准化

3.4.1 数值型

3.4.1.1 数值型适用于各类计量的变量,如定量的检查指标、计数的项目等。

3.4.1.2 数值型变量可进一步按照是否保留小数位数,分为整数型和小数型两类,其适用的数据如下:

a) 整数型:适用于计数的项目,如子女的个数。

b) 小数型:适用于精确度要求较高,需要保留小数位数的项目,如体重;或通过对整数的计算而生成项目,如体质指数。

3.4.1.3 对于一些将定性项目分类编码后的变量,出于易用性的考虑,可设置成数值型。例如,将男性和女性分别编码为0和1后,该编码可设置成数值型,并在编码字典中设置相应的标签。具体见3.7。

3.4.2 字符串型

3.4.2.1 字符串型适用于除定量项目外,各类文字描述或定性表示的变量,如姓名、地址等。

3.4.2.2 对于一些将定性项目分类编码后的变量,除5.1.3所指的情况外,应设置为字符串。例如,将全国的省份分别编码之后,该编码应设置成字符串。

3.4.3 日期/时间型

3.4.3.1 日期/时间型适用于所有表示日期或时间的变量,如出生日期、检查时间等。

3.4.3.2 日期/时间型可进一步按照是否保留日期和时间,分为日期型、时间型和日期/时间型三类,适用的数据分别为:

a) 日期型。适用于仅需要考虑日期,不需考虑时间的变量。

b) 时间型。适用于仅需考虑时间,不需考虑日期的变量。

c) 日期/时间型。适用于需要同时考虑日期和时间的变量。

3.5 数据格式和值的标准化

3.5.1 对于有单位的计量变量,应将取值单位统一。例如,重量统一为千克,长度统一为米。

3.5.2 对于小数型变量,应将取值的小数位数统一。

3.5.3 对于日期/时间变量,应转化成统一的格式,如 YYYY/MM/DD HH:MM:SS。

3.5.4 对于文本型的数据,宜使用统一的术语与形式。例如,地址宜统一为"××省××市××区××街××号"的形式;有多种名称的疾病,采用统一的名称。

3.6 用标准方式生成新变量

对于需要通过计算而生成的新变量,应采用标准或通用的方式或公式。例如,对于体质指数,其计算方法是体重(kg)除以身高(m)的平方。

3.7 标准编码

3.7.1 对于分类变量,宜予以编码,即用号码来代表相应的类别。

3.7.2 编码方法应保持一致。可自行制定编码规则和方法,也可采用一些通用的标准编码。例如,对于疾病,可采用国际疾病分类(International Classification of Diseases)进行编码。

3.7.3 编码完成后,宜设置相应的值标签,或者建立编码字典。

4 数据清理及质控

4.1 总则

大型人群队列研究的数据主要来源于现场调查和长期随访监测。现场调查可综合采用问卷调查、体格测量、生物样本采集等方法收集暴露数据。长期随访监测可通过重复调查、常规监测和社区定向监测等方法获取结局数据。这种多来源的数据经标准化后,还应进行数据清理及质控,保证数据符合规范性、完整性和准确性等质量要求。数据清理及质控流程可分为数据检查、问题处置和统计学监测等环节。

4.2 数据检查

4.2.1 规范性核查

应对数据文件和变量属性进行规范性评价,核查其是否符合现行的或本研究制定的数据标准、规范或要求。若数据已经过标准化处理,则可省略此步骤。

4.2.2 完整性核查

应对数据集的样本量和变量信息进行完整性评价,识别缺失数据。缺失类型如下:
a) 记录缺失。除外重复数据,应核查数据集的实际样本量或记录数与应获取数目是否相同。
b) 变量缺失。除外重复变量,应核查数据集中已有变量数是否少于应获取的变量数。
c) 变量值缺失。应核查数据集中特定单元格是否存在信息缺失。

4.2.3 唯一性核查

应对数据集内或数据集间的研究变量或有效记录进行唯一性评价,可核查数据集内或数据集间不同研究对象的个体唯一性标识和有效记录是否重复。

4.2.4 一致性核查

应对不同数据集间的一致性进行评价。可核查现场调查与长期随访监测数据集间的个体唯一性标识以及数据标准是否一致。

4.2.5 准确性核查

应对数据内容的准确性进行评价,及时发现并纠正可识别的异常值或错误。

4.2.6 逻辑性核查

应对数据集内或数据集间的数据逻辑性进行评价,及时识别并纠正冲突值。

4.3 问题处置

4.3.1 补遗

存在缺失、异常值和错误的数据应经工作人员核实,并根据实际情况再次收集或重新测量该部分信息。

4.3.2 订正

4.3.2.1 不规范数据应依据统一的数据集标准进行订正。
4.3.2.2 对于异常、错误或逻辑冲突的数据,应经工作人员核实或再次收集该部分信息后在数据库中订正。

4.3.3 去重

重复数据应经工作人员核实,并选择性删除其中一条记录。

4.3.4 标准化及数据整合

对于多来源数据或不规范数据,应进行数据标准化及数据整合,宜参考第3章和第5章。

4.3.5 保留

若存在缺失数据无法填补或重复数据无法核实等暂时不可修改的问题时,应当记录并保留所有问题数据,在再次调查或随访时进行数据收集和确认,分批次处理上述问题。对于一些特殊问题,宜在条件许可或具备问题处理能力时开展专项调查,从根本上解决问题。

4.4 统计学监测

4.4.1 监测内容

为及时了解数据质量及数据库动态,应在数据清理的过程中定期进行统计学监测。统计学监测主要通过绘制数据获取进度图/表、数据分布图/表以及综合运用统计学分析方法对收集的队列数据进行分析和比较,识别可能存在的问题,及时向现场工作人员反馈,以提高队列研究的数据质量。监测内容包括数据获取进度、样本量及数据质量等情况。

4.4.2 监测方法

4.4.2.1 数据获取进度图/表

现场调查和长期随访监测过程中,应根据实际情况设定数据上报时限,并绘制数据获取进度图/表,及时记录每次数据的获取日期及样本量,便于掌握队列研究的工作进度和数据获取动态。

4.4.2.2 数据质控图

数据清理过程中,宜绘制适宜的质控图,客观地评价数据分布情况,实现统计异常的可视化。可选择散点图、直方图、折线图等方式,从以下 5 个方面展示数据分布特性,便于监测数据质量:

    a) 数据中心值的集中位置;

    b) 数据分布对称与否;

    c) 数据是否遵循特定分布规律;

    d) 数据分布中的峰形及峰值;

    e) 数据中的离群值。

4.4.2.3 逻辑检查

数据清理过程中,可通过计算均值或中位数、标准差、构成比、变异系数等统计学指标反映数据的分布情况和离散程度,识别数据中的异常值;通过缺失值和重复数据分析,了解数据集中缺失和重复数据的分布特征。每次数据清理完成后,应建立核查问题汇总表,可从规范性、完整性、唯一性、一致性、准确性和逻辑性等方面记录数据集中存在的相应问题,及时向现场工作人员反馈,采取相应的问题处置方法。

4.4.3 指标选择

4.4.3.1 准时率

依据数据获取进度图/表,可计算每次数据提交的准时率。当数据提交的准时率较低时,应及时联系现场工作人员,跟进现场调查或随访监测的进展,了解数据获取过程中存在的问题,给出相应的解决方法,必要时宜适当调整数据获取方案,保证数据可以准时提交。

准时率是指在规定时限内提交的数据集数目占所有提交数据集的百分比。

4.4.3.2 应答率及获取率

依据数据获取进度图/表,可在调查过程中及时监测研究对象的应答率或数据获取率,以掌握队列数据的样本变化情况和调查质量情况。

应答率是指所有被抽中的合格研究对象中有效参与调查研究的对象所占的比例。获取率是指该项调查中实际获取样本量占计划获取样本量的比例。

4.4.3.3 失访率

研究应长期动态地追踪研究对象的失访情况,以准确掌握队列人群的变化情况。

大型队列研究中,失访是指户口已迁出调查区域,且经查找仍无法得知去向,或虽有明确下落,但无法进行长期随访监测(如户口搬迁到外地等)的研究对象。当年研究人群的失访率,即为当年报告确认失访人数占同年随访人数的比例。

4.4.4 监测频度

研究人员应依据调查方案和实际情况合理设定监测频度。

5 数据整合与开发

5.1 基本内容

大型队列研究的数据整合,就是通过个体唯一性标识将大量的结构化数据和非结构化数据整合到标准数据库的过程。

5.1.1 结构化数据的整合

大型队列研究中常见的结构化数据形式包括现场调查数据和长期随访数据,通常具有较高的质量。数据整合过程需注意研究对象敏感信息和一般信息的区分,并与数据库中已有数据集建立连接。

5.1.2 非结构化数据的整合

大型队列研究的非结构化数据非常丰富,如影像检查照片、录音文件等,推荐的整合形式有两种:
a) 只保存原始文件和资料,并与已有的数据集建立连接;
b) 在保存原始文件和资料的基础上,提取关键信息以结构化数据的形式整合到数据库。

5.2 基本过程

大型队列研究的数据整合建议进行分步骤、分阶段的管理,以应对项目实施的不同时期、不同阶段的数据管理需求。推荐将数据转化和整合过程分成四个阶段。
a) 实时数据环境。实时数据环境存储和管理队列研究不同环节获取的实时、动态的原始信息,主要是用于项目现场运行和日常管理,数据需要进一步处理或清理才能用于研究。
b) 数据开发环境。数据开发环境是在实时数据环境的基础上进一步整合其他离线数据和非结构化数据文件,该环境主要用于数据清理和整合。
c) 数据分析环境。在数据管理人员、研究者和IT人员协作下,对相关数据进行处理形成统一的新变量用于后续的分析研究,如计算量表得分、确定疾病诊断、衍生暴露综合变量等。在该阶段的环境中应注意保护研究对象的隐私,去除研究对象的个人敏感信息。
d) 数据分析固定环境。定期将数据分析环境形成固定版本,供研究团队内部和/或外部人员使用。数据分析固定环境应采用合适的数据格式,并配备必要的说明文档和数据使用协议,尤其强调研究对象的隐私保护和数据安全。

6 数据处理记录与报告

大型人群队列研究的数据处理可分为数据标准化、数据清理及质控和数据整合三个阶段,每个阶段任何涉及数据库的维护、更新、验证全历程的操作,都应详细记录数据处理过程、依据和结果。如有条件,宜对数据全过程做留痕处理,以便事后进行审计追责。数据处理结束后,应对数据处理工作和结果进行报告与评价。具体分为以下三方面:
a) 计划。数据收集后,应立即备份原始数据,登记数据提交日期、文件名称及类型、样本量等基本信息,合理制定数据处理计划。数据处理计划宜从数据标准化、数据清理及质控和数据整合三个方面规定数据处理的目的、基本原则和具体流程。
b) 执行记录。为确保数据处理工作的质量和可重复性,应严格执行数据处理计划,记录各阶段的执行时间、操作步骤、执行结果和其他关键信息。研究设计阶段,应记录数据库的建设框架和数据标准化过程。数据清理及质控阶段,应依据数据清理方案,记录数据清理及质控步骤,及时备份原始数据和必要文件。进行数据整合和开发时,应准备不同数据版本的更新日志和发布说明。
如因特定原因无法按原计划执行,经研究人员商议后,可合理修改数据处理计划,并按照新的计划开展后续工作。
c) 报告和存档。数据处理工作完成后,应进行工作总结,报告数据处理各阶段的结果、可能存在的问题和相应解决办法,并将原始数据、处理后数据以及必要文件进行归纳存档。

参 考 文 献

[1]　WS/T 303—2009　卫生信息数据元标准化规则
[2]　WS/T 306—2009　卫生信息数据集分类与编码规则

ICS 11.020
C 01

团 体 标 准

T/CPMA 002—2018

大型人群队列研究数据安全技术规范

Technical specification of data security for large population-based cohort study

2018-12-14 发布   2018-01-01 实施

中华预防医学会   发 布

13

前　　言

本标准按照 GB/T 1.1—2009 给出的规则起草。

本标准由中华预防医学会归口。

本标准起草单位：北京大学、中国医学科学院、北京理工大学。

本标准主要起草人：李立明、余灿清、吕筠、卞铮、谭云龙、刘亚宁、郭彧、汤海京、杨旭。

引　言

　　大型人群队列研究涉及人数往往超十万人,势必需要收集大量的个人信息,包括个人身份识别信息、个人生活习惯信息、身体状况及疾病信息等,除个人信息外,还会收集社会、经济、环境等与健康相关领域的其他数据。巨量数据一旦泄露,将对研究对象个体及研究工作造成不可估量的影响及危害,因此大型人群队列的数据隐私保护的重要性不言而喻。

　　大型人群队列数据库作为重要信息的承载主体,存储着各种隐私数据、业务数据,其安全性、稳定性直接关系着工作是否能正常运行,队列人群个人数据是否得到保护,因此保证数据库的安全稳定运行是十分重要的。大型人群队列由于涉及调查地域广阔、人数众多,往往需要将调查应用系统接入数据库,因此,数据库作为后台开发网络应用系统,面临的风险更大。本标准将就大型人群队列的数据隐私保护及数据库安全稳定管理进行规范。

大型人群队列研究数据安全技术规范

1 范围

本标准规定了大型人群队列研究实施过程中现场调查、数据处理、数据分析中的数据隐私保护要求及大型队列研究数据库安全稳定性管理要求。

本标准适用于已建立或拟开展大型人群队列研究的机构,包括但不限于大型自然人群队列、区域性人群队列、针对某一特殊疾病或基于特殊机构开展的人群队列。

本标准还可供规模相对较小的人群队列研究参考。

2 术语和定义

下列术语和定义适用于本文件。

2.1
个人信息　personal information

以电子或者其他方式记录的能够单独或者与其他信息结合识别自然人个人身份的各种信息,包括但不限于自然人的姓名、出生日期、身份证号码、个人生物识别信息、住址、电话号码等。

2.2
直接个人信息　direct personal information

可以单独识别本人的个人信息,如姓名、家庭住址、身份证号码、基因等。

2.3
间接个人信息　indirect personal information

不能单独识别本人,但和其他信息结合可以识别本人的个人信息,如身高、体重、个人生活习惯、疾病史等。

2.4
数据隐私保护　data privacy protection

对单位和个人敏感的数据进行保护的措施。

2.5
数据控制者　data controller

决定数据处理目的和方式的单位和个人,涉及采集、处理、存储隐私数据的全过程。

2.6
数据处理者　data processor

代表控制者处理数据的单位和个人。

2.7
大数据　big data

规模在获取、存储、管理、分析方面远远超出传统数据库软件工具能力范围的数据集合,具有海量数据规模、快速数据流转、多样的数据类型和价值密度低的四大特征。

3 大型队列研究数据隐私保护

3.1 一般要求

队列数据隐私保护是对队列研究中采集、产生、储存和利用等覆盖数据生存周期的全过程的数据信

息实施符合安全等级的保护原则,包括:

——落实安全管理制度,制定安全规划;

——评估数据隐私级别及暴露风险;

——制定、选择并落实安全策略;

——保证维护支持;

——人员安全教育及管理等。

3.2 数据隐私的类型

队列研究主办机构作为数据信息保护的责任主体,应全面评估收集信息的安全层次,本着"收集者即负责者"的基本原则,对不同层面的数据其隐私保护执行差别化管理,对直接个人信息、个人隐私信息等敏感数据应进行加密处理。

a) 队列研究收集的隐私数据包括:直接个人信息,如姓名、籍贯、性别、婚姻、身体、出生日期、民族等;间接个人信息,如身高、体重、个人生活习惯、疾病史、收入、生理心理状态、宗教信仰等,均应受到隐私保护。

b) 两个及以上个人信息相关联时的信息安全保护等级应高于任何单一信息。

c) 应注意妥善保管队列研究中收集的各项纸质材料,如知情同意书、登记表、各类疾病报告卡片、纸质问卷等,避免数据隐私泄露。

d) 应采用多种技术手段保护电子调查资料数据的安全性。

3.3 数据隐私参与角色

3.3.1 数据控制者

队列研究的数据控制者应该包括研究的设计者及管理者,该角色的职责包括:

a) 依据国家相应法律法规,讨论并决定预期安全保护目标,确定适宜的安全保护等级,实施适当的技术方案和组织措施,包括研究设计的整理构架对于数据隐私保护的影响,以确定处理手段和处理隐私数据策略。

b) 秉承数据保护原则的目的,选择必要的保障措施,如数据加密、数据匿名化、数据最小化、数据脱敏、分布式隐私保护等,以符合法律要求,最大限度的保护数据主体及队列人群的权利。

3.3.2 数据处理者

队列研究的数据处理者指参与研究且存在接触隐私数据机会的工作人员、合作方人员等,对该角色的要求包括:

a) 未经控制者授权同意,不得对数据进行处理、转移;

b) 使用数据进行分析时只能在指定电脑上进行,或通过个人账号密码登陆服务器进行,不应使用个人电脑进行数据处理;

c) 及时发现数据泄露的风险,并向数据控制者报告,协助数据控制者进行相应的补救措施。

3.4 数据隐私环节

3.4.1 通则

队列研究主办机构应根据伦理学的要求和现场工作的实践,通过加密和其他安全措施,保护受试者的基本利益。根据其数据隐私保护工作环节可分为研究设计、现场调查和数据处理三个阶段:

3.4.2 研究设计

不同的研究设计决定了采用不同的隐私保护技术,数据控制者应全面考虑数据的储存、使用和管理方式,制定合理的数据隐私保护策略和具体实施方案。为其合理选择风险防范措施提供真实可靠的依据:

a) 研究设计应采取措施提高纸质资料的保密性、降低单机版数据录入程序及数据库在多终端的泄露风险。

b) 研究设计应将直接个人信息与间接个人信息分离,调查问卷不得呈现直接个人信息,可使用研究编码进行链接,避免因问卷遗失造成的个人信息泄露。

3.4.3 现场调查

3.4.3.1 知情同意授权

数据采集人员应向研究对象提供其接受调查必需的所有信息,通过完整充分的说明和介绍,对研究对象的有关询问进行全面必要的回答和解释,使研究对象全面了解需调查的内容及隐私数据安全性保证。

数据采集应在研究对象填写知情同意书、信息收集合法化后开始执行。知情同意书保存期限不应短于研究开展时限。

3.4.3.2 纸质调查形式

数据采集人员应谨守职业道德,不对外泄露研究对象隐私,纸质调查形式还应遵循以下数据隐私保护原则:

a) 妥善保管纸质调查问卷和各种记录表格,调查完成后及时回收保存,不得造成信息泄露;

b) 纸质调查问卷应进行匿名化处理;

c) 不应对纸质问卷进行复印翻拍;

d) 保存完毕后根据相应保存制度及保密程度进行妥善销毁。

3.4.3.3 电子化调查形式

电子化调查形式应遵循以下原则:

a) 应确保信息采集的电子终端设备为授权设备且仅用于调查工作,不得使用非授权设备进行调查;

b) 终端设备硬盘应经过软件进行全盘加密及相应权限设置,避免设备遗失及误操作造成数据损失;

c) 终端设备应启用防火墙和防毒软件,并进行硬盘加密,以防设备丢失导致数据泄露;

d) 终端设备如需安装非调查用的第三方软件和连接网络,应经专业人士评定其风险性;

e) 数据经过移动终端安装的调查数据采集软件录入后,应为加密格式保存,不得在终端设备上以未加密的形式保存隐私数据。

3.4.4 数据处理

3.4.4.1 数据处理活动的记录

每一位接触数据的人员,应依其职责保持处理活动的记录。具体记录应包括以下所有信息:

a) 控制者以及联合控制者、控制者代理人和数据保护员的姓名和联系信息;

b) 处理的目的；

c) 数据主体的类别和个人数据的分类的描述；

d) 申请的变量记录表。

3.4.4.2 隐私数据管理策略

数据控制者、处理者应当执行合适的技术措施和有组织性的措施来保证合理应对风险的安全水平，制定符合本队列研究特性的隐私数据存储、使用、交换及发布制定相关操作规程要求，包括以下方面：

a) 数据控制者应根据其不同的数据性质按照信息安全等级制定相应的保护定级策略，隐私性数据安全保护等级原则上不应低于第三级；

b) 数据处理者应根据其不同的工作内容得到差异化的授权；

c) 隐私数据的储存应由专人管理，数据文件形式及数据库形式都应根据其相应的存储特性进行处理，非电子数据形式应保证其纸质资料的安全性。

d) 个人隐私数据仅限于本研究项目使用，进行交换及发布时应经过匿名化和加密处理；

e) 应识别用于收集数据的动态数据库及用于研究分析的静态数据库的不同权限并进行相应管理；

f) 应保持数据库系统持续的保密性、完整性、可用性以及弹性的能力；

g) 在发生自然事故或技术事故的情况下，保证存储有用信息以及及时获取个人信息的能力；

h) 定期对测试、访问、评估技术性措施以及组织性措施的有效性进行处理，力求确保处理过程的安全性；

i) 安全账户的等级评估应当尤其重视处理过程中的风险问题，特别是抵御意外和非法销毁、损失、变更、未经授权披露或个人数据的传送、存储和处理过程中的风险；

j) 考虑通过去中心化的分布式节点储存方式代替中心数据库以便提高安全保护等级。

3.4.4.3 隐私数据保护技术

数据控制者、处理者宜使用以下技术，对数据进行隐私保护：

a) 基于数据失真的技术：通过添加噪音、随机化、阻塞与凝聚、差分隐私保护等方法，使敏感数据失真但同时保持某些数据或数据属性不变，仍然可以保持某些统计方面的性质。

b) 基于数据加密的技术：采用安全多方计算 SMC、分布式匿名化等加密技术在数据挖掘过程隐藏敏感数据。

c) 基于限制发布的技术：有选择地发布原始数据、不发布或者发布精度较低的敏感数据，实现隐私保护。

3.4.5 数据分析

数据完成处理后，交由数据分析者进行科研分析，为保证数据分析阶段数据隐私保护的安全性，应做到以下几方面：

a) 做好数据分析活动的记录；

b) 数据分析者应签署相关保密协议以确保数据安全及不试图进行研究对象的身份确认；

c) 数据使用者不应直接接触隐私数据，数据处理者负责向其提供相应的数据；

d) 数据应去除个人隐私数据的相关变量，所有研究对象的 ID 号应该进行数据脱敏以匿名化；

e) 提供给数据分析者的所有数据应经过安全渠道进行传递；

f) 分析数据库应存放在安全介质，数据分析者对其全权负责。

4 大型队列研究数据库安全稳定性管理

4.1 数据库安全的原则

a) 全面覆盖原则:从信息采集生成、存储备份、分析处理、共享使用、传输发布,到销毁清除等数据生命周期中的不同阶段,有针对性的提出安全管理规范和部署技术措施。

b) 分级保护原则:不同数据的来源、内容、用途存在很大差异,数据保护的需求也有所不同。对不同级别和类型的数据,在数据存储、数据共享、数据加密、数据销毁的环节应采取不同的措施。

c) 审计追责原则:数据的全部操作和访问操作都应记录操作员和访问者的身份信息,安全措施对数据的访问行为进行审计,任何对数据操作和访问行为都应可以追溯到个人。

d) 守法合规原则:数据库安全防护应严格遵守网络安全法以及相关的法律法规。

4.2 数据库安全的策略

4.2.1 物理安全

数据库物理安全的基本要求包括:

a) 应控制数据、电脑、媒介或拷贝材料的建筑、房间、橱柜的使用权;

b) 在仓库中记录删除、访问的媒介或拷贝材料;

c) 保证存储媒介的安全,存储安全包括物理安全、网络安全、计算机系统和文件的安全,以防止未经授权的访问或不需要的数据更改、信息的泄露或销毁。存储介质的质量和相关数据的读取设备的可用性需保证数据的可访问性,应保证存储介质质量可靠;

d) 仅在特殊情况下传输敏感数据,向计算机制造商提供包含敏感数据的故障硬盘可能会导致安全问题;

e) 数据文件应设定适宜的频率复制到新存储媒介上;

f) 任何存储数据,即使是短期项目,都应包含至少两种不同的存储形式,如硬盘驱动器和DVD光盘,并应定期检查数据完整性;

g) 存储数据的地区和房间应经过严格考察,无论是储存数码或非数码资料、光或磁存储介质,应保证存储的物理环境微气候适宜且无发生自然灾害的危险;印刷的材料和照片易受阳光和酸的影响。应选取优质材料,如无酸纸、不生锈的回形针文件夹和盒子等。

4.2.2 网络安全

数据库网络安全的基本要求包括:

a) 不应在服务器或连接到外部网络的计算机上存储包含个人信息的敏感数据,特别是主机服务器;

b) 应利用数据库漏洞扫描系统扫描数据库,给出数据库的安全评估结果,暴露当前数据库系统的安全问题;

c) 应利用专业的安全软件扫描应用系统,发现应用漏洞,及时堵住;

d) 管理者宜模拟攻击者攻击,对数据库进行探测性分析,重点检查对象权限是否越权等,并收集应用系统漏洞和数据库漏洞;

e) 应检查端口是否安全、访问协议是否安全;

f) 应采用信任IP访问,通过设置入站规则或防火墙来限制数据库访问的信任;

g) 应加强防火墙保护和与安全相关的升级和补丁操作系统,避免病毒和恶意代码。

4.2.3 服务器安全

4.2.3.1 通则

服务器安全是指服务器上的操作系统安全及对服务器安全保护采用的安装防火墙安全软件的安全,应确保数据库服务器及应用服务器应保证相对独立,且由于服务器硬件损坏导致的系统崩溃磁盘损坏的几率较大,宜建立自有机房,或租用专业机房、云服务器。以下为服务器应采用的各方面安全策略,同时凡是接入局域网的终端设备也应该采用相同的安全策略。

4.2.3.2 操作系统的安全

操作系统包括服务器系统及所有纳入服务器局域网络内可以与服务器进行交互的终端操作系统,具体应做到以下安全策略:

a) 应安装正版的操作软件,包括数据库操作系统,如 SQL Server;

b) 应对补丁进行定期升级更新;

c) 操作系统宜采取最少应用软件安装原则;

d) 操作系统的账户管理应采取以下策略:禁用超级用户,停用访客 Guest 账户,禁止远程访问;去除所有测试账户、共享账户和普通账户;对用户组策略设置相应的权限,并且经常检查系统账户,删除不用账户;

e) 应减少使用管理员账户登录的频率,以免被某些软件窥探到;

f) 应制定密码策略,设置密码的最小值、使用期限,重命名管理员账户,并为其设置高强度密码,包括大小写英文字符、数字、特殊字符等,并定期更换;

g) 应安装防火墙,启用 Windows 系统自带的防火墙或安装第三方专业防火墙,不应直接进行外网连接;

h) 应安装正版杀毒软件,并保持一定频率的病毒库升级和全盘查杀。

4.2.3.3 文件的安全

对于服务器及终端机保存的文件,应采用以下方式进行安全保护:

a) 通过线路-交互式不间断电源(UPS)系统保护服务器;

b) 实现对数据文件的密码保护和控制访问,如"禁止访问""只读""读写"或"管理员权限";

c) 对文件、文件夹或整个硬盘加密的访问控制;

d) 将共享文件的权限设置为授权用户,避免任何有权进入网络的用户能够访问这些共享文件;

e) 在未加密前不通过电子邮件或其他文件传输方式发送个人或机密数据;

f) 在需要时以统一的方式销毁数据:删除文件和重新格式化硬盘驱动器;

g) 对机密数据的管理人员或用户实施保密协议;

h) 对于包含个人或敏感信息的数据,应尽量避免云存储。

4.2.4 数据库安全

4.2.4.1 数据库备份

数据库备份可对数据库或事务日志进行复制,当系统、磁盘或数据库文件损坏时,可以使用备份文件进行恢复,防止数据丢失,常见的数据备份分为完整备份、差异备份和事务日志备份,应根据数据库需求应用不同策略。数据库备份执行时应采用以下策略:

a) 宜备份整个系统而不是指定文件,内容包括用户表、系统表、索引、视图和存储过程的所有数据库对象;

b) 每次更改数据之后应备份或定期进行备份。可使用自动备份程序来备份频繁使用的和关键的数据文件；

c) 主拷贝的备份应为适合长期数字保存的文件格式，即开放或标准格式，而不是私有格式；

d) 包含个人信息的数据，不宜过多备份，可保留主文件和一个备份副本，并对数据进行加密；

e) 备份频率：原则是尽可能的减少数据损失，对于普通数据，如一天一次，重要数据应提高备份频率，对于大型数据库，宜采用差异备份；

f) 备份文件存储媒介的选择取决于文件的数量、数据类型和备份方法，宜选用合适的安全介质进行存储。

4.2.4.2 数据库加密

数据库库内加密可以保障数据库安全和数据安全，加密不应影响数据库性能，可对特定列进行列级加密，或对整库进行数据库级加密。加密应满足以下要求：

a) 加密可用于安全存储和发送文件；

b) 为保证数据安全，任何包含敏感信息和数据的数字文件或文件夹都应加密，如队列人群的身份证号、姓名、家庭住址、联系方式等。直接个人信息可从数据文件中删除，并在更严格的安全措施下单独存储；

c) 加密类型和级别与受保护的数据的敏感程度相对应；

d) 密钥应储存安全，密钥管理机制应方便可靠。

4.2.4.3 数据库分类

大型人群队列数据库由于实时更新，数据库还应做以下分类设置：

a) 科研分析前应对实时数据库进行清理，生成不同的数据库（实时数据库、镜像分析数据库等）以实现不同的使用目的；

b) 可用于识别个人身份的信息（姓名、身份证、住址等）不可对研究者开放；

c) 研究编码作为个体在研究项目的唯一标识，应进行匿名化处理。

4.3 安全管理员要求

安全管理员应对网络及数据库的软硬件进行安全管理，满足以下要求：

a) 配备专人作为网络及数据库管理员，做好网络的日常维护与网络及数据库管理，保证所维护管理的系统正常运转。

b) 安全管理员的具体工作内容包括网络基础设置管理、网络操作系统管理、网络应用系统管理、网络用户管理、网络安全保密管理、网络信息存储备份和网络机房管理等。

c) 网络管理员的职业道德是管理员从事该工作的核心，应定期接受安全及职业培训，提高责任心、业务水平。

d) 网络管理员及使用者应该具备良好的职业道德，在职或离职后的约定时间段，都应做到不更改、不攻击、不泄露数据，不得恶意操作造成数据内容泄露。

4.4 安全审计员要求

数据库安全审计管理的人员要求，应满足以下要求：

a) 宜配备专人建立独立审计，确保风险管理的有效性。

b) 根据不同安全等级的不同要求，制定相应的安全审计管理规定。

c) 对安全审计产生的不同数据进行记录、存储、分析、查阅，进行完整的数据库审计分析、泄密轨迹分析、数据库访问关系可视、数据库攻击威胁分析等。

d) 汇总审计问题书面通知所有有关部门和人员，以便进行相应的调整。

参 考 文 献

[1]　GB 17859—1999　计算机信息系统安全保护等级划分准则
[2]　GB/T 20269—2006　信息安全技术　信息系统安全管理要求
[3]　GB/T 20271—2006　信息安全技术　信息系统通用安全技术要求
[4]　GB/T 20273—2019　信息安全技术　数据库管理系统安全技术要求

_____

ICS 11.020
C 01

团 体 标 准

T/CPMA 003—2019

大型人群队列现场调查管理技术规范

Technical specification of management for field survey in large
population-based cohort study

2019-06-21 发布

2019-07-01 实施

中华预防医学会　　发 布

前　言

本标准按照 GB/T 1.1—2009 给出的规则起草。

本标准由中华预防医学会归口。

本标准起草单位:中国医学科学院、浙江省疾病预防控制中心、北京大学。

本标准主要起草人:郭彧、卞铮、谭云龙、许祥、刘亚宁、俞敏、龚巍巍、吕筠、余灿清、李立明。

引　言

　　大型人群队列研究是经典的分析性流行病学方法之一,它满足由因及果的前瞻性时序关系,具有较强的因果检验能力,是目前开展复杂疾病病因、预后及疾病负担研究,建立疾病风险预测模型的最佳研究类型。近十几年来,国内外学术界均认识到建立大型人群队列对开展复杂疾病流行规律和病因学研究、实现精准医学目标的重要意义。因此,总结大型人群队列工作的规律性经验尤为重要。队列研究的工作包括进行现场调查,建立研究队列的基础数据库和血液样本库,对研究对象进行长期追踪随访,最终形成科学分析报告。现场调查是大型人群队列建设和长期维持不可或缺的重要基础,不论是基线调查进行的现场调查,还是随访期间开展的重复性现场调查,对于十万人及以上规模的大型人群队列来说,都是一项极具挑战的工作。调查内容多、环节复杂,对研究对象(即调查对象)的组织、调查场地的选取和布置、不同岗位的人员安排、流程设计、质量控制等都有复杂的要求,且往往涉及多地区、不同调查队伍、众多工作人员,人员流动也不可避免,如何克服这些问题对大规模现场调查造成的质量影响,以保证研究过程的每个环节、每个步骤的操作都是规范化、标准化,避免可能由研究者、调查员引发的偏倚,是当前亟待解决的问题。

　　本标准以国内成熟的大型人群队列研究为基础,从人员管理、调查区域选择、调查室设置、调查对象登记、问卷调查、体格测量、生物样本采集和处理、质量控制以及物资文档管理等各个环节出发,以制定符合科学性、适用性、协调性、规范性的现场调查标准。本标准将就大型人群队列的现场调查管理技术进行规范。

大型人群队列现场调查管理技术规范

1 范围

本标准规定了大型人群队列现场调查的人员管理、物资文档管理、调查区域选择、调查室设置、调查对象登记、问卷调查、体格测量、生物样本采集处理和质量控制。

本标准适用于已建立或拟开展大型人群队列研究的机构,包括但不限于大型人群队列、区域性人群队列、针对某一特殊疾病或基于特殊机构开展的人群队列。

本标准还可供大型横断面调查研究及规模相对较小的人群队列研究参考。

2 术语和定义

下列术语和定义适用于本文件。

2.1

队列研究 cohort study

将某一特定人群按是否暴露于某可疑因素或暴露程度分为不同的亚组,追踪观察两组或多组成员结局(如疾病)发生的情况,比较各组之间结局发生率的差异,从而判定这些因素与该结局之间有无因果关联及关联程度的一种观察性研究方法。

2.2

大型人群队列 large population-based cohort

使用队列研究的方法,对一定规模人群进行对象入选及随访观察,以评估暴露和终点的关系。目前的规模常为10万人及以上的人群。

2.3

现场调查 field survey

按照一定规范,经过培训的工作人员在现场采用入户调查、拦截调查和观察法,或在远程采用电话调查、邮寄问卷、电子邮件等网上调查等多种方式,完成收集整理信息的工作。

2.4

基线调查 baseline survey

在人群队列的调查对象选定后,开展调查收集每个对象在开始时详细的基本情况,一般包括个体的人口社会学信息,暴露、疾病与健康状况信息等。

2.5

社会动员 socialmobilization

国家、政府或社会团体通过特定的方式有目的地引导调查对象积极参与现场调查活动的过程。

2.6

标准操作步骤 standard operation procedure

对某一项工作或事件的操作步骤和要求以统一标准的格式描述出来,用来指导和规范日常的工作。

3 管理要求

3.1 机构设置

3.1.1 大型人群队列现场开展阶段宜设立指导委员会,主要工作包括:

a) 审查和批准研究方案、时间安排和实施计划；

b) 审查和批准研究管理和其他政策文件；

c) 审查研究进展；

d) 审查和批准科学顾问委员会的成员资格；

e) 审查和批准研究预算和筹资；

f) 规划、审查和批准研究工作小组及其成员资格；

g) 规划和批准数据分析和发布计划，并定期监测其进展情况。

3.1.2 大型人群队列现场阶段可根据需要建立其他专项委员会。

3.1.3 大型人群队列应设置项目办公室，组织和完成现场调查的各项任务。

3.1.4 大型人群队列规模大，需在多个研究地区同时进行，可设置一个中心项目办公室，并在各个调查地区分别设立地区项目办公室。其职责分别是：

a) 中心项目办公室的职责是负责组织安排和协调各个地区办公室的调查活动；

b) 地区项目办公室的职责是根据中心办公室工作要求，在当地完成现场调查。

3.2 人员组成

3.2.1 总则

3.2.1.1 现场调查期间人员组成主要包括办公室人员、现场调查人员、实验室人员、财务人员和仓库管理人员。

3.2.1.2 现场调查期间人员组成应保持相对稳定，负责工作应相对固定。

3.2.1.3 在保持相对独立的前提下，每个岗位都应配备后备人员，后备人员应熟悉相关项目的具体内容和仪器使用方法，以便在必要时相互替代。

3.2.1.4 工作人员中应有若干名工作人员具有较强的医学背景，以便在现场工作中解答调查对象的问题，并及时妥善的处理调查过程中可能出现的意外事件。

3.2.2 办公室人员

3.2.2.1 项目办公室人员负责制定各类人员的管理制度，通过考评、奖励和淘汰制度进行人员的规范化管理，保证调查工作的质量及人员的稳定性和积极性。

3.2.2.2 可设有1名办公室主任和数名工作人员，负责项目所有事项的统筹安排及对研究文件的管理。办公室主任和工作人员的职责分别是：

a) 办公室主任负责项目所有事物的统筹安排和管理；

b) 工作人员负责日常工作的联络和操作，也可兼职设备、物资的管理等。

3.2.3 现场调查人员

3.2.3.1 现场调查人员负责根据调查计划组织现场工作，实施调查任务，及时发现并反馈问题。

3.2.3.2 现场调查人员应进行岗前培训，熟悉操作流程及突发情况应急预案。

3.2.3.3 可组建现场调查队，设有1名调查队长和数名现场调查人员，具体岗位可结合调查项目而设置，一般岗位及职责如下：

a) 调查队长为现场负责人，宜选择1位有现场流行病学调查工作经验、对调查地区较为熟悉且具有管理经验的人员，该岗位负责现场工作的整体协调、社会动员、质量控制，对调查队进行总体管理。

b) 登记员宜安排1~2名人员，负责对调查对象进行项目的简单介绍、调查对象的核实、知情同意书的签订及调查所需物品的发放。

c) 问卷调查员可根据现场调查对象人数确定数量，并负责问卷调查。问卷调查人员应熟悉当地语言、生活方式和习惯，具有一定的医学背景。

d) 体检人员可根据体检项目设计和调查对象人数确定。岗位分配原则可每人负责单一项目、一人负责多个项目、或多人负责一个项目。体检人员应有医学背景，能熟练操作体检相关设备。

e) 生物样本采集人员可负责生物样本的采集、检验或临时保存，以及在需要运输样本室与运输者或接收者交接。生物样本采集人员应具备相应操作经验（如采血经验）。

f) 健康咨询人员应负责解答调查对象提出的各种与疾病相关的疑问，具有较强的医学背景。

3.2.4 实验室人员

3.2.4.1 实验室人员应负责生物样本的处理、储存与运送及实验室数据的管理，也可兼任现场生物样本采集人员一职。

3.2.4.2 实验室人员应进行岗前培训，熟悉工作流程，熟练掌握样本的处理保存，以及相关设备的使用和维护。

3.2.5 仓库管理人员

3.2.5.1 仓库管理人员应负责统一管理现场调查所需的物品（包括设备、耗材等）。

3.2.5.2 仓库管理人员应进行岗前培训，熟悉物品种类和保管要求。

3.2.5.3 仓库管理人员应遵照物资管理制度，按要求对物资进行出、入库登记与仓库日常维护，保证调查期间仓库储藏空间充足，物资存放整齐有序安全。

3.2.6 财务管理人员

3.2.6.1 财务管理人员负责项目资产收支、核算、预决算、管理，配合审计工作等。

3.2.6.2 财务管理人员应进行岗前培训，具备相应从业资格，熟悉财务、经费管理规章制度。

3.2.6.3 财务管理人员应严格遵守项目资产的收支、核算、管理等相关制度规定。

3.3 设备管理

3.3.1 总则

3.3.1.1 建立健全设备资产登记管理规定、制度、台账，做到账卡物一致。

3.3.1.2 建立健全设备使用维护保养管理制度，保障设备安全稳定运行。

3.3.1.3 固定设备使用人、维护人、保管人，固定设备使用场地及保管场地。

3.3.2 设备购置

设备购置途径主要为两个来源：一是队列主管机构下发或下拨，二是承担现场的调查区域自行筹备。各人群队列应结合实际选择合适的设备购置方式。

3.3.3 设备使用

3.3.3.1 工作人员上岗前应接受设备正常使用、日常维护、故障识别及处理等培训，经过考核后上岗，考核未通过者，不得进行操作。

3.3.3.2 工作期间应对工作人员进行设备爱护的宣传教育，不断提高工作人员爱护设备的自觉性和责任心。

3.3.3.3 工作人员应按照设备使用手册进行使用，不得违规操作，并根据要求进行日常记录。

3.3.4 设备维护

3.3.4.1 设备应根据说明书保存在适宜、干燥、清洁的环境中。

3.3.4.2 应制定定期维护要求,确定维护责任人职责,做好维护记录。

3.3.4.3 维护要求可根据设备运转情况制定,长期闲置不用的设备也需要进行定期维护,做好维护记录。

3.3.4.4 设备内置电池应在设备停用后及时取出。

3.3.5 设备维修

3.3.5.1 重要设备应做好应急预案,准备备用设备。

3.3.5.2 设备在发生故障时,使用人应报告本级地区项目办公室及中心项目办公室,办公室管理人员应对工作影响程度进行预判并做出相应处理。

3.3.5.3 设备故障应及时联系专业工作人员进行维修。

3.3.6 设备报废

报废设备应由该设备的管理部门报相关领导批准后统一组织处理,任何单位和个人无权处理报废品。

3.4 物资管理

3.4.1 总则

3.4.1.1 建立健全物资登记领用保管规定、制度,遵照执行,记录清楚明晰,做到账物一致。

3.4.1.2 应指定固定人员管理物资、固定仓库存放物资。

3.4.1.3 现场调查物资不宜与参与单位的物资混用。

3.4.2 物资入库

3.4.2.1 对于队列主管机构下发的物资,入库前应仔细核对下拨单中的数量与实际物资的数量是否一致、外观有无损坏、是否可以正常使用。

3.4.2.2 应妥善保管下拨单、采购时的发货清单和供货单位发票,以便后期检查核对。

3.4.2.3 现场调查单位自行采购的物资入库前应仔细核对采购物资的数量、外观、质量,有问题时及时反馈。

3.4.2.4 填写入库单时应仔细认真,清晰记录品名、数量、有效期等。

3.4.3 物资储存

3.4.3.1 现场调查使用物资应储存在安全、干燥且使用方便的环境中。

3.4.3.2 除调查现场所需的物资外,其他物资均应存放在仓库中。

3.4.3.3 物资宜保存在相对固定的仓库中,环境应满足空间大、环境干燥整洁、防火防水等要求。

3.4.3.4 仓库管理人应对有保质期的物品进行定期清理。

3.4.4 物资出库

3.4.4.1 物资出库时应仔细填写物资出库单,包括物资的名称、出库数量、日期和领用人等重要信息。

3.4.4.2 物资领用人和仓库管理人应仔细清点物资数量,确认物资无损坏,可以正常使用。

3.4.5 物资归还

3.4.5.1 物资领用人应负责对现场调查无需使用的剩余物资进行归还。

3.4.5.2 物资领用人和仓库管理人应确认归还物资的数量,检查物资外观是否完好无损,是否可以正常使用。

3.4.5.3 仓库管理人应及时更新物资状态、数量,保证现场工作有序进行。

3.4.6 物资运输

3.4.6.1 运输前应仔细清点物资的数量,做好包装防护措施,确保物资完好。

3.4.6.2 需要冷冻保存的物资应提前联系物流,准备好运输所需的物资。

3.4.6.3 物资清单应分成两份,一份随车转运,一份以邮件方式发给接收方。

3.4.6.4 接收方接收到的所有物资统一放入仓库中,按照种类分别有序摆放,由专人负责保管,填写入库单。

3.5 文档管理

3.5.1 总则

3.5.1.1 大型人群队列现场调查产生的各类文档,应按保密级别及重要程度进行存档,文档包括但不限于纸质文档及电子文档。

3.5.1.2 涉及调查对象隐私数据的各类文档,工作人员应严格遵守各项相关法律规定,防止各类失密、窃密和泄密的现象发生。

3.5.1.3 标有密级的文件和重要文件的收、发、送、承办、借阅、保管、归档和移文等各个环节,应由负责人办理,严格责任制。未经批准,任何个人不得随意翻印、复印和抄录机密文件和资料。

3.5.1.4 各种废弃文件应及时由碎纸机处理,严禁任意丢弃。对违反保密规定并造成严重后果的,将按照国家的有关规定处理。

3.5.2 现场调查文档

3.5.2.1 调查方案、知情同意书、现场调查产生的各类相关电子、视频、音频等资料,属于现场调查文档的应进行文档管理。

3.5.2.2 重要文件,如"知情同意书",保存时间不应短于队列持续时间。

3.5.2.3 现场调查档案管理采用"一事一档"制度,包括纸质、电子、音频、视频等材料。

3.5.2.4 现场调查当天产生的文件应及时整理、保存,现场调查结束一个月之内可完成归档。

3.5.2.5 涉及隐私的文档的管理应遵循数据隐私保密的原则。

3.5.2.6 在督导记录上应记录督导时间、发现的问题和解决的办法。

3.5.3 管理相关文档

3.5.3.1 日常管理文档是在人员管理、考勤管理、财务管理等其他管理过程中产生的文档,主要包括各项管理制度、重要通知、收发公文、人事聘用合同、员工考核表、会议纪要、发票等重要资料。日常管理文档管理要求包括:

a) 日常管理产生的文档应妥善保管,仔细核对,及时建立档案;
b) 应定期做文档检查,并做好检查记录;
c) 文档的借阅应得到相关负责人的审批,并进行登记,不得转借他人。

3.5.3.2 设备物资管理文档包括:设备的相关文档、物资采购相关文档、管理相关文档、物资转运相关文档等。物资管理文档的管理要求包括：

    a)   物资到货验收后,管理人员应及时建立物资档案,将原始文件归档,常用的技术材料可复印,供使用部门参阅;

    b)   报废的物资未处理时,档案暂时封存,待物资处理后,档案中有保存价值的部分文件另行保存;

    c)   物资使用过程中形成的文件,工作人员应及时整理,交物资管理部门归档;

    d)   物资档案由物资管理部门负责保存,使用部门借阅时应办理借阅手续,物资档案不允许保存在个人手中;

    e)   固定资产卡、报废申请、批复等文件应长期保存;

    f)   设备使用说明书及全套随机技术资料、设备技术改造过程中形成的材料、设备使用维修记录、重大事故的调查分析及处理意见等与设备共存,设备转出时随之调出。

3.6 财务管理

3.6.1 管理部门

研究项目所在单位的财务主管部门及审计等相关部门构成财务管理部门。中心项目办公室及地方项目办公室均应设置财务管理部门。

3.6.2 管理人员

财务主管部门应任命或委派专职或兼职财务人员或科研财务助理。

3.6.3 管理依据

研究项目的财务管理,应依据的规章制度包括:

    a)   国家财经法律法规政策;

    b)   国家各项科研经费财务管理制度;

    c)   项目单位各项财务管理制度。

3.6.4 管理内容

3.6.4.1 预算编制:应根据研究任务的特点和实际需要,按照政策相符性、目标相关性和经济合理性的原则,科学、合理、真实编制经费预算。财务主管部门及科研等相关部门从项目管理和经费使用角度提供指导和建议。

3.6.4.2 预算调整:执行过程中,根据科研活动实际需要和相关管理规定提出预算申请,按规定程序报批。

3.6.4.3 预算执行:应遵照按批复预算执行、独立核算、专款专用的原则。项目人员需提供真实、有效的原始凭证,作为经费收支书面证明。财务专职人员负责审核原始凭证的合法性、真实性、手续完整性和资料准确性,完整填写记账凭证内容,开展会计核算,设置会计账簿,保证账证相符、账物相符、账表相符;同时,负责固定资产登记、价值核算与管理,建立固定资产明细账,并定期盘点。固定资产做到有账、有卡,账物相符。耗材物资需有明确出入库手续。

3.6.4.4 决算:财务部门应根据项目工作要求提供给项目经费总账及明细账,审核项目财务决算报告。

3.6.4.5 监督检查:项目单位应接受内部审计部门及上级部门财务检查、审计监督等。

3.6.4.6 档案管理:财务部门应负责建立会计档案,包括会计凭证、会计账簿、会计报表和其他会计资料。会计档案根据相关规定进行保管和销毁。

4 现场调查

4.1 工作基础

4.1.1 区域选择

4.1.1.1 以社区为基础大型队列研究一般按照当地的行政区域单元设定调查区域,如城市地区的城区/街道/居委会,农村地区的乡镇/村。调查区域的选择应基于具体的研究方案,选取能最大程度满足研究要求,应答情况好的地区。

4.1.1.2 确定调查区域前,应对备选区域进行摸底,收集区域内的人口信息、经济水平及基层卫生体系的完善程度、既往开展类似调查的经历和基层工作人员的执行能力等。

4.1.2 对象选择

调查对象应能满足研究目的的需要,能保证长期跟踪随访。具体满足以下条件:
a) 为当地常住居民;
b) 对项目感兴趣,并能理解研究目的和意义;
c) 符合调查对象的纳入要求。

4.1.3 社会动员

宜建立健全负责社会动员的部门,配备相应人员,获得政府、居委会/村委会、社区卫生服务中心/村医及其他相关的部门、组织的支持。可采取的措施包括:
a) 获得政府支持,如政府/卫生行政部门下发公文;
b) 组建社会动员网络,充分发挥当地居委会/村委会、楼长/队长、社区服务中心人员/村医等基层人员的作用;
c) 分批召开启动/动员大会。

4.1.4 宣传发动

宣传发动的目的是传播研究目的、意义、内容和参加方式,并向居民介绍参加研究前的准备工作。方式包括入户发放邀请信或利用电视、报纸、板报等形式。

宣传发动应选择恰当的时间,与现场调查配合进行,最好选在当地调查的前几天。向居民发出邀请时,按照定点、定时、定人的原则,分批安排居民参加调查。

4.2 环境设置

4.2.1 调查室选择

4.2.1.1 交通方便且为当地居民所熟知。
4.2.1.2 调查室周边没有噪音干扰或其他显著污染。
4.2.1.3 可根据实际情况,将调查室设立在当地医院、社区卫生保健站、居委会、村委会或学校内。

4.2.2 调查室条件

4.2.2.1 调查室空间面积应充足,以满足现场布置和流程的需要。
4.2.2.2 调查室内应有足够相邻的房间,且最好在同一楼层,以满足不同调查项目的布设。如调查室不在底层或分布在不同的楼层,首选有电梯的楼房,方便行动障碍的调查对象,且避免调查对象因登楼带来的检查指标变化。

4.2.2.3 如调查环节涉及暴露隐私信息或隐私部位,宜采用私秘性相对较高的调查室。

4.2.2.4 如需采集尿样或粪便,调查室内或附近应配备有卫生间。

4.2.2.5 调查室内采光应充足,满足日间工作需要,并装配有足够的照明工具。

4.2.2.6 调查室的日常供电应稳定,室内应设有足够外接的电源插口,供仪器设备使用。

4.2.3 调查室布置

4.2.3.1 调查室外可设置标有本次调查名称且醒目的标牌或条幅。

4.2.3.2 调查室入口处可张贴现场调查流程和调查室开放时间的说明。

4.2.3.3 调查室内可摆放桌椅、一次性水杯和饮水机、健康教育海报,供调查对象等待时休息和阅读。

4.2.3.4 调查室内应按照调查流程合理设置功能区域,以满足不同调查项目的要求,保证调查流程顺畅。功能区域的具体划分和布置依实际情况而定,每个调查项目区域应配有醒目的标示,写明调查项目的名称。

4.2.3.5 调查室内应统一配置不同调查项目所需的桌椅或检查床。

4.2.3.6 涉及个人隐私部位的检查应在封闭的空间内进行,或设置屏风/围帘等作为隔挡。

4.2.3.7 需在暗室环境下进行的检查应设置在光线比较暗的相对独立的房间,并且配备遮光窗帘,必要时还可调暗日光灯。

4.2.4 其他要求

4.2.4.1 调查室内应严格禁烟。

4.2.4.2 在供电不稳定的地区,应配备发电机。

4.2.4.3 保持清洁,医疗垃圾应集中放置集中处理。

4.2.4.4 所有设备都应妥善保管,调查室物资与钥匙由专人保管。

4.3 对象登记

4.3.1 登记员的要求

登记是现场调查流程的第一个岗位,意义重大,其工作人员应满足以下要求:
a) 经过统一培训,熟悉登记的流程与调查对象的入选规则;
b) 熟悉当地方言,态度和蔼,善于沟通,有亲和力,具备现场问题处理能力;
c) 举止稳妥,工作耐心。

4.3.2 登记入选的流程

登记入选流程应保证以下要素,具体内容及方式可根据客观条件进行适当调整:
a) 对调查对象的积极参与表示欢迎和感谢;
b) 介绍研究项目内容、所获得的收益及可能存在的风险,获取其知情同意,并签署《知情同意书》;
c) 按照研究设定的纳入和排除标准核实调查对象,询问调查对象是否符合体检标准(如空腹等);
d) 收集足够的信息以保证后期随访工作的顺利开展;
e) 使用专项软件或专用汇总表格登记其基本信息,发放调查所需物品。

4.3.3 注意事项

登记环节的注意事项包括:
a) 如实向调查对象介绍项目的内容、意义等重要信息,不得隐瞒、欺骗;
b) 填写表单时字迹应清晰完整;

c) 签署的《知情同意书》应妥善保管；

d) 对调查对象的个人信息应严格保密。

4.4 问卷调查

4.4.1 工具要求

4.4.1.1 同一大型人群队列的不同研究地区宜保持问卷内容、指标定义统一一致。

4.4.1.2 大型人群队列研究宜采用计算机辅助面访或计算机辅助自填问卷的形式,以保证研究数据的质量。

4.4.2 人员要求

4.4.2.1 经过统一培训,考核合格后方能上岗。

4.4.2.2 认真阅读问卷,熟悉问卷各指标的含义。

4.4.2.3 使用计算机辅助问卷的调查员应有一定的计算机基础,能熟练操作调查所需的设备。

4.4.2.4 熟悉当地语言,能用当地语言与调查对象正常交流,熟悉当地生活方式和习惯。

4.4.2.5 善于沟通,耐心和蔼,头脑灵活,能控制交谈局面。

4.4.3 询问要领

4.4.3.1 调查员应忠实于问卷原义,按照对方回答的原义记录答案。

4.4.3.2 问卷调查开始前,先简单介绍问卷所涉及的大致内容以及具体步骤。可将一份问卷调查表样件交由被调查对象过目,以帮助被调查者正确理解每个问题的内涵及可能的答案选择范围。

4.4.3.3 询问调查时,态度应友好稳重,给人以信赖感,谈话过程中面带微笑,并进行必要的目光接触和点头,以增加沟通时的亲和力。

4.4.3.4 具体提问时应力求客观准确,防止主观引导,以避免出现带有偏倚性的回答,询问时可使用简明而通俗易懂的地方话,避免使用医学专业术语,提问时口齿要清晰,语速要适度,声音要响亮有力,并有抑扬顿挫感。

4.4.3.5 对于问题的解释应忠实原义,不应随意添加自己的观点。如被调查对象某一个问题的解释不明确,可作适当注明,但要避免带有倾向性和提示性的解释,以免误导。对提示后仍不明确具体答案者,可提示被调查对象根据首次对问题做出反应时的答案进行选择。

4.4.3.6 如有被调查者咨询问卷以外的问题时,调查员可做简单解答,但掌握时间和节奏。

4.4.4 质量控制

4.4.4.1 在电子问卷中设置逻辑检错功能,对填写错误进行提醒或禁止录入。

4.4.4.2 设置监督员,监督询问的过程,检查每份问卷填写的完整性。

4.4.4.3 在询问的同时录音,并对照录音评价询问是否符合要求。

4.4.4.4 现场随机抽取研究样本进行问卷复查。

4.5 体格检查

4.5.1 工具要求

4.5.1.1 应使用经过质量认证的器材和设备,作为诊断用途的医用设备应使用已获得医疗器械上市许可的产品。

4.5.1.2 同一体检项目宜使用同一品牌和型号的器材或设备。

4.5.2 人员要求

4.5.2.1 应接受统一操作培训,予以岗前培训考核。考核通过后方可开展体检。

4.5.2.2 对于专业性较强的体检项目,如影像学检查,人员应具备一定的工作经验。

4.5.2.3 调查期间应进行定期或不定期的操作考核。

4.5.3 环境要求

4.5.3.1 体检项目的操作环境应满足该项目的要求。

4.5.3.2 配备相应的体检床、具备独立的空间、保证合适的温度和亮度等。

4.5.3.3 操作环境应注意对调查对象的保护。对涉及调查对象个人隐私的内容,操作环境应设置在隔绝独立的位置,并设置遮挡。

4.5.4 操作要求

4.5.4.1 调查开始前应根据调查目的、仪器设备操作方法、软硬件条件、流程安排等完成适合现场工作的标准操作步骤。

4.5.4.2 同一大型人群队列的不同研究地区宜保持体检项目一致,如进行相同体格检查项目应使用相同的标准操作步骤。

4.5.4.3 体检的操作过程应严格按照标准操作步骤进行。

4.5.4.4 调查现场宜指派相应的人员,检查操作员的操作是否合格。

4.5.4.5 如果调查对象在体检过程中出现不适,可暂停检查项目,并请现场的医务人员检查后,方可继续或放弃检查。

4.5.5 体检流程

4.5.5.1 体检流程的设计以不相互影响为宜。例如,肺功能检查需要调查对象用力呼气,会影响到血压。因此,血压测量应安排在肺功能检查之前。

4.5.5.2 体检流程设计应兼顾现场调查的组织协调,尽量减少调查对象在每个项目的等候时间。可将调查对象最感兴趣的项目安排在流程的后面,激励调查对象完成全部调查项目。

4.5.5.3 体检结果应及时反馈给调查对象,并根据体检结果给予相关咨询意见。

4.5.6 质量控制

4.5.6.1 体检器材和设备应进行定期标准化和维护,每次标准化、维护应保留相应的记录。

4.5.6.2 对于容易产生测量误差的体格检查项目,可定期按一定比例由第二人抽检复核。

4.6 生物样本采集

4.6.1 知情同意

4.6.1.1 人体生物样本的采集应在调查对象知情并表示同意的前提下进行。

4.6.1.2 生物样本采集的内容应在知情同意书上明示,并向调查对象解释清楚。

4.6.1.3 生物样本采集后将进行后续保存及检测,也应在知情同意阶段同时说明。

4.6.2 工具要求

4.6.2.1 应使用经过注册,获得食药监械准字的生物样本采集工具,使用时保证效期。

4.6.2.2 生物样本采集工具应无破损、无污染。一次性物品需一人一用。

4.6.2.3 应使用合适的生物样本采集工具,以使用方便、对调查对象伤害最小、最大限度保护样本、采集后便于处理、并满足研究需求为宜。

4.6.2.4 使用后的生物样本采集工具(包括耗材)应按照医疗垃圾处理。

4.6.3 人员要求

4.6.3.1 应接受统一操作培训,予以岗前培训考核。考核通过后方可开展生物样本采集。

4.6.3.2 生物样本采集人员应获得侵入性采样(采血或其他)的相应操作资质。

4.6.4 操作要求

4.6.4.1 调查开始前应根据调查目的、样本种类、仪器设备操作方法等完成适合现场工作的标准操作步骤。

4.6.4.2 生物样本采集前首先确认调查对象是否满足采集条件,例如空腹等。

4.6.4.3 生物样本采集人员应佩带手套,并且穿戴适宜的安全防护装备。

4.6.4.4 生物样本采集人员应按照标准操作步骤完成采集。

4.6.5 样本管理

4.6.5.1 样本登记

4.6.5.1.1 应在样本容器(如采血管、采尿杯等)上贴标签,做好标记。宜使用条码标签,并且该条码(号码)与调查对象的研究编号建立关联。

4.6.5.1.2 采样完成后,应登记样本信息,包括样本号码、采样时间、样品种类、采样人,以及其他研究要求登记的信息。

4.6.5.2 样本处理

4.6.5.2.1 采集后的样本应按照样本特性与研究要求进行处理,如离心、分装等。

4.6.5.2.2 如果样本采集后无法立即处理,应临时保存。保存条件与要求依照样本特性和研究需求确定。

4.6.5.3 样本转移

样本转移前应进行包装。包装注意事项如下:
a) 包装中应采取相应措施,保证低温,如放置冷冻袋、干冰;
b) 包装中应放置温度记录仪,监控运输温度;
c) 包装中应适当地放置缓冲物,如泡沫,用于保护样本;
d) 外包装应张贴指示"此端向上"的标签。

4.6.5.4 样本运输

应根据样本的保存要求,委托有相应资质的物流公司运输样本,样本的发送与接收都应登记,并填写相应的发送单与接收单。

5 质量控制

5.1 设计规划

5.1.1 选择调查地区应考虑现场调查及长期随访开展的适宜性,工作人员长期稳定参与的可行性及政府部门对工作实施的支持力度等。

5.1.2 设置统一的调查方案及现场流程,且流程设计应经过实际检验,环节之前相互承接和辅助,不互相干扰。

5.1.3 同一大型人群队列的不同研究地区现场调查中用到的设备、物资等宜统一配备或使用统一规格。

5.1.4 调查实施宜提供相应的技术,尤其是信息技术的支持(如专门的软件系统),尽量减少人工操作。

5.1.5 在调查过程中设置自动检查机制,例如,在电子问卷中设置自动检错功能;调查流程的各项目之间相互检查等。

5.2 操作步骤

5.2.1 标准操作步骤应在现场调查开始前完善并形成文字,内容包括但不限于操作要点、结果解读、异常处置、质量控制等。

5.2.2 岗位培训及任何操作都应遵照标准操作步骤。

5.3 过程记录

在条件具备资源充分的情况下,应当对调查的步骤进行记录。如果调查有相应的信息系统支持,对过程的记录会相对容易。如果缺少信息系统,可手工记录过程中的关键信息,例如:

a) 操作者;

b) 操作时间;

c) 操作的用时,即开始时间和结束时间;

d) 操作的关键环节,例如,可以通过录音记录问卷的过程;

e) 异常操作。

5.4 培训考核

5.4.1 任何参加现场调查的操作者都应经过统一培训。培训的内容包括研究背景、调查项目的意义、现场调查整体规划、操作要点、异常情况处置等。

5.4.2 操作者在经过培训后,应接受相应的定期考核。考核成绩作为调查质量评价的重要参考。

5.4.3 考核可由调查队自行安排,由队长做监督、或队员之间互为监督。监督的内容是操作是否规范,即调查队员的行为是否符合标准操作步骤。督导可以以考核为形式,目的在于确认调查过程是否符合研究的要求,并对存在的问题予以指导。

5.5 指标监测

5.5.1 登记入选

5.5.1.1 入选人数或应答率:某个时间段内登记入选的人数或应答率。

5.5.1.2 入选的性别比例:某个时间段内登记入选的男性与女性的比例。

5.5.1.3 入选的年龄比例:某个时间段内登记入选的对象所在年龄段的比例。

5.5.2 调查执行

5.5.2.1 调查结果缺失:在全部的调查内容中,调查项目没有完成的情况。或某项调查内容里某个部分没有完成的情况。

5.5.2.2 调查时间异常:完成整个调查过程或某个调查项目所使用的时间过长或过短,都提示调查时发生了状况。

5.5.2.3 调查指标异常:某个调查指标发生了异常的整体性的变动,可能是由于设备发生了故障、或标准操作步骤未能正确执行。

5.5.2.4 调查人员异常:某一调查人员测量异常值、缺失值较多,提示调查人员未能正确执行标准操作步骤。

5.5.3 生物样本

5.5.3.1 样本采集成功的比例,含异常样本比例(如溶血)。

5.5.3.2 样本处理各个环节所用的时间长度,包括分装时间、检测时间、低温保存时间、运输时间等。

参 考 文 献

[1] GB/T 26315—2010 市场、民意和社会调查 术语
[2] GB/T 26316—2010 市场、民意和社会调查 服务要求
[3] WS/T 225—2002 临床化学检验血液标本的收集与处理
[4] WS/T 348—2011 尿液标本的收集及处理指南
[5] WS/T 424—2013 人群健康监测人体测量方法
[6] 国务院关于改进中央财政科研项目和资金管理的若干意见(国发〔2014〕11 号)
[7] 国务院印发关深化中央财政科技计划(专项、基金等)管理改革方案的通知(国发〔2014〕64 号)
[8] 关于进一步完善中央财政科研项目资金管理等政策的若干意见(中办发〔2016〕50 号)

ICS 11.020
C 01

团　体　标　准

T/CPMA 004—2019

大型人群队列终点事件长期随访
技术规范

Technical specification of long-term follow-up for end point in large
population-based cohort study

2019-06-21 发布　　　　　　　　　　　　　　　　　2019-07-01 实施

中华预防医学会　　　发　布

前　言

本标准按照 GB/T 1.1—2009 给出的规则起草。

本标准由中华预防医学会归口。

本标准起草单位:浙江省疾病预防控制中心、中国医学科学院、北京大学。

本标准主要起草人:俞敏、郭彧、龚巍巍、王蒙、吕筠、余灿清、卞铮、王浩、谭云龙、裴培、李立明。

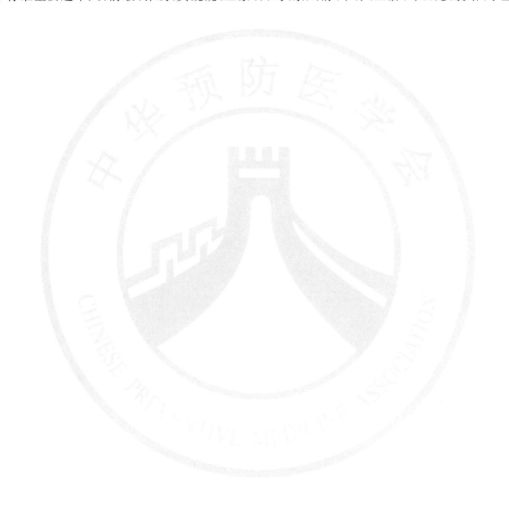

引　言

　　开展长期随访工作,准确掌握队列人群中各类危险因素流行、各种疾病发生与发展、死亡情况以及队列人群迁移和失访情况,是大型人群队列研究工作的重要内容,也是大型人群队列取得成功的关键。队列人群进行随访的方法主要有三种:一是定期对队列人群开展重复的横断面调查;二是利用当前运行的各类监测系统或常规工作中形成的资料或数据库获取队列人群的终点事件(如发病、死亡事件等)信息,称为常规监测;三是将队列人群的名单提供给研究社区街道、居委会或乡镇、村的相关工作人员,定期联系研究对象,确定迁移和失访状况以及常规监测的漏报情况,也可获取终点事件信息,称为社区定向监测。本标准涉及的随访方法特指后两种,主要用于确定队列人群终点事件发生、队列人群的迁移和失访情况。

　　长期随访内容丰富、方式多样,且时间长、环节多、任务重,制定大型人群队列终点事件长期随访技术规范,有利于不同地区、不同研究条件下大型人群队列长期随访方法的相对一致,保证随访数据收集的准确与完整。本标准对大型人群队列长期随访工作的规范化和标准化管理进行技术规范。

大型人群队列终点事件长期随访
技术规范

1 范围

本标准规定了大型人群队列终点事件长期随访的目标人群、随访内容、随访方法、质量控制与评价的要求。

本标准适用于已建立或拟开展大型人群队列研究的机构开展终点事件长期随访工作，大型人群队列包括但不限于大型自然人群队列、区域性人群队列、针对某一特殊疾病或基于特殊机构开展的人群队列。

本标准还可供规模相对较小的人群队列研究开展终点事件长期随访时参考。

2 术语和定义

下列术语和定义适用于本文件。

2.1

大型人群队列研究 large population cohort study

通过对一定规模人群进行随访和纵向观察，评估暴露和终点的关系。目前的规模常为十万及以上的人群。

2.2

长期随访 long term follow-up

对研究对象进行长期（至少5年以上）、连续、动态地跟踪随访，全面收集各种疾病（如恶性肿瘤、缺血性心脏病、脑卒中、慢性呼吸系统疾病及糖尿病等）发病、死亡以及迁移和失访等资料。

2.3

随访终点 end point

研究对象在随访期内出现了预期结局（包括死亡、发病等）或者失访，即为随访终点。大型人群队列研究中，预期结局根据其研究目的进行设定。

2.4

常规监测 routine surveillance

利用当前运行的各类监测系统或常规工作中形成的资料或数据库，获取全部队列人群的终点事件（如发病、死亡事件等）信息。

2.5

社区定向监测 community surveillance

将队列人群名单（研究对象）提供给研究社区街道、居委会或乡镇、村的相关工作人员，定期联系研究对象，确定迁移和失访状况以及常规监测的漏报情况，也可用于获取终点事件信息。

2.6

死亡原因 cause of death

所有导致或促进死亡的疾病、病态情况或损伤以及造成任何这类损伤的事故或暴力情况。不包括症状、体征和临床死亡方式（如心力衰竭或呼吸衰竭）。

2.7

根本死因 underlying cause of death

直接导致死亡的一系列病态事件中最早的某个疾病或损伤,或者是造成致命损伤的某个事故或暴力情况。

2.8

迁移 migration

研究对象户口迁出调查区域,不管居住地是否搬迁,通过常规监测或定向监测方法能获得其终点事件信息。

2.9

失访 loss to follow-up

研究对象户口迁出调查区域,在 12 个月内,至少选择不同月份的 3 个不同日期,通过入户、电话、询问邻居及居委会工作人员等多种方式联系均无法得知去向,或虽有明确下落,但无法进行长期随访获得终点事件信息。

2.10

基线调查 baseline survey

在队列人群选定之后,详细收集每个研究对象在研究开始时的基本情况,包括人口社会学信息、暴露资料、疾病与健康状况等。

2.11

终点事件 endpoint events

根据研究目的设定,在一定随访期内队列人群出现的预期结局(如发病、死亡等)。

3 目标人群

队列人群中参加基线调查的所有人。

4 随访时间

4.1 开始时间

研究对象完成基线调查,即应启动随访工作。

4.2 终止时间

整个随访工作截止的时间,即研究对象出现预期结局(死亡、发病等)或失访的时间。

4.3 随访间隔

常规监测宜在 3 个月内完成;社区定向监测宜半年或一年开展 1 次。

5 随访内容

5.1 死亡事件

5.1.1 收集队列人群中发生的各类疾病(包括传染病、慢性病和伤害等)所致的全死因死亡相关信息。

5.1.2 死亡事件信息收集使用国际通用的、全国统一样式的《死亡医学证明书》(以下简称《死亡证》),内容包括一般项目与死亡有关的疾病诊断项目、其他项目、根本死因、统计分类号等。具体内容如下:

a) 一般项目:包括姓名、性别、民族、主要职业及工种、身份证号、户籍地址、常住地址、生前工作单位、出生日期和死亡日期、实足年龄、婚姻情况、文化程度、死亡地点、疾病最高诊断单位及诊断依据、可以联系的家属姓名、联系电话及住址或工作单位。

b) 与死亡有关的疾病诊断项目:致死的主要疾病名称、发病至死亡大概时间间隔;其他疾病(促进死亡,但与导致死亡无关的其他重要情况)、发病至死亡大概时间间隔;根本死亡原因及ICD编码。

c) 其他项目:包括住院号、医师签名、填报日期等。

5.2 发病事件

5.2.1 收集队列人群中各类疾病(如恶性肿瘤、缺血性心脏病、脑卒中、慢性呼吸系统疾病及糖尿病等)新发病例的相关信息。

5.2.2 疾病发病事件信息(《发病卡》)收集的核心内容包含一般项目、与疾病诊断相关的项目和其他项目。具体包括:

a) 一般项目:门诊号/住院号、姓名、性别、出生日期、身份证号、民族、职业、工作单位、联系电话、户籍地址等。

b) 与疾病相关的项目:疾病诊断(疾病亚型)、诊断依据、发病日期/确诊日期、确诊单位以及死亡日期和死亡原因等。

c) 其他项目:报告/诊断医院、报告/诊断科室、报告日期、报告人等。

5.3 住院事件

5.3.1 收集队列人群在特定随访期内发生的所有住院事件及相关临床信息。

5.3.2 收集的核心内容主要为队列人群中个人及其住院医院的相关信息、住院事件(包含死亡事件)的相关信息等,核心内容为以下几类:

a) 个人信息:医保号、姓名、性别、出生日期、身份证号、户籍地址等。

b) 住院信息:医疗机构名称,医院编号、科室名称、住院号/病案号、入院日期、出院日期、入院诊断、出院诊断(诊断名称和/或ICD编码)、医疗类别等。

c) 疾病诊疗信息:住院报销号或交易流水号、住院期间各检查或诊疗项目明细编码(和/或名称)及次数等。

d) 其他信息:根据研究目的和数据的可及性,可收集与疾病相关的其他信息,如药品使用、普通门诊相关信息等。

5.4 迁移和失访

5.4.1 对队列人群中研究对象发生的户籍、住址变动情况进行登记报告,主要收集搬迁之前和搬迁之后的联系信息。

5.4.2 对迁移的研究对象,收集的核心内容为原住址、搬迁后新住址、原联系电话、新联系电话。

5.4.3 对失访的研究对象,应尽量收集新的联系方式。

6 随访方法

6.1 常规监测

6.1.1 死亡监测

6.1.1.1 利用卫生健康部门的死因登记系统、妇幼儿童死亡监测系统、医院病案信息系统;公安部门的户籍及死亡资料;民政(殡葬)部门的殡葬记录;社会保障机构的医疗保险记录。

6.1.1.2 利用死因登记数据库时,应先了解当地死因登记程序是否包含与公安销户名单、民政殡葬名单、妇幼孕产妇和婴幼儿死亡名单等多部门核对。如无,则需要从公安、民政与妇幼保健系统获得相应的死亡名单作为死因登记数据库的补充,形成完整的死亡登记数据库。

6.1.1.3 队列人群随访名单与完整的死亡登记数据库匹配,筛选队列人群的死亡事件。匹配上的人群,核对《死亡证》,如填写符合研究要求,则使用《死亡证》的信息,并在随访名单上做好记录。如填写不符合研究要求,则应开展死亡复核调查,根据是否曾住院选择医院随访或社区随访。匹配方法和要求如下:

    a) 根据队列规模的大小确定定期匹配的时间频率。

    b) 根据队列人群的身份信息(身份证号或其他有效证件号)来匹配,匹配不一致或匹配失败的研究对象,通过姓名、性别、地址等信息进行第二轮匹配、核实。

    c) 经两轮匹配,信息仍不一致或匹配失败的研究对象,可借助公安户籍资料或身份证信息核实、确认。经过反复匹配、核对后,整理出完整的队列人群死亡事件情况表。

6.1.2 发病监测

6.1.2.1 利用卫生健康部门的疾病发病登记系统(如肿瘤登记、心血管病登记)进行监测。

6.1.2.2 利用发病登记数据库时,应先了解当地疾病登记程序是否包含与医保资料的核对及死亡补发病流程。如无,则分别从医保部门及死亡登记数据库中获得疾病数据来作为发病登记数据库的补充,形成较为完整的发病登记数据库。

6.1.2.3 队列人群随访名单与较为完整的发病登记数据库进行匹配,筛选队列人群的发病事件。匹配方法与要求同死亡事件(6.1.1.3)。

6.1.3 住院事件监测

6.1.3.1 利用医院病案首页系统、医保住院系统资料、医院信息系统(HIS),收集随访期内因病住院治疗的所有疾病诊疗信息。

6.1.3.2 队列人群随访名单与上述系统的住院事件名单进行匹配,匹配频率根据住院事件来源的信息系统更新频率来确定,其余匹配方法与要求同死亡事件(6.1.1.3)。

6.1.3.3 如信息系统中关键诊疗信息不全,应联系或面访诊治单位开展信息查询与补充。

6.1.4 迁移和失访监测

6.1.4.1 利用公安户籍管理部门的常住居民搬迁记录或卫生健康部门的居民健康档案系统,掌握队列人群的户籍、住址变动情况。

6.1.4.2 定期联系公安户籍管理部门,收集随访时期内登记在册的常住居民搬迁记录,与队列人群名单匹配,获得队列人群迁移和失访信息;也可查询居民健康档案系统获得队列人群迁移和失访信息。

6.1.4.3 定期对迁移和失访名单进行汇总,并更新队列人群随访名单。

6.1.4.4 迁移判定标准:

    a) 研究对象户口和住址迁离原调查区域,但仍可收集到随访信息,判为迁移。

    b) 研究对象户口不在调查区域,但住址在调查区域,仍可收集到随访信息,判为迁移。

    c) 研究对象户口在调查区域,住址不在调查区域(如长期在外打工者、买新房子者、长期居住在外地子女家中的老人等),但可通过疾病、死亡登记报告系统,掌握其健康相关信息的,不判为迁移,视为正常队列人群。

6.1.4.5 失访的判定标准:无法收集到研究对象的终点事件信息,包括以下几种情况:

    a) 研究对象搬出特定的辖区(乡或街道),但仍居住在原住址相同的区/县以内,通过常规监测或定向监测方法能够获取终点事件信息，则不判为失访。

b) 研究对象户口及住址均已迁出调查区域，且经多次查找、多种渠道无法得知去向，或经多次查找，虽有明确下落，但无法进行长期随访获取终点事件信息，判为失访。

c) 确定失访前，应严格掌握标准。经多次查找、多平台多渠道确认，仍未能获取研究对象的确切信息或确认已搬迁出调查区域且无法获得其终点事件信息，方可确认为失访。

多次联系定义为：在 12 个月内，至少选择不同月份的 3 个不同日期，通过入户查找、电话联系、询问邻居亲友或居委会工作人员等多途径确认。

6.2 社区定向监测

6.2.1 根据基线调查记录的队列人群的姓名、性别、联系方式等基本信息，以城市居委会或农村自然村为基本单元来创建随访名单，并定期对随访名单进行更新。

6.2.2 根据随访名单，分乡镇/社区对队列人群进行随访跟踪，通过电话、入户或网络等各种联系方式获取队列人群的终点事件或迁移、失访信息。

入户随访：收集队列人群的终点事件信息的重点为掌握研究对象是否曾在医院诊疗及是否保留较为完整的住院或就诊记录，包括以下几种情况：

a) 死亡随访：重点了解生前诊疗记录。如生前曾就诊且家属保留有较为完整的住院或就诊记录，入户调查应查找相应资料；无完整医疗记录者，应对最了解死者生前疾病与情况的家属开展死因调查。如经入户调查后仍无法明确死因者，应收集死亡过程及死者的症状体征等死因推断信息，由医学专家做出死因推断。

b) 发病随访：重点了解是否曾在医院诊疗以及确诊的具体疾病。若曾就诊且保留有较为完整的住院或就诊记录，应尽量查找医院就诊记录，获取疾病诊断和治疗信息；若曾就诊但资料保存不完整者，应开展医院随访。未确诊或未曾在医院诊治病例，应在随访名单空白处，记录下随访日期及主要症状等。

c) 迁移随访：对社区上报的研究对象迁移情况，一般不作入户调查，可直接在随访名单上记录迁移时间、迁移后新住址、新的联系电话等。

电话或网络随访：直接开展入户随访难度大的地区，可通过电话或网络随访了解队列人群的终点事件信息。电话或网络随访的对象可以是研究对象本人、亲属或医院相关工作人员。

医院随访：入户、电话或网络随访时遇到下述情况，应开展医院随访，如下列情况：

a) 《死亡证》或《发病卡》填写不规范，无法确定死因或疾病诊断，但确知其曾因相关疾病住院治疗或住院后死亡。

b) 明确研究对象死亡或发病，却未查到相应的《死亡证》或《发病卡》，但确知其曾因相关疾病住院治疗或住院后死亡。

c) 未能得到家属或研究对象的配合，或其难以准确描述疾病或死因，但确知其曾因相关疾病住院治疗或住院后死亡。

d) 队列人群发生其他与医院有关的情况。

开展医院随访前，应先确定被随访者属于队列人群，然后抄录其姓名、性别、年龄、住院号等基本信息，并了解其就诊的医院、科室、医生姓名以及就诊日期。

医院随访重点是查病案，应与医院医务科密切合作，查找相应的病案记录；应根据基本信息查找病案记录，明确发病或死亡的诊治过程及具体诊断；对未能查到病案记录或查后仍有疑问时，可结合病史等对主管医生进行问询调查，了解死因或发病信息。

医院随访完毕后，详细填写终点事件相关报告卡等记录。

6.3 终点事件审核

6.3.1 审核要求

从各途径获得的终点事件信息中筛选需要复核的终点事件,查阅其医院原始医疗记录,并拍摄核心资料照片,由临床研究人员来进行终点事件的审核,评估终点事件的报告准确性及诊断准确性,并可补充终点事件完整性。

6.3.2 审核流程

6.3.2.1 生成终点事件复核清单

根据不同疾病制定相应的入选标准[如脑卒中急性事件审核入选标准为发病事件(首次发病事件、复发事件)与死亡事件;肿瘤审核入选标准为发病事件、死亡事件与住院事件],根据入选标准对各种途径获得的终点事件进行筛选,形成终点事件复核清单。

复核清单核心内容为研究对象的基本信息(如研究编码、姓名、性别、出生日期)、出入院相关信息(如事件名称、医院名称和住院号、入院日期、出院日期、主要诊断、存活状态)以及疾病相关信息(如发病日期、诊断日期、诊断依据、疾病名称)。

6.3.2.2 确定终点事件复核需收集的核心资料

根据疾病种类制定每种疾病确诊所需要的核心资料,以提供专家进行诊断复核。

核心资料包括病案首页、出院小结(或死亡记录)、入院记录/首次病程、主要临床检查及医嘱单等,主要临床检查根据疾病不同而不同:如脑卒中主要检查资料为CT/MRI检查报告;冠心病急性事件主要检查资料为心电图报告、血清酶学检测报告;各类肿瘤主要检查资料根据肿瘤部位不同而不同,主要包括组织学病理报告、CT/MRI检查报告及实验室检查报告。

6.3.2.3 获取终点事件资料

联系相关医院确认需要复核的终点事件的病历可以查阅;核实调查对象和医院信息,确认病历中的患者与需复核的对象为同一人;根据复核清单的内容记录病历中的信息,并拍照收集终点事件所需的核心资料。

6.3.2.4 复核、审核终点事件

检查、审核、备份及核实数据,尽可能获得完整、准确的原始记录,保证数据一致性和准确性:

a) 报告准确性:对当地医院诊治的新发疾病,根据医院原始病案资料,逐个对终点事件进行审核,确认医院原始病案中的诊断名称是否与报告的诊断名称一致。

b) 诊断准确性:将医院采集的完整信息,包括疾病相关的临床特征(如临床分型、肿瘤部位及病理类型等)与诊断依据等,提交给 2~3 位临床专家,根据最新国际诊断标准来判断病例诊断与当前诊断标准是否一致。

7 质量控制与评价

7.1 随访管理

7.1.1 培训

新上岗的人员应接受随访技术培训,承担随访工作的业务人员应定期开展集中培训。培训的核心

内容包括随访时间、内容、方法(流程)及质控要求及评价指标等。

7.1.2 例会

应定期召开工作例会,核心内容包含核对随访名单及相关记录,讨论编码或死因确定及疾病诊断有困难的案例等;交流长期随访工作经验;反馈随访工作中存在的问题及改进措施。

7.1.3 督导

应抽取一定比例的研究对象的终点事件报告卡进行质量检查;到社区检查和督导随访工作开展情况,检查随访名单等各类资料的整理、填写、记录情况。

7.1.4 考核

每年应对承担随访工作的基层单位进行考核,设定质控指标进行量化考核,对其中存在的问题进行协调和处理,质控指标选择以考核终点事件的及时、完整与准确为主,主要包括以下几类:

a) 终点事件各类报告卡填报的及时性、完整性、准确性。
b) 终点事件的漏报率。
c) 终点事件报告的一致性:终点事件报告的准确率(录入的准确率,不同途径报告的终点事件之间的一致率);各级医院诊断的准确率;队列人群各类指标与研究地区人群指标的一致性。
d) 队列人群的失访率。
e) 队列人群粗死亡率、死因不明的比例和死因顺位。
f) 队列人群某类疾病发病率、诊断百分比和诊断医院分级的比例。

7.2 评价指标

7.2.1 及时性

终点事件收集的及时性:从数据录入死因、发病登记系统到录入队列研究数据库的时间;从死亡、疾病确诊时间到录入队列研究数据库的时间;从住院事件的出院时间到录入队列研究数据库的时间;从社区随访时间到录入队列研究数据库的时间来评价。

7.2.2 完整性

7.2.2.1 终点事件数量收集的完整性包括:

a) 计算队列人群中粗死亡(发病)率,与队列研究地区人群的粗死亡(发病)率比较,评价队列人群死亡(发病)数据收集的完整性。
b) 每年在不同的调查区域,抽取一定比例的家庭或个人进行社区调查和家庭访视,掌握队列人群终点事件发生情况,核对随访数据库中是否有漏报。

7.2.2.2 终点事件报告卡填报的完整性:如《死亡卡》个人信息、根本死因、死因链填写情况及报告来源、诊断依据的完整性;《发病卡》个人信息,发病、诊断、报告日期,疾病种类及确诊依据等填写的完整性。

7.2.3 准确性

7.2.3.1 终点事件报告卡填写的准确性:如基本信息填写是否有逻辑错误;死亡信息是否有死因不明、死因不正确或死因填写不符合推导规则。

7.2.3.2 终点事件收集的准确性:队列人群中终点事件(如发病、死亡事件)的年龄、性别等分布是否合理;队列人群主要死因的构成比、主要死因顺位及死因不明比例是否合理;疾病不同级别诊断单位的比例、诊断依据比例、不同死因诊断机构的分级评价疾病诊断与死因推断的可信度。

7.2.4 一致性

7.2.4.1 常规监测、社区定向监测、终点事件审核三者之间的对比、复核。

7.2.4.2 队列人群中终点事件的各类指标与队列研究地区人群的相应指标间的一致性。

7.2.4.3 终点事件审核结果:报告的一致性和诊断的一致性。

7.2.5 失访率

在队列人群长期随访中,无法收集到终点事件信息的研究对象人数占队列人群总数的比例。

ICS 11.020
C 05

团 体 标 准

T/CPMA 005—2019

耶 尔 森 菌 病 诊 断

Diagnosis of Yersiniosis

2019-08-12 发布

2019-09-01 实施

中华预防医学会　　发 布

前　言

本标准按照 GB/T 1.1—2009 给出的规则起草。

本标准由中华预防医学会归口。

本标准起草单位:中国疾病预防控制中心传染病预防控制所、中国疾病预防控制中心、首都医科大学附属北京地坛医院、北京大学人民医院、江苏省疾病预防控制中心、郑州市食源性致病菌快速检测试剂工程研究中心、肃北蒙古族自治县疾病预防控制中心、国家食品安全风险评估中心。

本标准主要起草人:王鑫、景怀琦、冉陆、陈志海、王辉、朱凤才、李凤琴、曾明、鲍倡俊、王岚、梁未丽、青震涛、春花。

耶尔森菌病诊断

1 范围

本标准规定了耶尔森菌病的诊断依据、诊断原则、诊断和鉴别诊断。

本标准适用于全国各级医疗机构和疾病预防控制机构工作人员对耶尔森菌病的病原学检测、诊断和报告。

2 术语和定义

下列术语和定义适用于本文件。

2.1

耶尔森菌 *Yersinia*

肠杆菌科耶尔森菌属的细菌,目前已发现了18个种,其中对人致病的种包括小肠结肠炎耶尔森菌、假结核耶尔森菌与鼠疫耶尔森菌。

2.2

耶尔森菌病 Yersiniosis

主要由小肠结肠炎耶尔森菌感染造成,少数由假结核耶尔森菌感染造成,是一种人兽共患病、食源性疾病,以腹泻为主要临床表现的胃肠道传染病,少数可出现结节性红斑、反应性关节炎,甚至脓毒症等肠外并发症。

注:鼠疫耶尔森菌感染人类造成的疾病称为鼠疫。

3 诊断依据

3.1 流行病学史

全年都可发病,寒冷季节高发。猪和犬是最主要的传染源。病人发病前多曾摄入不洁食品、水,尤其是经冰箱冷藏保存的食物;或与耶尔森菌病患者、病原携带者、带菌动物接触。接受小肠结肠炎耶尔森菌、假结核耶尔森菌感染者或病原携带者捐献的血液输血,也可造成耶尔森菌病血源性传播。由于冰箱内保存食品是重要的传染来源,因此该病又称为"冰箱病"。详细流行病学特征见附录A。

3.2 临床表现

耶尔森菌病的临床表现复杂多样,可分为胃肠炎型、类阑尾炎型(末端回肠炎型)、反应性关节炎型、结节性红斑型和脓毒症型等。

胃肠炎型:最常见,主要表现为急性腹泻,腹泻频率少则3次/d～5次/d,多者达10余次/d,部分伴有发热和腹痛。粪便有性状改变,可出现稀便、黏液便、脓血便。

类阑尾炎型:即末端回肠炎型,表现为明显的右下腹痛,部分在临床上被诊断为阑尾炎。

少部分患者还可发展为肠外并发症,主要包括:

反应性关节炎型:最常见的肠外耶尔森菌病型别,主要表现为关节疼痛、肿胀和关节囊液渗出。

结节性红斑型:部分患者发生胃肠炎后1周～2周出现结节性红斑或多形性红斑。

脓毒症型:血源性感染或免疫功能缺陷的患者可发展到脓毒症,比较罕见,但病死率较高。

详细临床表现见附录 B。

3.3 实验室检测

3.3.1 粪便常规检查

粪便性状改变,主要表现为水样便或稀便,亦可见黏液便,少数可见便中带血或脓血。多数病人粪便镜检可见白细胞,其中部分亦可见红细胞。

3.3.2 样本快速检测

小肠结肠炎耶尔森菌或假结核耶尔森菌特异性抗体标记的胶体金快速检测试剂可直接检测患者新鲜粪便,和/或检测粪便、肛拭子、血液(全血或血块)、组织样本(肠系膜淋巴结、切除的阑尾、内镜取得的肠道内壁等)的增菌液阳性。详细操作方法见附录 C。

3.3.3 样本核酸检测

从患者的粪便、肛拭子、血液(全血或血块)、组织样本(肠系膜淋巴结、切除的阑尾、内镜取得的肠道内壁等)等任一种样本中检测到小肠结肠炎耶尔森菌的铁草胺菌素受体基因($foxA$)、黏附侵袭位点基因(ail)以及假结核耶尔森菌的侵袭素基因(inv)中一个或多个基因阳性。详细操作方法见附录 C。

3.3.4 病原分离培养

从患者的粪便、肛拭子、血液(全血或血块)、组织样本(肠系膜淋巴结、切除的阑尾、内镜取得的肠道内壁等)等任一种样本中分离到小肠结肠炎耶尔森菌或假结核耶尔森菌。详细操作方法见附录 C。

4 诊断原则

根据流行病学史、临床表现和实验室检测进行诊断。

5 诊断

5.1 临床诊断病例

符合以下一种情况者,为临床诊断病例:
a) 符合 3.2、3.3.1 和 3.3.2,3.1 供参考;
b) 符合 3.2、3.3.1 和 3.3.3,3.1 供参考。

5.2 确诊病例

符合以下一种情况者,为确诊病例:
a) 符合 3.2、3.3.1 和 3.3.4;
b) 符合 3.2、3.3.1 和 3.3.3,且目的基因 $foxA$、ail、inv 一个或多个基因的聚合酶链式反应(PCR)扩增产物经测序,与 Genbank 等核酸序列数据库中的参考序列比对一致。

6 鉴别诊断

6.1 耶尔森菌病胃肠炎型应与细菌性痢疾、肠侵袭性大肠埃希菌腹泻、沙门菌腹泻等相鉴别。

6.2 耶尔森菌病类阑尾炎型（末端回肠炎型）应与急慢性阑尾炎相鉴别。

6.3 耶尔森菌病反应性关节炎型应与链球菌、葡萄球菌等其他细菌感染所致化脓性关节炎相鉴别。

6.4 耶尔森菌病结节性红斑型应与药物性、过敏性结节性红斑等相鉴别。

6.5 耶尔森菌病脓毒症型应与其他细菌感染所致脓毒症相鉴别。

附　录　A

（资料性附录）

耶尔森菌病流行病学

A.1　流行特征

耶尔森菌病是一种全球性疾病,各大洲均有分布。欧洲是小肠结肠炎耶尔森菌感染率较高地区,菌株的主要流行型别为 4/O:3 型。尤其以比利时、芬兰、瑞典等国家的病例数较多,最近一次报道是 2018 年上半年在瑞典发生的由于食用猪肠引起的一起暴发。我国曾在 20 世纪 80 年代报道过两次暴发,大约有 500 人感染。2010—2015 年的调查显示,小肠结肠炎耶尔森菌在我国人群中的感染率约为 0.59%,并不低于其他国家调查结果,菌株以 3/O:3 型为主要流行型别,与欧洲主要流行型别不同。已经发现在我国临床上部分小肠结肠炎耶尔森菌感染导致的腹泻常被诊断为细菌性痢疾,因此我国实际人群中小肠结肠炎耶尔森菌的流行水平可能被低估。假结核耶尔森菌的感染率一般都稍低于小肠结肠炎耶尔森菌,多分布于北半球,南半球主要见于澳大利亚和新西兰,南美州（除巴西外）与非洲则罕有报道。芬兰与日本是报告假结核耶尔森菌感染最多的国家。

耶尔森菌病一年四季均可发生,由于耶尔森菌的嗜冷性,在寒冷季节多发。

A.2　传染源

小肠结肠炎耶尔森菌和假结核耶尔森菌都为人兽共患病原体,具有广泛的动物宿主,在人类以及所有温血的野生或家养动物中均能发现。猪和犬是小肠结肠炎耶尔森菌最主要的宿主和传染源,在爬行动物、鱼和甲壳水生动物体内也偶有发现,已经证实苍蝇、蟑螂等昆虫带菌,也可分离自外环境。生猪或未完全熟制猪肉、猪内脏制品是人类感染耶尔森菌病的最主要来源。2008—2010 年,在我国 11 个省市的调查显示,生猪中小肠结肠炎耶尔森菌的平均携带率为 19.53%（878/4 495）。通过分子流行病学调查已经证实,犬也是人群感染小肠结肠炎耶尔森菌的一个主要来源。其他家养动物、啮齿动物、鸟类以及其他野生动物等也都可能带菌。假结核耶尔森菌分布更为广泛,在鸟类中的感染率通常大大高于小肠结肠炎耶尔森菌,候鸟的迁徙则对于假结核耶尔森菌在世界范围内不同大陆之间的广泛传播起到很大作用。

A.3　传播途径

小肠结肠炎耶尔森菌与假结核耶尔森菌主要通过粪口途径传播。人的感染尤其是暴发流行,最主要的途径是摄入被污染的食物和水。接触患者的粪便等也可引起人与人之间的相互传播。人通过直接接触带菌动物的排泄物也会造成感染。

小肠结肠炎耶尔森菌与假结核耶尔森菌是食源性病原菌,可通过冰箱储存的受污染的食物传播。该菌的污染可能发生在食物的制造、加工,以及无封闭包装食品的切割、分装、搬运、售卖等各个过程。目前已从各种生熟肉食、蔬菜、奶及奶制品、果汁饮料等食物中分离出小肠结肠炎耶尔森菌。由于细菌本身的嗜冷性,可以在冰箱冷藏保存的食品中长期存活和繁殖,冰箱低温储存的被污染食品是耶尔森菌病的重要来源。水源或土源传播造成的疫情多是由于水和土壤遭到了被感染牲畜粪便的污染。

输入受到小肠结肠炎耶尔森菌或假结核耶尔森菌污染的红细胞是引起输血相关感染的原因之一,由于该菌能够在冷藏温度下繁殖,因此它也可能会通过冷藏保存的血液使受血者感染。耶尔森菌病的血源性传播虽然比较罕见,但由于通常会直接导致患者发生脓毒症,病死率高,仍然需要得到重视。

A.4 易感人群

人群普遍易感,发病者多见于婴幼儿。婴幼儿发病多为腹泻型病例,其他临床型病例的发病率则低于成人,较大年龄儿童和青少年多为类阑尾炎型。人类白细胞抗原 HLA-B27 等位基因携带者、肝病、糖尿病、血液病、器官移植术后、人类免疫缺陷病毒(HIV)携带者等免疫缺陷者更容易发生反应性关节炎等肠外并发症。严重感染一般发生在使用免疫抑制剂、具有免疫缺陷或铁过载的人群中。

附　录　B
（资料性附录）
耶尔森菌病临床表现

B.1　概述

耶尔森菌进入人体肠道后通过肠黏膜进入下层淋巴组织派氏结（Peyer's结），在肠道和肠淋巴组织中生长繁殖，导致大量多核白细胞增生，引起急性炎症。极少数病人病原体经血流播散，由于耶尔森菌的嗜淋巴特征，有可能通过淋巴管播散，到达关节和其他组织，引起肠外耶尔森菌病。

耶尔森菌病潜伏期1 d～10 d。该病患者可长期排菌，潜伏期跨度较长。由于菌型不同以及个体的健康状况、反应性、免疫水平不同，临床表现也不同：腹泻多见于婴幼儿；结节性红斑多见于40岁以上的成人；肠系膜淋巴结炎多发生在青少年及年长儿童；自身免疫现象常见于妇女；HLA-B27病人易发生关节炎；在铁过载的患者中，较常发生全身性感染。

B.2　临床分期

B.2.1　急性期

此期以急性炎症为主，临床表现因感染器官而异，通常可从受侵害部位分离出病原体。主要表现有胃肠炎、淋巴结炎、末端回肠炎（类阑尾炎）、肺炎、脓毒症等。其中以胃肠炎最常见，可发生在任何年龄组，但5岁以下婴幼儿发病率最高。

B.2.2　并发症期

主要表现为反应性关节炎、结节性红斑、心肌炎等。此期于急性期后1周～3周出现，大部分合并症比较严重，常需住院治疗。

B.2.3　再发期

主要疾病有多发性肌炎、类风湿性关节炎、红斑狼疮、结节性多发性关节炎等自身免疫病。

B.3　临床类型

B.3.1　胃肠炎型

急性胃肠炎是耶尔森菌病最常见的临床表现，典型症状为腹泻和发热，婴幼儿所占比例较高，病情轻重不一；腹泻为水样便、黏液便，重者可出现血便，每日腹泻次数不等，少则3次/d～5次/d，多者达10余次/d，便常规检验可见白细胞和/或红细胞。目前我国临床上部分耶尔森菌导致的腹泻常被诊断为细菌性痢疾。

B.3.2　类阑尾炎型（末端回肠炎型）

某些病例表现右下腹1/3处疼痛，形成临床上的一种急症，常被诊断为阑尾炎，但通过阑尾手术后发现阑尾多正常，而且常观察到末端回肠、阑尾、肠系膜淋巴结肿大。

B.3.3 反应性关节炎型

反应性关节炎型是最常见的肠外耶尔森菌病型别,以成人为主,女性居多。关节局部症状主要表现为疼痛、肿胀和关节囊液渗出。

B.3.4 结节性红斑型

结节性红斑型也是肠外耶尔森菌病的一种。部分成人耶尔森菌病会在胃肠炎后 1 周~2 周出现结节性红斑或多形性红斑,但也有调查显示 40% 的病例缺乏胃肠症状。

B.3.5 脓毒症型

不常见,但症状严重,病死率接近 50%。具有肝硬化、糖尿病、恶性肿瘤、严重贫血和血液病等病史的感染者可发展为脓毒症,少数的一般感染者也会发生。

附　录　C
（规范性附录）
耶尔森菌病实验室检测

C.1　样本采集、转运与保存

患者的粪便、肛拭子、血液（全血或血块）、组织（肠系膜淋巴结、切除的阑尾、肠道内壁等）样本等都可用于耶尔森菌的分离培养。腹泻病人粪便样本采集着重选取性状改变或脓液、黏液部位。

样本采集后应立即分为两份，一份置于无菌容器内 4 ℃迅速转运到病原学实验室按照 C.3 的方法进行核酸检测；一份立即按照 C.4 的方法接种到增菌液中或选择性培养基上，按照增菌和培养的相应温度 24 h 内转运到病原学实验室进行细菌分离培养。

如现场无法直接接种增菌液或培养基，可将 5 mL 或 5 g 以上样本暂时置于 Carry-Blair 转运培养基中，4 ℃冷藏条件下，24 h～48 h 内运输到病原学实验室后进行核酸检测或菌株分离培养。

如样本不能及时检测需要存放较长时间，则建议将样本置于 25％～30％灭菌甘油肉汤中，立即 −20 ℃或更低温度冷冻，保存和转运温度全程需要保持在 −20 ℃或以下，样本保存 3 个月～6 个月后仍可分离到菌株，但分离效率可能受到影响，核酸检测效率不会受到较大影响。

C.2　样本快速检测

C.2.1　样本快速检测液

取少量待测粪便、肛拭子、血液（全血或血块）、肠系膜淋巴结、切除的阑尾或内镜取得的肠道内壁等组织样本于 1mL 生理盐水充分震荡混匀，待自然沉降后取上清液作为样品快速检测液；增菌样品将增菌管颠倒混匀，待自然沉降后取上清液作为样品快速检测液。

C.2.2　检测方法

准备好样本快速检测液后，打开胶体金快速检测试剂，吸取样品快速检测液，滴加 1 滴～2 滴（100 μL～150 μL）于检测卡上的样品孔内，应确保操作过程中没有气泡产生。设置好计时器，于加样后 15 min～20 min 内判读结果。

C.2.3　结果判读

C.2.3.1　阳性结果

质控线与检测线都出现，提示检测到特异抗原。

C.2.3.2　阴性结果

质控线出现，检测线未出现，提示未检测到特异抗原。

C.2.3.3　无效结果

质控线未出现，则无论检测线是否出现，均为无效，应重新进行检测。

C.2.4 方法的局限性

C.2.4.1 假阳性结果

当阳性结果与临床表现不一致时,应通过其他方法进一步确证。

C.2.4.2 假阴性结果

当样本中抗原浓度低于检测下限,则出现假阴性结果。当阴性结果与临床表现不一致时,应通过其他方法进一步确证。

C.3 样本核酸检测

C.3.1 通则

将粪便、肛拭子、血液或组织样本按照相应试剂盒提取程序提取获得 DNA,使用普通聚合酶链式反应(PCR)或实时荧光定量聚合酶链式反应(qPCR)分别扩增小肠结肠炎耶尔森菌特异性基因 $foxA$ 、ail 和假结核耶尔森菌特异性基因 inv。所有反应均应设立阳性和阴性对照。

C.3.2 检测方法

C.3.2.1 qPCR 法

采用 20 μL 体系:10 μL 商业化 Premix,7.2 μL 超纯水,0.2 μL ROX,上下游引物、探针(浓度均为 100 nmol/L)各 0.2 μL,样本 DNA 2 μL。引物、探针序列见表 C.1。

扩增程序为:95 ℃预变性 10 s;95 ℃ 5 s,60 ℃ 30 s,共 40 个循环。

表 C.1 ail 与 $foxA$ 基因 qPCR 用引物与探针

引物/探针名称	引物序列(5′→ 3′)	扩增长度/bp
ail-F	TTTGGAAGCGGGTTGAATTG	
ail-R	GCTCACGGAAAGGTTAAGTCATCT	101
ail probe	FAM-CTGCCCCGTATGCCATTGACGTCTTA-BHQ	
$foxA$-F	ACGGCGGTGATGTGAACAA	
$foxA$-R	GGGTCCACTTGCAGCACATT	85
$foxA$ probe	FAM-ACCTTCCTTGATGGGCTGCGCTTACTC-BHQ	
IAC-F	GCAGCCACTGGTAACAGGAT	
IAC-R	GCAGAGCGCAGATACCAAAT	118
IAC probe	HEX-AGAGCGAGGTATGTAGGCGG-TAMRA	

C.3.2.2 普通 PCR 法

采用 20 μL 体系:10 μL 商业化 Premix,8 μL 超纯水,上下游引物(浓度均为 10 μmol/L)各 0.5 μL,样本 DNA 1 μL。引物序列见表 C.2。

扩增程序为:95 ℃预变性 5 min;95 ℃15 s,退火 30 s,72 ℃30 s,25 个循环;72 ℃延伸 5 min。

表 C.2　*ail*、*foxA*、*inv* 基因普通 PCR 用引物

引物名称	引物序列(5′→ 3′)	退火温度/℃	扩增长度/bp
ail-F	TAATGTGTACGCTGCGAG	57	351
ail-R	GACGTCTTACTTGCACTG		
foxA-F	GGTTCCTTGAGCGTATTGATG	58	1 094
foxA-R	GGTCATCGGTTTCAGCAGTTT		
inv-F	CGGTACGGCTCAAGTTAATCTG	61	183
inv-R	CCGTTCTCCAATGTACGTATCC		

PCR 完成后 1.5％琼脂糖凝胶电泳观察条带。

靶基因序列测定：对上述 *ail*、*foxA*、*inv* 基因 PCR 产物送商业化测序公司进行双向序列测定。

C.3.3　结果判读

样本核酸检测判读见表 C.3：*foxA* 和 *ail* 都阳性，表示样本中含有致病性小肠结肠炎耶尔森菌；仅 *foxA* 基因阳性者，表示样本中含有非致病性小肠结肠炎耶尔森菌；*inv* 基因阳性者，表示样本中含有假结核耶尔森菌。

表 C.3　样本核酸检测结果判读

类型	*foxA*	*ail*	*inv*
致病性小肠结肠炎耶尔森菌	＋	＋	－
非致病性小肠结肠炎耶尔森菌	＋	－	－
假结核耶尔森菌	－	－	＋
注：＋表示阳性结果，－表示阴性结果。			

C.4　样本细菌分离培养

C.4.1　概述

根据病原学检测目的不同，分别采用直接分离或长期冷增菌策略，临床急性期病例样本或疫情样本为节省时间，可直接接种选择性平板后分离菌株；日常监测或回顾性检测样本则可采用长时间冷增菌的策略从而提高分离率。

小肠结肠炎耶尔森菌与假结核耶尔森菌使用相同的分离培养流程，通过菌株形态、生化反应特征的差异进行鉴别。

C.4.2　样本细菌分离培养流程

粪便、肛拭子、全血直接接种平板或接种选择性增菌液；组织样本、血块则无菌研磨后接种平板或接种选择性增菌液，按照以下程序进行耶尔森菌分离培养，见图 C.1。

C.4.3　样本冷增菌

若选择直接分离策略，则直接跳至 C.4.5 步骤。

若选择长时间冷增菌策略,则将样本按照不低于 1:10 的比例接种于商品化的蛋白胨—山梨醇—胆盐肉汤(Peptone Sorbitol Bile Broth,PSB)增菌液或商品化的改良磷酸盐缓冲液(改良 PBS)增菌液中,增菌液总体积需要至少 6 mL 以上,充分摇匀。立即置于 4 ℃进行 2 周的冷增菌。

C.4.4 增菌液的分子生物学初筛

增菌 2 周后,提取增菌液 DNA,按照 C.3 所述方法进行耶尔森菌的分子生物学初筛。*foxA*、*ail* 与 *inv* 任一基因阳性的样本都接种选择性平板进行下一步分离培养,3 个基因检测都阴性的样本判断为不含有小肠结肠炎耶尔森菌或假结核耶尔森菌,一般情况下不再进行菌株分离。

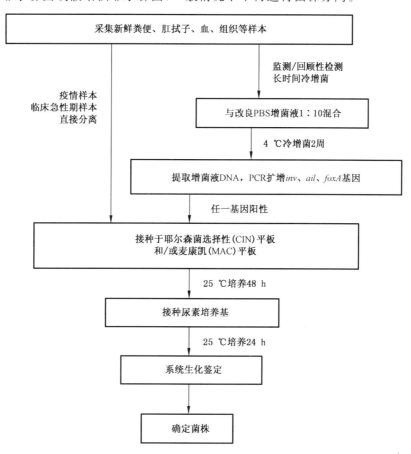

图 C.1　小肠结肠炎耶尔森菌与假结核耶尔森菌分离培养流程图

C.4.5 接种选择性平板

将选择直接分离策略的样本或增菌初筛阳性的样本接种于耶尔森菌选择性培养基(Yersinia selective agar,CIN 平板)或麦康凯平板(MAC 平板),划线分离。接种后立即置于 25 ℃培养。

小肠结肠炎耶尔森菌与假结核耶尔森菌在各种肠道选择性培养基上都可生长。在需氧或厌氧条件下均可生长,生长温度范围较宽,0 ℃～45 ℃都可生长,最佳生长温度为 25 ℃～28 ℃。一般增殖传代培养,使用普通 LB 平板或脑心浸液平板。小肠结肠炎耶尔森菌培养 18 h～24 h,假结核耶尔森菌生长速度较慢,需要 24 h～48 h。两种耶尔森菌的菌落形态类似,假结核耶尔森菌菌落更为细小。25 ℃培养 24 h,呈细小湿润的奶白色菌落,脑心浸液平板上菌落稍大颜色稍深,在肉汤中呈均匀混浊生长,一般不形成菌膜。

样本首次接种建议培养 48 h。在耶尔森菌选择性平板上,小肠结肠炎耶尔森菌形成较小的湿润菌落,直径 1 mm～2 mm,中心呈深玫瑰红色,凸起较尖锐,周围有较窄的半透明环,称"公牛眼"状菌落。

假结核耶尔森菌在耶尔森菌选择性平板上形态与小肠结肠炎耶尔森菌相似,但菌落更小,中心玫瑰色更深,周围透明环更窄。

麦康凯平板 25 ℃培养 24 h～48 h,形成直径 0.5 mm～1 mm 的小菌落,圆形、光滑、湿润的半透明菌落,中央有极淡的粉色。

C.4.6 生化特征筛选——尿素分解试验

从每块选择性培养基上至少挑取 5 个可疑菌落进行生化鉴定,分别接种于尿素液体培养基,震荡均匀,25 ℃培养,尿素培养基变红色为分解尿素,接种 2 h 开始即可陆续观察到,观察至 24 h 结束。

C.4.7 系统生化鉴定

对分解尿素的可疑菌株重新在脑心浸液肉汤平板或 LB 平板上 25 ℃～28 ℃传代增殖后进行系统生化鉴定,可使用手工生化鉴定条、系统生化鉴定仪以及质谱鉴定仪,从而最终确定细菌种属。

需要注意的是,由于耶尔森菌最优培养温度为 25 ℃～28 ℃,系统生化鉴定仪 37 ℃培养可能使部分生化反应结果发生变化,出现鉴定错误或无法鉴定的情况。受目前数据库所限,质谱鉴定仪可能存在漏检或误检。

目前生物梅里埃手工生化鉴定试剂条(API20E)是耶尔森菌属生化鉴定的金标准。此外,可能会出现部分生化反应异常的情况,如:鸟氨酸脱羧酶、枸橼酸等反应。当菌落形态相似,其他生化反应较为符合的情况下,可用单管手动生化反应进行复核,以免漏掉阳性菌株。

小肠结肠炎耶尔森菌与假结核耶尔森菌的主要生化反应差异见表 C.4。

表 C.4 小肠结肠炎耶尔森菌与假结核耶尔森菌生化反应比较

生化反应	小肠结肠炎耶尔森菌	假结核耶尔森菌	生化反应	小肠结肠炎耶尔森菌	假结核耶尔森菌
动力 25 ℃/37 ℃	+/−	+/−	葡萄糖产气	−	−
尿素	+	+	甘露醇	+	+
H₂S	−	−	山梨醇	+	−
氧化酶	−	−	蔗糖	+	−
吲哚	v	−	棉子糖	−	v
靛基质	v	v	蜜二糖	−	v
甲基红	+	+	鼠李糖	−	+
VP25 ℃/37 ℃	v/−	−	纤维二糖	+	−
枸橼酸盐	−	v	肌醇	v	−
苯丙氨酸脱氨酶	−	−	乳糖	v	−
鸟氨酸脱羧酶	+	−	阿拉伯糖	+	+
赖氨酸脱羧酶	−	−	水杨酸	v	v
精氨酸脱羧酶	−	−	七叶苷	v	+
注:+表示阳性结果;−表示阴性结果;v 表示不同菌株结果不同。					

C.5 菌种的保存与运输

小肠结肠炎耶尔森菌与假结核耶尔森菌在普通平板或斜面上可以存活 2 个星期以上。在 0.5% 脑

心浸液半固体培养基上至少可以保存 3 个月至半年,可以作为短期保存或运输。长期保存菌株使用
20％～30％甘油肉汤冻存,-80 ℃冻存,可保存 10 年以上,接种菌量大有利于菌种的保存。不建议使
用瓷珠进行菌株短期保存运输或长期保存,可能会出现菌株无法复苏的情况。

C.6 菌株病原学特征鉴定

C.6.1 血清分型

C.6.1.1 小肠结肠炎耶尔森菌

小肠结肠炎耶尔森菌根据"O"抗原目前至少可以分为 70 个以上的血清型,但目前全球的商业化分
型抗血清(或单克隆抗体)仅限于常见致病性菌株的血清型,包括 O:1,2、O:3、O:5、O:8 与 O:9 血清
型。使用致病性菌株常见血清型的特异性单克隆抗体或分型抗血清进行玻片凝集,同时用生理盐水做
对照。在生理盐水中自凝者为粗糙型菌株,不能分型。

小肠结肠炎耶尔森菌同一株菌可能具有多种"O"抗原因子,如:O:5,27、O:1,2a,3 等。用活菌抗
原做凝集试验,必须与各型血清都做检测,才能判定型别。仅与少数得到的血清作试验,有时会漏掉其
他抗原因子。某些"O"抗原同其他细菌有共同性,如 O:9 与布鲁菌有交叉反应。

通过玻片凝集进行血清分型,典型的凝集阳性结果为:形成大的凝集颗粒,液体完全变清亮。有时
凝集结果不够典型:液体仍有混浊,但凝集颗粒已形成,颗粒稍小,可以判定为阳性结果。单克隆抗体的
凝集与血清凝集结果不同,呈细沙状。

兔免疫分型诊断血清由于是多克隆抗体,因此会存在非特异凝集,在启用一个批次诊断血清前,需
要做好质量评价。

C.6.1.2 假结核耶尔森菌

目前共发现了 15 个血清型,6 个血清亚型:O:1a、O:1b、O:1c、O:2a、O:2b、O:2c、O:3、O:4a、
O:4b、O:5a、O:5b、O:6、O:7、O:8、O:9、O:10、O:11、O:12、O:13、O:14、O:15。假结核耶尔森菌各个
血清型都发现了致病性菌株,同一血清型,既有致病性菌株,也有非致病性菌株。从目前世界各地分离
到的菌株来看,O:1～O:5 血清型菌株大多数都是致病性菌株。

由于分型血清的局限性,目前使用 PCR 方法进行血清分型。

使用普通 PCR 方法扩增各个基因,根据各个基因的组合判断血清型,见表 C.5。

表 C.5 假结核耶尔森菌血清分型判别

血清型	目的基因										
	gmd-fcl	*ddhC-prt*	*manB*	*abe*	*wbyL*	*wbyH*	*ddhAB*	*wbyK*	*wzx*	*wzz-gsk*	*hemD-ddhD*
O:1a		+				+	+		+		
O:1b	+	+	+		+	+	+	+		+	+
O:1c	+		+			+	+	+	+		
O:2a				+			+				
O:2b	+		+	+			+				
O:2c			+	+			+				
O:3	+	+	+				+				
O:4a			+				+				
O:4b		+					+				

表 C.5　假结核耶尔森菌血清分型判别（续）

血清型	目的基因										
	gmd-fcl	*ddhC-prt*	*manB*	*abe*	*wbyL*	*wbyH*	*ddhAB*	*wbyK*	*wzx*	*wzz-gsk*	*hemD-ddhD*
O:5a	＋		＋				＋		＋		
O:5b	＋		＋						＋		
O:6							＋				
O:7										＋	
O:8		＋	＋				＋				
O:9											
O:10										＋	＋
O:11	＋		＋					＋	＋		
O:12	＋		＋		＋		＋				
O:13	＋		＋		＋		＋				
O:14	＋		＋		＋	＋		＋	＋		
O:15	＋	＋	＋			＋	＋		＋		
注：＋表示阳性结果。											

引物序列见表 C.6。

表 C.6　假结核耶尔森菌血清分型引物序列

目的基因	引物名称	引物序列（5′→3′）	产物大小/bp	退火温度/℃
gmd-fcl	Ypf-14159	TCAAGATCGCCATGAGAC	1 370	
	Ypr-15549	AGGTTCATTCGTTGGTTC		
ddhC-prt	Ypf-5270	CGCATAGAAGAGTTTGTTG	1 072	
	Ypr-6342	CTTTCGCCTGAAATTAGAC		
manB	Ypf-18740	GCGAGCCATAACCCAATAGAC	963	
	Ypr-19703	GCCACCCATCAAATTCCATAC		
abe	Abe1	AGAATAGTTCTGACTGGAGGAAG	775	
	Abe2	TCAGGAGCCATTACCTCATC		
wbyL	Ypf-17770	TTGGAGAAACAAACCTATCTGG	644	
	Ypr-18414	TTTGCATAAAAACGACATAGGC		53
wbyH	Ypf-7170	CGTTATCCCAAAAAAGAGG	528	
	Ypr-7698	ATGGGAGACGCTTGTGATG		
ddhA-B	Ypf-3057	TGTCGCCTAAAGTTATCG	407	
	Ypr-3464	CGAATATCACCGATTTCC		
wbyK	Ypf-13231	CCGATTACCAGATTTTGAC	307	
	Ypr-13538	CAAAATTCTTATAACCACCACG		
wzx	Ypf-8576	GAAATTCGCATGTAAAAGCTATTG	105	
	Ypr-8681	GAACCTAGACTTACCACCCCCAAC		

表 C.6　假结核耶尔森菌血清分型引物序列（续）

目的基因	引物名称	引物序列(5′→ 3′)	产物大小/bp	退火温度/℃
wzz-gsk	Ypf-20511	GAAAAATACAGCGAGCAG	742	55
	Yerfb2	GAYTTGCGYTTACCAGGAAATTTCATTG		
hemD-ddhD	Ypf-913	CAATCCAATGAAGAGTCAG	181	
	Ypr-1094	CCCTATGACATAAAAACCC		

扩增体系与扩增程序参照 C.3.2.2。

C.6.2　生物分型

C.6.2.1　小肠结肠炎耶尔森菌

生化反应不仅是小肠结肠炎耶尔森菌鉴定的主要依据，还是生物分型的依据。根据表 C.7,25 ℃培养 48 h 后小肠结肠炎耶尔森菌的生物型可分为生物 1A、1B、2、3、4 和 5 共 6 个生物型。小肠结肠炎耶尔森菌的生物分型在临床上很有意义，大多数生物 1A 型是非致病性菌株，生物 1B、2、3、4 和 5 型则大部分为致病性菌株。

表 C.7　小肠结肠炎耶尔森菌生物分型指标

生化反应	生物型					
	1A	1B	2	3	4	5
脂肪酶	+	+	−	−	−	−
七叶苷	+	−	−	−	−	−
水杨甙	+	−	−	−	−	−
吲哚	+	+	(+)	−	−	−
木糖	+	+	+	+	−	d
海藻糖	+	+	+	+	+	−
硝酸盐还原试验	+	+	+	+	+	−
DNA 酶	−	−	−	−	+	+
脯氨酸肽酶	d	−	−	−	−	−
β-D-葡萄糖苷酶	+	−	−	−	−	−
吡嗪酰胺酶	+	−	−	−	−	−
注：＋表示≥90％的菌株阳性；d 表示 11％～98％的菌株阳性；－表示≥90％的菌株阴性；（＋）表示弱阳性反应。						

C.6.2.2　假结核耶尔森菌

通过棉子糖、蜜二糖、枸橼酸利用试验可分为 4 个生物型，见表 C.8。

表 C.8 假结核耶尔森菌生物分型

生化反应	生物型			
	1 型	2 型	3 型	4 型
棉子糖	－	－	－	＋
蜜二糖	＋	－	－	＋
枸橼酸	－	－	＋	－
注：＋表示阳性结果；－表示阴性结果。				

C.6.3 毒力基因鉴定

C.6.3.1 小肠结肠炎耶尔森菌

主要进行以下 5 个基因的普通 PCR 检测，所有反应均设立阳性和阴性对照。

位于染色体上的 ail（黏附侵袭位点基因）、$ystA$（小肠结肠炎耶尔森菌耐热性肠毒素 A 基因）和 $ystB$（小肠结肠炎耶尔森菌耐热性肠毒素 B 基因）；位于毒力质粒（pYV）的 $yadA$（黏附素基因）和 $virF$（Yop 调节子转录活化因子基因）。

扩增体系与扩增程序参照 C.3.2.2，扩增引物见表 C.9。

表 C.9 小肠结肠炎耶尔森菌毒力基因 PCR 扩增引物序列

引物名称	引物序列(5′→ 3′)	产物大小/bp	退火温度/℃
ail-F	TAATGTGTACGCTGCGAG	351	57
ail-R	GACGTCTTACTTGCACTG		
$ystA$-F	ATCGACACCAATAACCGCTGAG	79	61
$ystA$-R	CCAATCACTACTGACTTCGGCT		
$ystB$-F	GTACATTAGGCCAAGAGACG	146	61
$ystB$-R	GCAACATACCTCACAACACC		
$yadA$-F	CTTCAGATACTGGTGTCGCTGT	849	60
$yadA$-R	ATGCCTGACTAGAGCGATATCC	759[a]	
$virF$-F	GGCAGAACAGCAGTCAGACATA	561	63
$virF$-R	GGTGAGCATAGAGAATACGTCG		
[a] 1B/O:8 型菌株扩增产物片段大小。			

传统上根据染色体和毒力质粒携带毒力基因的情况可将小肠结肠炎耶尔森菌分为致病性和非致病性菌株。染色体上的 ail 和 $ystA$ 基因是致病性菌株所必备的，自然条件下致病性菌株是携带毒力质粒的，而在人工传代条件下，毒力质粒可能丢失。传统非致病性菌株不携带上述毒力基因，但部分非致病性菌株的染色体上携带 $ystB$ 基因。传统致病性菌株是导致耶尔森菌病的最主要病原。但近来世界各地越来越多地报道发现了传统非致病性菌株导致的耶尔森菌病散发病例，甚至是小规模暴发流行。

结果判读见表 C.10。

致病性小肠结肠炎耶尔森菌：ail＋、$ystA$＋、$ystB$－、$yadA$＋、$virF$＋（具有毒力质粒）或 ail＋、$ystA$＋、$ystB$－、$yadA$－、$virF$－（毒力质粒丢失）；

非致病性小肠结肠炎耶尔森菌:*ail*-、*ystA*-、*ystB*+、*yadA*-、*virF*-或 *ail*-、*ystA*-、*ystB*-、*yadA*-、*virF*-。

表 C.10　小肠结肠炎耶尔森菌菌株致病性判定

菌株致病性	染色体			毒力质粒	
	ail	*ystA*	*ystB*	*yadA*	*virF*
致病性菌株	+	+	-	+	+
	+	+	-	-	-
非致病性菌株	-	-	+	-	-
	-	-	-	-	-
注:+表示阳性结果;-表示阴性结果。					

C.6.3.2　假结核耶尔森菌

主要进行以下基因的普通 PCR 检测:*inv*、*yadA*、*virF* 与 *ypmA*、*ypmB*、*ypmC*(编码假结核耶尔森菌衍生丝裂原 A、B、C)。所有反应均设立阳性和阴性对照。

扩增体系与扩增程序参照 C.3.2.2,引物序列见表 C.11。

表 C.11　假结核耶尔森菌毒力基因 PCR 扩增引物序列

引物名称	引物序列(5′→ 3′)	产物大小/bp	退火温度/℃
inv-F	CGGTACGGCTCAAGTTAATCTG	183	61
inv-R	CCGTTCTCCAATGTACGTATCC		
yadA-F	CTTCAGATACTGGTGTCGCTGT	849	60
yadA-R	ATGCCTGACTAGAGCGATATCC		
virF-F	TCATGGCAGAACAGCAGTCAG	590	53
virF-R	ACTCATCTTACCATTAAGAAG		
ypmA-F	CACTTTTCTCTGGAGTAGCG	350	51
ypmA-R	GATGTTTCAGAGCTATTGTT		
ypmB-F	TTTCTGTCATTACTGACATTA	453	52
ypmB-R	CCTCTTTCCATCCATCTCTTA		
ypmC-F	ACACTTTTCTCTGGAGTAGCG	418	53
ypmC-R	ACAGGACATTTCGTCA		

C.6.4　分子分型——脉冲场凝胶电泳

脉冲场凝胶电泳(PFGE)目前被认为是小肠结肠炎耶尔森菌分子分型的金标准,此外多位点序列分析(MLST)、单核苷酸多态性(SNPs)分析等都可作为分子分型的方法。

小肠结肠炎耶尔森菌和假结核耶尔森菌的 PFGE 操作步骤与一般肠道菌相同。小肠结肠炎耶尔森菌使用 *Not* Ⅰ进行酶切,电泳脉冲时间:2 s～20 s,电泳时间:18 h～19 h(10 泳道胶 18 h,15 泳道胶 19 h)。假结核耶尔森菌使用 *Not* Ⅰ或 *Fse* Ⅰ进行酶切,电泳脉冲时间:*Not* Ⅰ为 2 s～18 s,*Fse* Ⅰ为 2 s～35 s,电泳时间:18 h～19 h(10 泳道胶 18 h,15 泳道胶 19 h)。

C.7 生物安全要求

根据原卫生部《人间传染的病原微生物名录》（卫科教发[2006]15 号），小肠结肠炎耶尔森菌与假结核耶尔森菌危害程度属于第三类，样本检测、细菌分离培养、生化鉴定、血清分型、核酸提取等对样本和纯培养物的操作在 BSL-2 级实验室中进行，采用 B 类（UN3373）包装运输。

注：《人间传染的病原微生物名录》发布新版后，应按照新版要求执行。

参 考 文 献

[1]　景怀琦.腹泻症候群病原学监测与检测技术[M].广州:中山大学出版社,2016.

[2]　汪华.小肠结肠炎耶尔森菌[M].北京:人民卫生出版社,2004.

[3]　BOTTONE EJ.*Yersinia enterocolitica*:the charisma continues[J]. Clin Microbiol Rev,1997,10(2):257-276.

[4]　WANG X,QIU H,JIN D,et al. O:8 serotype *Yersinia enterocolitica* strains in China[J]. Int J Food Microbiol,2008,125(3):259-66.

[5]　DUAN R,LIANG J,ZHANG J,et al. Prevalence of *Yersinia enterocolitica* Bioserotype 3/O:3 among Children with Diarrhea,China,2010-2015[J]. Emerging Infectious Diseases,2017,23(9):1502-1509.

[6]　WANG X,CUI Z,WANG H,et al. Pathogenic strains of *Yersinia enterocolitica* isolated from domestic dogs (*Canis familiaris*) belonging to farmers are of the same subtype as pathogenic *Y. enterocolitica* strains isolated from humans and may be a source of human infection in Jiangsu Province,China[J]. J Clin Microbiol. 2010,48(5):1604-1610.

[7]　LIANG J,WANG X,XIAO Y,et al. Prevalence of *Yersinia enterocolitica* in pigs slaughtered in Chinese abattoirs[J]. Appl Environ Microbiol. 2012,78(8):2949-2956.

[8]　SKURNIK M,PEIPPO A,AND ERVELA E. Characterization of the O-antigen gene clusters of *Yersinia pseudotuberculosis* and the cryptic O-antigen gene cluster of *Yersinia pestis* shows that the plague bacillus is most closely related to and has evolved from *Y. pseudotuberculosis* serotype O:1b [J].Mol Microbiol,2000,37(2):316-330.

ICS 11.100.10
C 04

团 体 标 准

T/CPMA 006—2019

空肠弯曲菌、结肠弯曲菌检验方法

Identification of *Campylobacter jejuni* and *Campylobacter coli*

2019-08-12 发布

2019-09-01 实施

中华预防医学会　发 布

前　言

本标准按照 GB/T 1.1—2009 给出的规则起草。

本标准由中华预防医学会归口。

本标准起草单位：中国疾病预防控制中心传染病预防控制所、国家食品安全风险评估中心、黑龙江省疾病预防控制中心、北京市顺义区疾病预防控制中心、深圳市南山区疾病预防控制中心。

本标准主要起草人：张茂俊、张建中、郭云昌、遇晓杰、段永翔、顾一心、李颖、李薇薇、闫军、马红梅、鞠长燕。

空肠弯曲菌、结肠弯曲菌检验方法

1 范围

本标准规定了空肠弯曲菌(*Campylobacter jejuni*)和结肠弯曲菌(*Campylobacter coli*)的检验程序、检测步骤、结果报告和生物安全要求。

本标准适用于粪便标本、食品和水样品中空肠弯曲菌、结肠弯曲菌的检验。

2 设备和材料

2.1 冰箱：4 ℃~8 ℃，−20 ℃，−80 ℃。

2.2 恒温培养箱：42 ℃±1 ℃，36 ℃±1 ℃。

2.3 微需氧培养装置：提供微需氧气体条件(5％氧气、10％二氧化碳和85％氮气)。

2.4 水浴装置：36 ℃±1 ℃、100 ℃。

2.5 离心机：离心力≥20 000g。

2.6 天平：感量0.1 g。

2.7 显微镜：10倍~100倍，有相差功能。

2.8 培养皿：直径为90 mm或60 mm。

2.9 pH计、pH比色管或精密pH试纸。

2.10 振荡器。

2.11 过滤装置及滤膜(0.22 μm、0.45 μm)。

2.12 均质器与配套均质袋。

2.13 基因扩增仪。

2.14 DNA电泳仪。

2.15 凝胶成像系统。

2.16 弯曲菌分离培养试剂盒。

3 培养基和试剂

3.1 粪便标本采集液：见附录A中A.1。

3.2 食品样品漂洗液：见A.2。

3.3 增菌液：见A.3。

3.4 哥伦比亚血琼脂平板：见A.4。

3.5 Karmali琼脂平板：见A.5。

3.6 空肠弯曲菌标准菌株ATCC700819。

3.7 结肠弯曲菌标准菌株ATCC33559。

4 检验程序

空肠弯曲菌、结肠弯曲菌检验程序见图1。

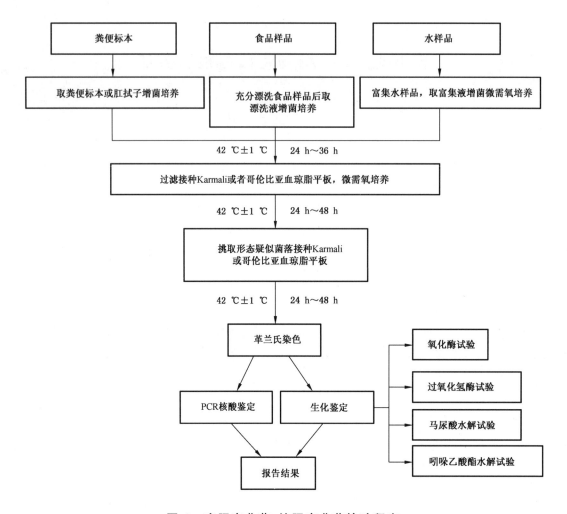

图 1 空肠弯曲菌、结肠弯曲菌检验程序

5 检测步骤

5.1 标本及样品采集、运输及前期处理

5.1.1 腹泻患者或者健康人粪便标本

尽量在患者使用抗生素前无菌采集新鲜粪便标本 3 g～5 g(或黄豆至蚕豆大小),将标本直接置于便盒中,冷藏保存(不可冷冻),当天送检。粪便量小于 3 g(黄豆大小)、便拭子或肛拭子,可放入 Cary-Blair 运送培养基中,冷藏运输,当天送检。便拭子或肛拭子也可直接放入弯曲菌的增菌液中,冷藏运输,当天运送实验室或 24 h 内进行增菌培养。

注:腹泻患者标本采集时,黏液便尽量挑取有脓血和黏液部分。使用便拭子采集时,尽量将沾有标品的棉签部分浸入在运输培养基或保存液的液面以下,采集标本后应迅速拧紧管口或盖口。

5.1.2 家禽、家畜及其泄殖腔中粪便标本

直接将标本置于便盒中运输,或无菌挑取黄豆粒大小标本直接放入装有 1.5 mL 的无菌生理盐水或 PBS 缓冲液中,冷藏保存及运输,24 h 内进行检测。

5.1.3 整禽胴体及分割肉样品

使用无菌均质袋采集整只禽胴体,冷藏运输回实验室,加入适量的样品漂洗液淹没样品(一般每1 kg 样品加入 500 mL 样品漂洗液),置于振荡器上,100 r/min 振荡 15 min,反复揉搓禽胴体 5 min(注意各个部位均要揉到)。无菌操作取出禽胴体,取 2 mL 漂洗液进行检测。如果当天不能检测可将禽肉样品浸润在漂洗液中,放置 4 ℃冷藏过夜,24 h 内再次充分揉搓后,取 2 mL 漂洗液进行增菌培养。

取分割肉 1 块(大于 25 g)放入无菌均质袋中,冷藏保存运输至实验室,加入适量样品漂洗液淹没样品,100 r/min 震荡 15 min,反复揉搓样品 5 min,无菌操作取出禽肉,取 2 mL 漂洗液进行增菌培养。

5.1.4 蔬菜、水果等样品

采集一定量的蔬菜或者水果(样品的采集量可根据要求确定或采集 100 g~150 g),将样品放入无菌均质袋中,加入样品漂洗液后充分浸润、漂洗(一般每 100 g~150 g 样品加入 100 mL 样品漂洗液),置于振荡器上,100 r/min 振荡 15 min,取出样品,取漂洗液进行直接检测或者 4 ℃低速(1 500g~1 900g)离心 10 min,富集污染病原于 2 mL 增菌液中,进行增菌培养。

5.1.5 水样品

废水取 20 mL~50 mL,地面水取 100 mL~200 mL,饮用水取 1 L~4 L。无菌容器采集水样,将水样用 0.22 μm 的无菌滤器过滤富集污染病原,或将水样 4 ℃低速(1 500g~1 900g)离心 10 min,富集污染病原于 2 mL 增菌液中进行增菌培养。

5.2 细菌培养

5.2.1 培养条件

空肠弯曲菌、结肠弯曲菌皆为微需氧菌,在微需氧(5％氧气、10％二氧化碳、85％氮气)气体环境下生长最好。空肠弯曲菌、结肠弯曲菌最适宜的培养温度为 42 ℃±1 ℃。空肠弯曲菌和结肠弯曲菌的增菌培养和过滤培养都可在上述微需氧的环境下,42 ℃±1 ℃,培养 24 h~48 h。

5.2.2 粪便标本增菌培养

从便盒中挑取黄豆粒大小粪便标本(水样便 300 μL~500 μL),加入到 2 mL~4 mL 的增菌液中,充分混匀后进行增菌培养;将便拭子或肛拭子直接放入 2 mL~4 mL 的增菌液中,充分挤压混匀,取出棉签后进行增菌培养;松动增菌液的管口(目的是让微需氧环境的气体进入增菌液培养管中),在微需氧环境下,42 ℃±1 ℃增菌培养 24 h~36 h。

5.2.3 禽肉、蔬菜、水果等样品漂洗液增菌培养

直接取 2 mL 样品漂洗液或样本富集液,加入到 4 mL 的增菌液中,充分混匀后进行增菌培养。

5.2.4 水样品富集液增菌培养

将富集后的 0.22 μm 滤膜用 2 mL 的无菌生理盐水或 PBS 缓冲液反复冲洗,将冲洗液加入到 4 mL 的增菌液中,充分混匀后进行增菌培养;使用无菌剪刀将滤膜剪碎后直接放入 4 mL 增菌液中,充分混匀后进行增菌培养;或直接将富集的沉淀悬浮于 2 mL 的无菌生理盐水或 PBS 缓冲液中,充分混匀后加入到 4 mL 的增菌液中,充分混匀后进行增菌培养 24 h~36 h。

5.2.5 过滤培养

取出冷藏保存的 Karmali 平板和哥伦比亚血琼脂平板,室温平衡 40 min~60 min。无菌操作,用镊

子取一片 0.45 μm 的滤膜,将滤膜轻轻贴在平板的中央表面(光滑面朝上),使滤膜与培养基的表面充分贴合,注意不要产生气泡。如有气泡,可用镊子弯头背面或无菌玻璃棒轻轻抚平。或使用商用试剂盒,按照试剂盒的说明操作,制备带有滤膜的 Karmali 和哥伦比亚血琼脂平板。

取出增菌培养物,拧紧管口,轻轻混匀,拧开管口,取 300 μL~500 μL 的增菌培养物(样品不做增菌,直接过滤培养时,可直接取稀释后的样品 300 μL~500 μL),分成 4 点~6 点,呈梅花样滴加于滤膜上,注意滴加的液体不能超过滤膜的边缘。在生物安全柜中,等待滤膜上的液体充分透过滤膜(约 45 min~60 min),迅速揭掉滤膜,翻转培养平板,置于微需氧环境中 42 ℃±1 ℃,培养 24 h~48 h(细菌培养 24 h 后如细菌生长缓慢或菌落很小,可增加培养时间至 48 h,72 h 后仍无疑似菌落判断为阴性)。

> 注:不同种类标本、样品运输至实验室后,可采用商用的空肠弯曲菌、结肠弯曲菌培养检测试剂盒(过滤法)进行分离培养,培养步骤按照试剂盒的说明进行。

5.3 菌种鉴定

5.3.1 菌落形态及革兰氏染色鉴定

空肠弯曲菌和结肠弯曲菌典型菌落形态一般有两种,一种呈圆形透明,光滑,针尖状或水滴状,直径 1 mm~3 mm,边缘整齐、有光泽的单个菌落;另一种呈浅灰白色,半透明,扁平或稍突起,形状常呈不规则圆盘状,直径 2 mm~5 mm 的单个菌落,培养时间增加,菌落直径变大。对疑似菌落进行革兰氏染色,空肠弯曲菌和结肠弯曲菌革兰氏染色阴性,革兰氏染色菌体形态弯曲,犹如半个括号状,或者呈 S 形、螺旋状或海鸥展翅状。

5.3.2 生化试验鉴定

5.3.2.1 氧化酶试验

挑取 3 个~5 个疑似菌落,划线接种到 Karmali 或哥伦比亚血琼脂平板分纯培养 24 h~48 h 后进行生化试验鉴定。用无菌棉签蘸取疑似菌落,将氧化酶试剂直接滴加到棉签的菌上,如果在 10 s 内出现紫红色、紫罗兰色或深蓝色为阳性。

5.3.2.2 过氧化氢酶试验

挑取 3 个~5 个菌落,加到干净玻片上的 3% 过氧化氢溶液中,如果在 30 s 内出现气泡则判定结果为阳性。空肠弯曲菌、结肠弯曲菌和海鸥弯曲菌为阳性。

5.3.2.3 马尿酸盐水解试验

挑取单菌落纯培养物(10 μL 取菌环约半环),加入到盛有 0.4 mL 的 1% 马尿酸钠的试管中制成菌悬液。混合均匀后在 36 ℃±1 ℃水浴中温育 2 h 或培养箱中温育 4 h。沿着试管壁缓缓加入 0.2 mL 茚三酮溶液,不要振荡,在 36 ℃±1 ℃的水浴或培养箱中再温育 10 min 后判读结果。若出现深紫色则为阳性;若出现淡紫色或没有颜色变化则为阴性。

5.3.2.4 吲哚乙酸酯水解试验

挑取多个菌落至羟基吲哚醋酸盐纸片上,再滴加一滴灭菌蒸馏水。如果吲哚乙酸酯水解,则在 5 min~10 min 内出现深蓝色;若无颜色变化则表示没有发生水解。

5.3.2.5 生化试验结果判定

根据表 1 中的生化反应结果判定菌种。

表 1　重要食源性弯曲菌生化试验结果

特征	空肠弯曲菌 (C. jejuni)	结肠弯曲菌 (C. coli)	海鸥弯曲菌 (C. lari)	乌普萨拉弯曲菌 (C. upsaliensis)
氧化酶试验	+	+	+	+
过氧化氢酶试验	+	+	+	—或微弱
马尿酸盐水解试验	+	—	—	—
吲哚乙酸脂水解试验	+	+	—	+
注：＋表示阳性；—表示阴性。				

注：根据生化鉴定可报告生化鉴定结果,PCR核酸检测鉴定方法可作为第二法或核实鉴定的方法。

5.3.3　核酸检测鉴定

5.3.3.1　DNA 模板制备

用无菌接种环挑取适量纯培养细菌,在 200 μL 无菌纯水中充分混匀,于 100 ℃金属水浴加热 10 min 后,13 000g 离心 3 min,取上清液作为菌株鉴定的 DNA 模板。或取一定量的纯培养细菌,按照商品化试剂盒的操作说明,使用 DNA 提取试剂盒提取纯培养细菌 DNA,作为菌株鉴定的模板。所有提取的 DNA 模板可在－20 ℃条件下保存备用。

5.3.3.2　多重 PCR 鉴定

5.3.3.2.1　多重 PCR 鉴定的引物序列、产物大小及菌种判定见表2。

表 2　多重 PCR 鉴定的引物序列、产物大小及菌种判定

引物名称	推荐序列(5'-3')	产物长度(鉴定菌种)
16S-F	ATCTAATGGCTTAACCATTAAAC	857 bp(空肠弯曲菌、结肠弯曲菌)
16S-R	GGACGGTAACTAGTTTAGTATT	
mapA-CJF	CTATTTTATTTTTGAGTGCTTGTG	589 bp(空肠弯曲菌)
mapA-CJR	GCTTTATTTGCCATTTGTTTTATTA	
ceuE-CCF	ATTTGAAAATTGCTCCAACTATG	462 bp(结肠弯曲菌)
ceuE-CCR	TGATTTTATTATTTGTAGCAGCG	

5.3.3.2.2　多重 PCR 反应体系(20 μL)的设置见表3。多重 PCR 鉴定体系需要设置阳性对照(空肠弯曲菌标准菌株 ATCC700819,结肠弯曲菌标准菌株 ATCC33559 的 DNA 模板或相应克隆靶基因)、阴性对照(其他非弯曲菌菌株的 DNA 模板)以及空白对照。

表 3　多重 PCR 反应体系(20 μL)

试剂成分	终浓度
2×PCR 反应液	1×
16S-F	0.4 μmol/L

表 3 多重 PCR 反应体系(20 μL)(续)

试剂成分	终浓度
16S-R	0.4 μmol/L
mapA-CJF	0.2 μmol/L
mapA-CJR	0.2 μmol/L
ceuE-CCF	0.2 μmol/L
ceuE-CCR	0.2 μmol/L
DNA 模板	约 50 ng
H_2O	—

5.3.3.2.3 多重 PCR 反应程序:95 ℃预变性 5 min,95 ℃变性 1 min,55 ℃退火 1 min,72 ℃延伸 1 min,35 个循环后 72 ℃延伸 5 min,4 ℃保存。

5.3.3.2.4 琼脂糖凝胶电泳:用 0.5×TBE 制备 1.5%的琼脂糖凝胶(含 0.5 μg/mL 的 Goldview)。取 5 μL 的 PCR 产物(可包括适量的上样缓冲液),用 DNA 分子量标记物做参照,电压 110 V,电泳 45 min~ 50 min(根据实验室仪器情况确定具体电泳条件)。使用凝胶成像系统对电泳结果进行保存和分析。

5.3.3.2.5 结果判定:阴性对照未出现条带,阳性对照出现预期大小的扩增条带条件下,如待检菌落出现 857 bp 大小和 589 bp 大小的扩增条带,则可判定该菌落检验结果为空肠弯曲菌;如待测菌落出现 857 bp 大小和 462 bp 大小的扩增条带,则可判定该菌落检验结果为结肠弯曲菌;如果阴性对照出现条带和/或阳性对照未出现预期大小的扩增条带,本次待测菌落的检测结果无效,应重新进行试验,并排除污染因素。

6 结果报告

根据 5.3.2.5 和/或 5.3.3.2 的结果,报告标本/样品中检出或未检出空肠弯曲菌和(或)结肠弯曲菌。

7 生物安全

按照原卫生部《人间传染的病原微生物名录》(卫科教发〔2006〕15 号),空肠弯曲菌、结肠弯曲菌皆属于三类病原微生物,生物危险程度为Ⅱ级,活菌的操作以及相关动物实验可在 BSL-2 实验室进行,遵守相应基础防护操作规范。

注:《人间传染的病原微生物名录》发布新版后,应按照新版要求执行。

附 录 A
（规范性附录）
培养基和试剂的成分及制法

A.1 粪便标本采集液的成分及制法

酪蛋白酶解物	10.0 g
动物组织酶解物	10.0 g
葡萄糖	1.0 g
酵母浸膏	2.0 g
氯化钠	5.0 g
亚硫酸氢钠	0.1 g
蒸馏水	1 000 mL

将上述各成分溶解于蒸馏水中,校正 pH 至 7.0±0.2,加入 25%～30%的甘油,充分混匀后 121 ℃灭菌 15 min,备用。

A.2 食品样品漂洗液的成分及制法

蛋白胨	10.0 g
氯化钠	5.0 g
磷酸氢二钠（$Na_2HPO_3 \cdot 12H_2O$）	9.0 g
磷酸二氢钾	1.5 g
蒸馏水	1 000 mL

将上述各成分溶解于蒸馏水中,校正 pH 至 7.0±0.2,121 ℃灭菌 15 min,备用。

A.3 增菌液的成分及制法

A.3.1 基础培养液成分及制法

牛肉提取物	10.0 g
蛋白胨	10.0 g
氯化钠	5.0 g
蒸馏水	1 000 mL

将上述各成分溶解于蒸馏水中,校正 pH 至 7.0±0.2,121 ℃灭菌 15 min,备用。

A.3.2 生长添加剂成分及制法

丙酮酸钠	0.25 g
焦亚硫酸钠	0.25 g
硫酸亚铁（水合盐）	0.25 g
灭菌水	4 mL

将上述成分溶解于灭菌水中。

A.3.3 抗生素成分及制法

多黏菌素 B	5 000 IU
利福平	10.0 mg
甲氧苄啶	10.0 mg
两性霉素 B	10.0 mg
乙醇-灭菌水(50+50,体积比)	4 mL

将上述成分溶解于乙醇-灭菌水混合溶液中。

A.3.4 增菌液的成分及制法

基础培养液	1 000 mL
生长添加剂	4 mL
抗生素溶液	4 mL

将上述 A.3.1～A.3.4 各成分无菌混匀后加入 5%的脱纤维羊血,分装备用。

A.4 哥伦比亚血琼脂平板成分及制法

动物组织酶解物	23.0 g
淀粉	1.0 g
氯化钠	5.0 g
琼脂	10.0 g
蒸馏水	1 000 mL

将上述各成分溶解于蒸馏水中,校正 pH 至 7.0±0.2,121 ℃灭菌 15 min,冷却至 56 ℃后,加入 5% 的脱纤维羊血,摇匀后倒入无菌平皿中,90 mm 平皿或 60 mm 平皿,22 mL/皿。4 ℃保存,备用。

A.5 Karmali 琼脂平板成分及制法

哥伦比亚琼脂基础	39.0 g
活性炭	4.0 g
氯化血红素	0.032 g
蒸馏水	1 000 mL

将各成分溶解于蒸馏水中,校正 pH,121 ℃灭菌 15 min,冷却至 56 ℃后,加入无菌平皿中,90 mm 或 60 mm 平皿,22 mL/皿。4 ℃保存,备用。

ICS 11.020
C 05

团 体 标 准

T/CPMA 007—2020

莱 姆 病 诊 断

Diagnosis of Lyme disease

2020-07-01 发布

2020-10-01 实施

中华预防医学会　发　布

前　　言

本标准按照 GB/T 1.1—2009 给出的规则起草。

本标准由中华预防医学会归口。

本标准起草单位:中国疾病预防控制中心传染病预防控制所、首都医科大学附属北京地坛医院、吉林省疾病预防控制中心、黑龙江省牡丹江林业中心医院。

本标准主要起草人:郝琴、万康林、李兴旺、黄飚、杨修军、郑元春、张琳。

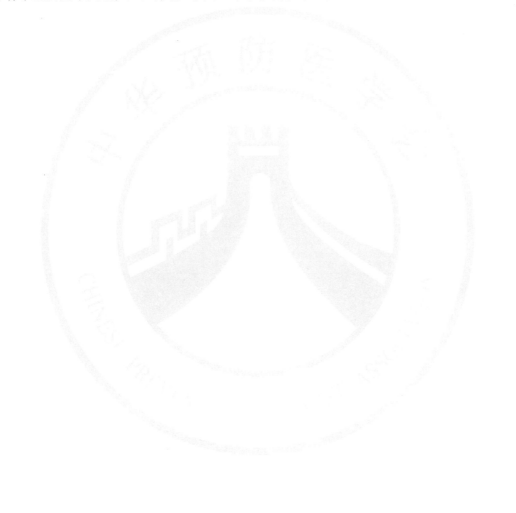

引　言

　　莱姆病于 1975 年在美国被发现报道,受人为活动和气候变化等因素的影响,其发生和流行的范围也不断扩大。近年来,我国发现了越来越多的莱姆病患者,但国家尚未将莱姆病纳入法定传染病管理。由于莱姆病临床表现多样和尚未建立标准的诊断方法,经常导致莱姆病诊断困难,因此,莱姆病诊断标准的建立是必要的。本标准遵循科学性和实用性原则,从流行病学、临床表现和实验室检测几方面综合考虑,使莱姆病的诊断规范、准确。

莱 姆 病 诊 断

1 范围

本标准规定了莱姆病的诊断依据、诊断原则、诊断和鉴别诊断。

本标准适用于全国各级医疗卫生机构对莱姆病的诊断。

2 术语和定义

下列术语和定义适用于本文件。

2.1

莱姆病 Lyme disease

由伯氏疏螺旋体（*Borrelia burgdorferi*，也称莱姆病螺旋体）引起的一种人兽共患性传染病，主要为蜱等节肢动物叮咬人、兽而传播。主要表现为皮疹（典型的为游走性红斑）、关节及神经系统等症状，部分病人早期可伴有发热、乏力。

注：莱姆病螺旋体基因型复杂多样，我国主要的致病基因型为伽氏疏螺旋体（*B. garinii*）和阿弗西尼疏螺旋体（*B. afzelii*）。

2.2

疫区 endemic area

以前至少有 2 名确诊的莱姆病病人或已证实媒介蜱感染有莱姆病螺旋体的地区。

3 缩略语

下列缩略语适用于本文件。

ACA：慢性萎缩性肢皮炎（Acrodermatitis Chronic Atrophicans）

EM：游走性红斑（Erythema Migrans）

ELISA：酶联免疫吸附分析（Enzyme-linked Immunosorbent Assay）

IFA：间接免疫荧光分析（Indirect Immunofluorescent Assay）

WB：蛋白免疫印迹（Western Immunoblot）

4 诊断依据

4.1 流行病学史

4.1.1 发病前数天或数月到过疫区，有蜱暴露或叮咬史。

4.1.2 发病前没有去过已知的疫区，但有蜱暴露或叮咬史。

4.2 临床表现（参见附录 A）

4.2.1 典型的皮肤损害，呈"牛眼状"的游走性红斑（EM）。

4.2.2 神经系统损害，主要包括脑膜脑炎、颅神经炎（特别是面神经麻痹）、神经根炎或其他神经系统损害。

4.2.3 有心脏损害并能排除有关疾病。

4.2.4 有单个或多个关节炎。

4.2.5 其他莱姆病症状:不典型皮肤损害(全身皮疹或红斑),或眼部损害,或精神异常等。

4.3 实验室检查

4.3.1 细菌学检测

皮肤红斑组织或血液、脑脊液等标本的细菌分离培养获得莱姆病螺旋体,或显微镜检查发现莱姆病螺旋体。细菌学检测方法见附录B。

4.3.2 血清抗体检测

血清学"两步法"检查莱姆病螺旋体特异抗体阳性(即初筛和确诊试验均为阳性),或 ELISA/IFA 检测双份血清抗体滴度发生 4 倍及以上变化。血清抗体检测方法参见附录C。

4.3.3 核酸检测

皮肤红斑组织或血液、脑脊液等标本中莱姆病螺旋体特异性核酸片段检查阳性。核酸检测方法参见附录D。

5 诊断原则

根据流行病学史、临床表现、实验室检查进行诊断。

6 诊断

6.1 疑似病例

6.1.1 具有流行病学史 4.1.1,并具有 4.2.2～4.2.5 的临床表现之一者。

6.1.2 具有流行病学史 4.1.2,并具有 4.2.1～4.2.5 的临床表现之一者。

6.2 临床诊断病例

具有流行病学史 4.1.1,并具有 4.2.1 的临床表现。

6.3 确诊病例

6.3.1 临床诊断病例,并具备 4.3.1～4.3.3 中任何 1 项者。

6.3.2 疑似病例,并具备 4.3.1～4.3.3 中任何 1 项者。

7 鉴别诊断

莱姆病主要与梅毒、回归热、森林脑炎、风湿和类风湿性关节炎、钩端螺旋体病、斑点热、斑疹伤寒、埃立克体病、无形体病、恙虫病等进行鉴别。

附　录　A
（资料性附录）
莱姆病临床表现

A.1　概述

莱姆病（Lyme disease）或莱姆病疏螺旋体病（Lyme borreliosis）的临床表现呈多样化。根据病程经过可将莱姆病分为早期感染和晚期感染，早期感染包括Ⅰ期（局部性游走性红斑）、Ⅱ期（播散性感染）及数周或数月内发生的间歇性症状。晚期感染或Ⅲ期（持续性感染）多在疾病发生1年以后开始。病人可仅有一种病期，也可有三种病期，不少病人无Ⅰ期过程，而同时出现Ⅱ期和Ⅲ期临床症状。

A.2　游走性红斑（EM）

伯氏疏螺旋体通过蜱叮咬而被注入机体，并在60％～80％病人皮肤内局部扩散，形成游走性红斑。在蜱叮刺吸血后7 d～10 d，在叮咬处出现红色小斑或小丘疹，逐渐扩大，形成圆形或椭圆形皮疹，外缘有鲜红边界，中央逐渐褪色似平常皮肤，直径一般为5 cm～50 cm，呈牛眼状。EM可持续1周～4周，少数病人可持续数月。EM可出现于身体的任何部位，但以躯干部多见。儿童EM常发生在面部。少数病人可出现非典型红斑，例如致密性红斑、荨麻疹样红斑、湿疹样皮损，肉芽肿、紫癜和硬斑病等。EM有时伴有发热，轻微全身症状或局部淋巴结肿大。

伯氏疏螺旋体进入体内数日或数周后即可通过血液或淋巴液播散到其他部位。在此期间，可在血液内大量发现螺旋体，此外在心肌、视网膜、肌肉、骨骼、滑液、脾脏、肝脏、脑膜及脑标本内也有少量发现。播散性感染期常见临床表现有流感样症状，发热、畏寒、衰弱、肌肉关节痛、头痛、头晕、恶心、呕吐，并出现全身多发性红斑、面神经麻痹、脑膜脑炎、神经根炎、心脏病、脊髓炎等。在播散性感染期，也可引起关节呈游走性疼痛，持续数天，最常见是颞颌关节疼痛。

A.3　全身多发性红斑

约10％～50％病人在EM发生的数日，身体的不同部位出现继发性红斑，数目多少不一，继发性红斑比原发EM形态较小，中心缺乏硬结，移动性不明显。

A.4　面神经麻痹

在十二对颅神经损伤中，以面神经损伤多见，10％播散性感染期病人可发生面神经麻痹。单侧比双侧神经麻痹多见。多数病人经治疗可完全恢复，13％可留有极小的痕迹，0.8％可有严重畸形，可从面神经麻痹病人的血液中分离出病原体。有统计在流行地区25％的面神经麻痹是伯氏疏螺旋体感染所致。

A.5　脑膜炎

在感染伯氏疏螺旋体数日或数周（一般在一个月内），出现脑膜炎症状和体症，常见有头痛、发热、颈项强直、极度疲劳。脑脊液内细胞增加，主要为淋巴细胞和单核细胞，可从脑脊液中培养出病原体，并可从脑脊液中检测出抗体。患者可伴有面神经麻痹和周围神经根炎。

A.6 神经根炎及周围神经炎

累及感觉或运动神经,严重的游走性神经根疼痛及感觉异常,肢体软弱、麻木、刺痛或烧灼感。电生理检查,可显示轴索性多神经病变。肌肉电流图可显示神经传导有问题。

A.7 心脏病

在 EM 发生数周约有 4%～8%病人出现心脏异常,常见有房室传导阻滞,多是轻度的,但个别病人病情较重,需戴起搏器。心肌心包炎、左室功能不全也可见到,少数病人可有心肌肥大和致死性全心脏炎,奥地利学者还从慢性心衰病人的心肌标本中分离出伯氏疏螺旋体。

A.8 关节炎

在 EM 出现数月后发生,或无 EM 在感染后 2 年～3 年内直接以关节炎形式出现,而且持续时间较长,早期感染的关节炎,发作常是短暂的,持续数天或数周,关节内有大量渗出物。而晚期感染的关节炎在第二年或第三年以慢性关节炎形式出现,表现以间歇性单关节或少数关节疼痛,多发生在大关节,特别多见于膝关节。其次是肩、肘、踝、腕等关节。主要表现是关节局部发热、疼痛及肿胀。类风湿样的对称性小关节炎少见。莱姆关节炎多有病理改变,滑膜显示绒毛肥大,血管增生及淋巴浆细胞浸润。80%病人呈现 HLA—DR4 频率增加,这类病人对抗生素治疗反应不佳。从关节液中分离螺旋体较困难,仅有少数几例病人分离培养出病原体,病人血液中特异性抗体常呈阳性。

A.9 慢性萎缩性肢皮炎(ACA)

欧洲约 10%病人出现 ACA,美国和中国也有报告。EM 出现 6 个月或几年,皮肤变为蓝色或紫红色。皮肤逐渐变硬变薄,并可影响骨骼系统。出现萎缩性斑片,数目不定,可经过数月、数年或数十年,萎缩边缘由不清变得清楚,皮肤薄如纸,可见其下血管,好发于四肢、手背,可累及躯干。当萎缩斑有纤维化或硬化时很像硬斑病,应与硬皮病鉴别。常可从萎缩病变处分离出伯氏疏螺旋体。

A.10 进行性脑脊髓炎

晚期感染综合征表现在中枢神经系统病变,主要为进行性脑脊髓炎和亚急性脑炎。进行性脑脊髓炎主要表现为多发性硬化综合症,颅神经麻痹,强直性轻瘫,共济失调,膀胱功能紊乱,这类病人常没有EM 病史,脑脊液特异性抗体是唯一证据。亚急性脑炎表现为一般中度头疼、疲倦、记忆力减退,睡眠障碍,情绪抑郁,语言表现障碍,神经性耳聋等。核磁共振成像显示在白质区有小的密度增厚性损伤。脑脊液中有特异性抗体。

A.11 周围神经炎

通常表现渐进性,由第二期持续逐渐变为慢性过程,脊椎疼痛,肢端感觉异常,反射减弱,肢体无力。

A.12 其他表现

眼部损害,包括结膜炎、角膜炎、虹膜炎、全葡萄膜炎、玻璃体炎、视网膜炎和视神经炎。此外还有肝炎、脾肿大、膀胱炎和呼吸衰竭的临床报告以及精神性格改变的病例报告。

附　录　B
（规范性附录）
莱姆病细菌学检查

B.1　患者标本的采集

B.1.1　采集标本时应遵循的原则

应在抗生素治疗开始前采集标本。所需的血液与脑脊液标本，均应以穿刺方式取得。

B.1.2　血液标本

所有的疑似病例，应无菌操作采集非抗凝血液标本 2 份，1 份 1 mL 用于培养，1 份 5 mL 留取血清，用于抗体检测和核酸检测。首份标本采集后 2 周～4 周应再次采集非抗凝血液标本 5 mL，留取恢复期血清。

B.1.3　脑脊液标本

莱姆病脑膜炎病人，除用于常规、生化检测采集的标本之外，应额外无菌操作采集脑脊液 2 份，每份 1 mL～2 mL，1 份用于培养，1 份用于抗体检测和核酸检测。

B.1.4　皮肤标本

使用组织提取枪，无菌取皮肤红斑边缘（即红斑与正常皮肤组织边界部分）皮肤，一般直径 3 mm～5 mm，直接接种 BSKII 培养基，留取部分样本用于核酸检测。

B.2　标本的保存和运输

用于培养的标本尽可能现场接种，或于 2 ℃～8 ℃冷藏保存，使用冰排低温运输，16 h 内接种培养基。用于血清抗体和核酸检测的标本于 −20 ℃或更低温度冷冻保存，使用干冰冷冻运输。

B.3　显微镜检查

所有来自患者的标本，包括血液、脑脊液、皮肤等标本，应立即涂片，用直接免疫荧光法进行显微镜检查。发现带螺旋的细菌，即可作为诊断依据。荧光显微镜下检查莱姆病螺旋体如图 B.1 所示。

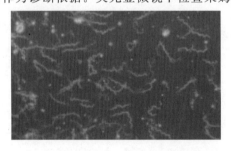

图 B.1　荧光显微镜（40 倍）下莱姆病螺旋体

B.4 细菌分离培养

细菌分离培养所需时间较长,且分离阳性率较低,所以一般用于莱姆病的流行病学调查和监测。

B.4.1 标本处理

皮肤病灶标本、血液、脑脊液标本直接接种莱姆病专用的 BSKII 培养基。

B.4.2 挑选可疑菌

上述培养管在 33 ℃孵育 5 d～7 d 后,检查是否长出可疑的莱姆病螺旋体。莱姆病螺旋体的形态是一种单细胞疏松盘绕的左旋螺旋体,长 5 μm～25 μm,宽 0.2 μm～0.5 μm,运动形式有旋转、扭曲、抖动等。

B.5 莱姆病螺旋体菌株鉴定

可疑菌株可进行核酸检测,检出莱姆病螺旋体特异性核酸片段可判定为莱姆病螺旋体菌,参见附录 D。

B.6 生物安全要求

根据原卫生部《人间传染的病原微生物名录》(卫科教发〔2006〕15 号),伯氏疏螺旋体危害程度属于第三类。细菌分离培养、菌株鉴定、核酸提取等对样本和培养物的操作在 BSL-2 级实验室中进行,采用 B 类(UN3373)包装运输。

注:《人间传染的病原微生物名录》发布新版后,应按照新版要求执行。

附　录　C

（资料性附录）

莱姆病血清学检查

C.1　莱姆病血清学检测两步法

在莱姆病诊断中以特异性抗体检测为主，莱姆病特异性抗体检测国际上公认的"两步法"如下：

采用酶免疫分析（enzyme immunoassay）或免疫荧光分析（immunofluorescent assay）作为初筛，初筛阳性的标本再用蛋白免疫印迹法（western immunoblot）进行检测。

C.2　抗体检测时间

在首次检视病人时采取首份血液标本，分离血清进行第一次抗体检测。根据病人的病程（一般为2周～4周）获得恢复期血清后，进行第二次抗体检测。

C.3　酶联免疫吸附试验（ELISA）

注：为莱姆病特异性抗体检测两步法中的初筛方法之一。

C.3.1　试剂

莱姆病螺旋体 ELISA 检测试剂盒可用市场上的商品试剂盒，也可参考中国疾病预防控制中心传染病预防控制所莱姆病室的检测试剂。

C.3.2　血清检测

商品试剂盒按说明书操作。

中国疾病预防控制中心传染病预防控制所莱姆病室检测试剂按以下步骤操作：

血清标本用加吐温的磷酸盐缓冲液 PBS-T（0.01 mol/L，pH7.4 的 PBS 溶液，加 0.5％的 Tween-20）稀释至 1：500 加入酶标板，两孔平行检测，每孔 50 μL。每板做样品、阳性血清、阴性血清和空白对照孔，各 2 个平行检测。然后在各反应孔中加入用 PBS-T 稀释的工作浓度辣根过氧化酶标记抗人 IgG 50 μL，酶标板置 37 ℃湿盒中孵育 30 min。甩干孔内溶液，每孔加 PBS 300 μL 洗涤 3 次～5 次，每次 5 min。

C.3.3　显色

于各反应孔中加入显色液（TMB 即用型）100 μL，置暗处 30 min。每孔加入显色终止液（0.5 mol/L H$_2$SO$_4$）100 μL，终止显色。

C.3.4　结果判断

终止显色后 30 min 内，用酶标仪在波长 450 nm 处，以空白对照孔调零后测各孔 OD 值。OD 值大于 0.13，判定为阳性。

阳性界值的确定：对有代表性的健康群体人群进行莱姆病血清抗体检测，求出平均 OD 值。如果检测对象的 OD 值大于平均值的 3 个标准差，则为阳性；如果 OD 值界于 2 个～3 个标准差之间，为可疑；

小于 1 个标准差为阴性。

C.4 间接免疫荧光法(IFA)

注:为莱姆病特异性抗体检测两步法中的初筛方法之一。

C.4.1 抗原片

莱姆病螺旋体 IFA 检测抗原片可用市场上的商品试剂盒。也可参考中国疾病预防控制中心传染病预防控制所莱姆病室 IFA 的检测方法和试剂。

C.4.2 血清检测

商品试剂盒按说明书操作。中国疾病预防控制中心传染病预防控制所莱姆病室检测试剂按以下步骤操作:

    a) 待检血清用 PBS(0.01 mol/L,pH7.4)做倍比稀释,一般按 1:16、1:32、1:64、1:128、1:256 稀释。同时每次需设立阳性对照和阴性对照各两孔;

    b) 每个稀释度的血清 20 μL 加于抗原片上,置于 37 ℃孵育 30 min;取出,用 PBS 浸泡 10 min,倒出后用蒸馏水冲洗;

    c) 加 FITC 标记的抗人 IgG(或 IgM)抗体,置于 37 ℃孵育 30 min;取出,用 PBS 清洗 5 次,每次 5 min;

    d) 吹干,用 90%甘油封片。

C.4.3 结果判断

商品试剂盒依据说明书,不同试剂盒的判读标准不一致。

中国疾病预防控制中心传染病预防控制所 IFA 血清检测结果判定:将抗原片置于荧光显微镜下看结果,高滴度的血清,每视野至少 50%菌体染上明亮荧光者即为此滴度阳性。IgM≥1:64 判定本份标本 IgM 阳性;IgG≥1:128,判定为本份标本 IgG 阳性。

C.5 蛋白免疫印迹法(WB)

注:为莱姆病特异性抗体检测"两步法"中的确诊方法。

C.5.1 膜条

莱姆病螺旋体 WB 膜条和相关试剂可用市场上的商品试剂盒。也可参考中国疾病预防控制中心传染病所莱姆病室的检测试剂。

C.5.2 血清检测

商品试剂盒按说明书操作。中国疾病预防控制中心传染病预防控制所莱姆病室检测试剂按以下步骤操作:

    a) 用 PBS-T 将待检血清 25 稀释;同时将阳性血清和阴性血清按要求的滴度稀释;

    b) 将制备好的硝酸纤维素膜条浸泡于稀释后的血清中;

    c) 置于水平摇床振荡 3 h;

    d) 将膜条取出,用 PBS-T 洗 5 遍,每次 10 min;

    e) 加入稀释的羊抗人 IgG-HRP 或羊抗人 IgM-HRP 酶标二抗,置于水平摇床 3 h;

f) 将膜条取出,用 PBS-T 洗 5 遍,每次 10 min;

g) 加入显色液(HRP-DAB 底物显色试剂),1 min～3 min 后观察。

C.5.3 结果判断

结果判断如下:

a) 使用伽氏疏螺旋体(*B. garinii*)制作的 WB 膜条检测,出现如下条带中的一条,即为阳性:

——IgG:P83/100、P58、P39、P30、OspC、P17、P66、OspA。

——IgM:P83/100、P58、OspA、P30、OspC、P17、P41。

b) 使用阿弗西尼疏螺旋体(*B. afzelii*)制作的 WB 膜条检测,出现如下条带中的一条,即为阳性:

——IgG:P83/100、P58、P39、OspB、P30、P28、OspC、OspA、P17、P14。

——IgM:P83/100、P58、P39、OspA、P30、P28、OspC、P17、P41。

注:上述蛋白条带注释如下:

P83/100 为莱姆病螺旋体外膜蛋白之一,在不同菌株中分子质量各不相同,主要包括 P83、P93、P97 和 P00。

P66 为莱姆病螺旋体外膜蛋白之一,是一种黏附素,由 bb0603 基因编码。

P58 为莱姆病螺旋体外膜蛋白之一,分子质量约为 58 kD。

P41 为鞭毛蛋白(Fla)。

P39 为 BmpA,是一种早期表达蛋白。

P30 为莱姆病螺旋体外膜蛋白之一,分子质量为 30 kD。

P28 为莱姆病螺旋体外膜蛋白之一,分子质量为 28 kD。

OspA 为外膜蛋白 A,中国菌株分子质量多为 31 kD～32 kD。

OspB 为外膜蛋白 B,中国菌株分了质量多为 35 kD～36 kD。

OspC 为外膜蛋白 C,中国菌株分子质量多为 20 kD～22 kD。

P17 为莱姆病螺旋体外膜蛋白之一,分子质量约为 17 kD。

P14 为莱姆病螺旋体外膜蛋白之一,分子质量约为 14 kD。

附　录　D
（资料性附录）
莱姆病螺旋体核酸检测

注：在莱姆病诊断中以特异性抗体检测为主，核酸检测是抗体检测的补充。以避免在抗体检测阴性的"窗口期"漏
　　诊的情况。莱姆病特异性核酸检测在本标准中包括巢式 PCR 和 Real-Time PCR 方法。巢式 PCR 检测的是莱
　　姆病螺旋体的特异区段 5s-23s rRNA 基因间隔区，是莱姆病螺旋体特有并且可测序进行单个位点分型；Real-
　　Time PCR 方法比普通 PCR 方法更快速、敏感度更高，并可以相对检测菌的载量。

D.1　聚合酶链式反应（PCR）检测莱姆病螺旋体特异基因

D.1.1　目标基因

从标本中检测莱姆病螺旋体核酸时，通常以 5s-23s rRNA 基因间隔区作为目标基因，也可选择其
他特异性基因。

D.1.2　参考引物序列

第一轮：
上游引物：5′-CGACCTTCTTCGCCTTAAAGC-3′
下游引物：5′-TAAGCTGACTAATACTAATTACCC-3′
第二轮：
上游引物：5′-TCCTAGGCATTCACCATA-3′
下游引物：5′-GAGTTCGCGGGAGA-3′
扩增片段长度约为 250 bp（不同菌株扩增片段长度可略有差异）。

注：合成的引物通常为冻干产品，开盖前应进行短暂离心，使用时需要溶解并稀释成储备液。按照每纳摩尔加
　　10 μL 的量加入纯水，即可配制成 100 μmol/L 储存液，用时取少量稀释 10 倍即为工作浓度（10 μmol/L）。

D.1.3　标本处理

D.1.3.1　原始标本采用试剂盒法

使用市售基因组 DNA 提取试剂盒，具体操作方法按试剂盒说明进行。

D.1.3.2　纯培养菌株（采用简易模板制备方法）

细菌接种于 BSKII 培养基，33 ℃培养 7 d～10 d；5 mL～10 mL 菌液离心，PBS 洗涤 3 次，悬浮于装
有 500 μL TE 缓冲液的 1.5 mL 离心管中；100 ℃加热 10 min；6 000 r/min 离心 5 min；吸取上清液为模
板，用于 PCR 检测。

D.1.4　PCR 反应体系

一次总量 25 μL 的反应体系如表 D.1 所示。

表 D.1 PCR 反应体系的成分及加样量

试剂	体积
酶和缓冲液(2×)	12.5 μL
上游引物(10 μmol/L)	1 μL
下游引物(10 μmol/L)	1 μL
待测模板(阳性对照)	3 μL～5 μL(1 μL～2 μL)
灭菌蒸馏水	补足至 25 μL

反应设立质控参数:使用无菌水作为阴性对照;用已知莱姆病螺旋体菌模板作为阳性对照。

加样顺序:首先加入阴性对照,其次加标本模板,最后加入阳性对照。

D.1.5 PCR 扩增

第一轮:预变性 94 ℃、5 min,1 个循环;变性 94 ℃,45 s,退火 55 ℃,45 s,延伸 72 ℃,45 s,35 个循环;最后 72 ℃、延伸 5 min。

第二轮:预变性 94 ℃、5 min,1 个循环;变性 94 ℃,45 s,退火 58 ℃,45 s,延伸 72 ℃,45 s,35 个循环;最后 72 ℃、延伸 5 min。

D.1.6 PCR 扩增产物的检测分析

D.1.6.1 琼脂糖凝胶制备(1.5%)

称取 1.0 g 琼脂糖,倒入耐热玻璃瓶内,再加入电泳液(0.5×TBE)100 mL,轻轻混匀后加热,使琼脂糖完全熔化。待琼脂糖胶温度降至 50 ℃～60 ℃,加入核酸染料(Gold View)5 μL,轻轻混匀。将其倒入制胶板,插好电泳梳子。待胶完全凝固(30 min～60 min)之后,将梳子拔出。

D.1.6.2 电泳

将制备好的电泳胶放入电泳槽(带梳子孔的一端在阴极),倒入电泳液(0.5×TBE)浸过胶面即可。PCR 产物各取 5 μL 加入凝胶孔(不含染料的 mix 需要加入 1 μL 上样缓冲液),加入 Marker 5 μL,6 V/cm 电泳 40 min。

D.1.7 结果判读

如莱姆病螺旋体靶基因扩增阳性,则表明检测标本阳性。

D.2 实时荧光定量聚合酶链式反应(Real-Time PCR)检测莱姆病螺旋体特异基因

D.2.1 目标基因

从标本中检测莱姆病螺旋体时,以莱姆病螺旋体重组酶基因(recA)作为目标基因,也可选择其他特异性基因。

D.2.2 参考引物和探针序列

针对 recA 基因的引物和探针的具体信息见表 D.2。

注:引物和探针稀释方法同 D.1.2。

表 D.2 *recA* 基因的引物和探针的具体信息

名称	序列	探针标记	长度 bp	GC 含量 %	Tm 值 ℃
recA-F	5′-GTT CTG CAA CAT TAA CAC CTA AAG CTT-3′		27	37	55
recA-R	5′-AGG TGG GAT AGC TGC TTT TAT TGA T-3′		25	40	54
recA-P	5′-FACAGGATCAAGAGCATGP-3′	FAM、MGB	17	47	45

D.2.3 标本处理

同 D.1.3。

D.2.4 Real-Time PCR 反应体系

Real-Time PCR 反应体系见表 D.3。

表 D.3 Real-Time PCR 反应体系的成分及加样量

试剂	体积
酶和缓冲液	10 μL
上游引物(10 μmol/L)	0.4 μL
下游引物(10 μmol/L)	0.4 μL
探针溶液(10 μmol/L)	0.4 μL
待测模板(阳性对照)	3 μL～5 μL(1 μL)
灭菌蒸馏水	补足至 20 μL

反应设立质控参数:使用无菌水作为阴性对照;用已知莱姆病螺旋体 *recA* 基因的克隆 T 载体作为阳性对照。

加样顺序:首先加入阴性对照,其次加标本模板,最后加入阳性对照。

D.2.5 Real-Time PCR 扩增

一般使用两步法进行扩增,参考程序如下:

预变性 95 ℃、2 min,1 个循环;

扩增反应:95 ℃、10 s,54 ℃、30 s,40 个循环。

不同的荧光定量 PCR 仪扩增的程序会有一些差异,可根据所使用的仪器对反应程序进行适当调整。

D.2.6 结果判定

待检标本中莱姆病螺旋体 DNA≥10 拷贝时,判断为阳性。

参 考 文 献

［1］ GBZ 324—2019　职业性莱姆病的诊断

［2］ 张哲夫,万康林,张金声,等. 我国莱姆病的流行病学和病原学研究［J］.中华流行病学杂志,1997,18(1):4.

［3］ 张刘丽,侯学霞,耿震,等.巢式 PCR 用于疑似莱姆病患者血清标本检测的研究［J］.中国媒介生物学及控制杂志,2013,24(1):8-10.

［4］ Geng Z,Hou XX,Zhang L,et al. Evaluation of a new real-time PCR assay for detection of Borrelia burgdorferi in rodents［J］. Chinese Journal of Zoonoses,2015,31(5):812-816.

［5］ Lyme Disease:Recommendations for Diagnosis and Treatment［J］. Annal of Internal Medicine,1991,114:472-481.

［6］ Hao Q,Hou X,Geng Z,et al. Distribution of Borrelia burgdorferi sensu lato in China［J］. Journal of clinical microbiology,2011,49(2):647-50.

［7］ Jiang Y,Hou X,Geng Z,et al. Interpretation Criteria for Standardized Western Blot for the Predominant Species of Borrelia Burgdorferi Sensu Lato in China［J］. Biomed Environ Sci,2010,23(5):341-349.

［8］ Liu ZY,Hao Q,Hou XX,et al. A study of the technique of Western Blot for Diagnosis of Lyme Disease caused by Borrelia afzelii in China［J］. Biomed Environ Sci,2013,26(3):190-200.

ICS 11.020
C 59

团　体　标　准

T/CPMA 008—2020

艰难梭菌感染诊断

Diagnosis of *Clostridioides difficile* infection

2020-07-01 发布

2020-10-01 实施

中华预防医学会　　发　布

前　言

本标准按照 GB/T 1.1—2009 给出的规则起草。

本标准由中华预防医学会归口。

本标准起草单位：中国疾病预防控制中心传染病预防控制所、中国人民解放军总医院、云南省疾病预防控制中心、中国医学科学院北京协和医院、中南大学湘雅医院、复旦大学附属华山医院、四川大学华西医院、杭州医学院、河北医科大学第二医院、南方医科大学南方医院、内蒙古自治区人民医院、山东省立医院。

本标准主要起草人：吴媛、卢金星、闫中强、刘运喜、古文鹏、伏晓庆、徐英春、吴安华、黄海辉、宗志勇、金大智、赵建宏、陈烨、刘卫平、李卫光。

引　言

　　艰难梭菌(即难辨梭状芽孢杆菌)是引起抗生素相关性腹泻的重要病原,艰难梭菌感染成为医院获得性腹泻的主要病因,已在欧美国家引起多起暴发流行。美国疾病预防控制中心 2017 年数据显示,美国每年艰难梭菌感染患者近 23 万人,其中死亡人数至少超 1.2 万人,产生超 10 亿美元的疾病负担,因此被列为紧迫的公共卫生威胁之一。近十年来调查研究显示,我国艰难梭菌感染呈快速增长趋势。然而,由于缺乏统一的诊断原则和检测技术规范,我国艰难梭菌感染率和疾病负担尚不明确。为了规范艰难梭菌感染流行病学调查,提高艰难梭菌诊断的准确性,本标准遵循科学性和实用性原则,对艰难梭菌感染诊断所需的诊断依据、诊断原则、诊断和鉴别诊断进行明确规定。

艰难梭菌感染诊断

1 范围

本标准规定了艰难梭菌感染的诊断依据、诊断原则、诊断及鉴别诊断。

本标准适用于医疗卫生机构开展艰难梭菌感染的诊断和流行病学调查。

2 术语和定义

下列术语和定义适用于本文件。

2.1

腹泻 **diarrhea**

24 h 内排便次数在 3 次或以上，不成形便，且伴有粪便性状异常。

2.2

伪膜性肠炎 **pseudomembranous colitis**

主要发生在结肠和小肠的急性纤维素渗出性炎症，多是在应用抗菌药物后导致正常肠道菌群失调，艰难梭菌大量繁殖，产生毒素而致。

3 缩略语

下列缩略语适用于本文件。

BHI：脑心浸液（Brain Heart Infusion）

CDI：艰难梭菌感染（*Clostridioides difficile* Infection）

CCTA：细胞毒性试验（Cell Cytotoxicity Assay）

CCFA：环丝氨酸-头孢西丁-果糖琼脂（Cycloserine-Cefoxitin-Fructose Agar）

CDMN：艰难梭菌拉氧头孢诺氟沙星琼脂（*Clostridioides difficile* Moxalactam Norfloxacin Agar）

EIA：酶免疫分析（Enzyme Immunoassay）

GDH：谷氨酸脱氢酶（Glutamate Dehydrogenase）

MLST：多位点序列分型（Multi-Locus Sequencing Typing）

NAAT：核酸扩增检测（Nucleic Acid Amplification Testing）

TCD：产毒艰难梭菌（Toxingenic *Clostridioides difficile*）

RT：核糖体分型（Ribo-Typing）

4 诊断依据

4.1 危险因素

使用抗菌药物、住院史、老年（≥65 岁）、使用质子泵抑制剂、化疗、患有慢性肾脏疾病、管饲或其他免疫功能缺陷等。

4.2 临床表现

症状可由单一腹泻到发热、腹痛、腹胀、恶心和呕吐等全身性感染症状，重症患者出现伪膜性肠炎，严重的并发症有中毒性巨结肠、肠梗阻、肠穿孔和休克等。

分为轻中度、重度和重度伴并发症：

a) 轻中度：腹泻无全身感染表现（白细胞计数<15×10⁹/L，血肌酐<基线 1.5 倍）；

b) 重度：腹泻合并全身感染表现（白细胞计数≥15×10⁹/L，血肌酐≥基线 1.5 倍），出现伪膜性肠炎；

c) 重度伴并发症：腹泻合并全身性感染症状，同时出现并发症包括中毒性巨结肠、低血压或肠梗阻。

4.3 内镜检查

下消化道内镜检查提示伪膜性肠炎，主要表现为直肠和乙状结肠黏膜表面多发性、隆起的灰绿色或黄褐色斑片。

4.4 实验室检查

4.4.1 生物安全要求

根据原卫生部《人间传染的病原微生物名录》（卫科教发〔2006〕15 号），艰难梭菌的危害程度属于第三类，涉及样本检测和活菌的实验操作在 BSL-2 级实验室中进行，采用 B 类（UN3373）包装运输。

注：《人间传染的病原微生物名录》发布新版后，应按照新版要求执行。

4.4.2 粪便样本采集、运输

患者在干燥清洁便盆内自然排便（避免使用坐式或蹲式马桶），用无菌采便管/盒挑取大便中异常的部分（有黏液、脓液或血液的部分）4 g～6 g；液体粪便≥5 mL。

采集的样本应尽快送检培养；4 ℃保存，24 h 内完成免疫学检测。

4.4.3 样本的快速检测

腹泻样本无需培养，可直接采用商品化的试剂盒对样本中的谷氨酸脱氢酶（GDH）抗原和毒素 A/B 同时进行检测，如果二者结果不一致，需结合 PCR 检测 *tcdB* 基因，判断样本中有无产毒艰难梭菌。结果判读：

a) GDH＋/毒素＋：样本中存在产毒艰难梭菌；

b) GDH＋/毒素－：PCR 检测 *tcdB* 基因，*tcdB*＋则样本中存在产毒艰难梭菌，*tcdB*－则样本中无产毒艰难梭菌；

c) GDH－/毒素＋：PCR 检测 *tcdB* 基因，*tcdB*＋则样本中存在产毒艰难梭菌，*tcdB*－则样本中无产毒艰难梭菌；

d) GDH－/毒素－：样本中无艰难梭菌。

4.4.4 样本的核酸检测

疑似 CDI 的腹泻样本，无需培养，提取样本 DNA 进行艰难梭菌特异的细胞毒素基因 *tcdB* 核酸片段检测，如果阳性，说明样本中存在产毒艰难梭菌。详细的试验流程参见附录 A。

或采用商品化的试剂盒进行 *tcdB* 基因的荧光定量 PCR 检测。

4.4.5 细胞毒性试验（CCTA）

将不成形粪便样本，1 500g 离心，5 min～10 min，上清液经 0.45 μm 滤膜过滤，将粪便滤液与 Vero 细胞共孵育，分别加入抗 A 和抗 B 毒素的中和抗体，同时设置阴性对照组（即不加入抗体），37 ℃ 5%

CO_2 培养,24 h、48 h 显微镜下观察细胞病变效应(CPE),加入特异性抗体的能阻止该细胞病变,说明样本中存在产毒艰难梭菌。

4.4.6 样本中艰难梭菌的分离培养鉴定

腹泻样本中分离培养鉴定获得产毒艰难梭菌。

详细的试验操作规范见附录 B。

4.4.7 高毒株 RT027 型和 RT078 型艰难梭菌的鉴定

高毒株 RT027 型是引起全球暴发感染的重要型别,具有较高致死率和氟喹诺酮耐药的特征;RT078 型是近年来被广泛报道的型别,主要来源于养殖经济类动物,与社区获得性艰难梭菌感染相关。

样本中分离获得的艰难梭菌毒素 A、B 以及二元毒素(CDT)均阳性,MLST 分别为 ST1 和 ST11,RT 分别为 027 型和 078 型。

详细的试验操作流程见附录 C。

5 诊断原则

根据危险因素、临床表现、内镜检查和实验室检查进行诊断。

注:2 岁以下婴幼儿出现腹泻,不推荐进行艰难梭菌感染的相关检查。

6 诊断

6.1 临床诊断病例

符合 4.1 和 4.2 的病例。

注:排除有腹泻症状的其他常见肠道疾病,如肠易激综合症、炎症性肠病等。

6.2 确诊病例

符合临床诊断病例,同时 4.3 和 4.4.3～4.4.7 任一结果阳性的病例。

7 鉴别诊断

艰难梭菌感染应与细菌性痢疾、肠侵袭性大肠埃希菌腹泻、沙门菌腹泻、轮状病毒腹泻和诺如病毒感染腹泻等相鉴别。

附 录 A

（资料性附录）

样本的核酸检测

A.1 核酸提取

取体积约 1 mL 的粪便样本,试剂盒提取基因组 DNA,具体流程参照产品说明书,考虑到艰难梭菌为革兰氏阳性菌,需溶菌酶前处理 30 min～60 min。

A.2 艰难梭菌毒素编码基因的核酸检测

A.2.1 检测靶标

tcdB 基因。

A.2.2 检测方案

A.2.2.1 普通 PCR

产物大小 203 bp。

NK104:GTG TAG CAA TGA AAG TCC AAG TTT ACG C。

NK105:CAC TTA GCT CTT TGA TTG CTG CAC CT。

反应条件:95 ℃、5 min;95 ℃、20 s,55 ℃、30 s,72 ℃、60 s,35 个循环;延伸 72 ℃、5 min。

反应体系(50 μL)见表 A.1。

表 A.1　PCR 反应体系的成分及加样量

试剂	体积/μL
酶和缓冲液(2×)	25
NK104 (25 pmol/μL)	1
NK105 (25 pmol/μL)	1
DNA 模板	3
ddH₂O	20

结果判读:1.5％琼脂糖凝胶电泳,203 bp 处出现条带,为阳性;否则为阴性。

A.2.2.2 实时荧光定量 PCR

产物大小 103 bp。

引物和探针序列见表 A.2。

表 A.2 *tcdB* 基因 Real-Time PCR 扩增的引物探针序列

引物名称	序列(5'-3')
stcdb-f	ATATCA GAG ACT GAT GAG
stcdb-r	TAGCAT ATT CAG AGA ATA TTG T
stcdb-p	FAM-C TGG AGA ATC TAT ATT TGT AGA AAC TG-BHQ

反应体系(25 μL)见表 A.3。

表 A.3 实时荧光定量 PCR 反应体系的成分及加样量

试剂	体积/μL
酶和缓冲液(Perfect Real Time)	12.5
上游引物(10 μmol/L)	2.5
下游引物(10 μmol/L)	2.5
探针溶液(10 μmol/L)	2.5
DNA 模板	2
ddH$_2$O	2.5

反应条件:采用两步法 PCR 扩增标准程序:第一步,预变性,95 ℃、30 s,1 个循环;第二步,PCR 反应,95 ℃、3 s,50 ℃、30 s,40 个循环。

结果判读:ct≤33 为阳性,ct>35 为阴性,33<ct≤35 为可疑阳性,需重新采集样本重复试验一次。

注:此处列的引物和探针分别为日本 kato 和加拿大 Simon 学者报道,国内外多家实验室都在应用,开展流行病学调查和检测。如为临床诊断,可使用批准的商品化试剂盒进行 *tcdB* 荧光定量 PCR 检测。

附　录　B

（规范性附录）

艰难梭菌的分离培养和鉴定

B.1　培养基的配制

B.1.1　环丝氨酸-头孢西丁-果糖琼脂（CCFA）

500 mL 水加入 34.5 g 艰难梭菌培养基,121 ℃15 min 高压灭菌。取 1 支艰难梭菌选择性添加剂（环丝氨酸-头孢西丁）,加入 2 mL 0.85％的生理盐水,充分混匀。将混合液加入已冷却至约 50 ℃ 的培养基中,同时加入 5％～8％（体积分数）的卵黄乳液,轻轻摇匀。倾倒直径为 90 mm 平板。4 ℃ 可保存 1 个月左右,但推荐使用新鲜配置的培养基进行分离培养。使用前,应先在厌氧环境预还原过夜。

B.1.2　艰难梭菌拉氧头孢诺氟沙星（CDMN）培养基

同上,添加比例按照产品说明书。

B.1.3　血平板

脑心浸液（BHI）,121 ℃ 15 min 高压灭菌,添加 5％～8％的脱纤维羊血,倾倒直径为 90 mm 平板。

B.2　样本的预处理和厌氧培养

取腹泻粪便样本直接接种,或 80 ℃加热 10 min 后,又或先与无水乙醇等体积混合,室温放置 30 min～1 h 后,3 000 r/min 离心 10 min,取沉淀再接种于预还原的 CCFA/CDMN、CHROMID® C. difficile 或 CHROMagarTM C. difficile 等其他选择性平板上,厌氧环境,37 ℃培养 24 h～48 h,观察有无可疑菌落。

厌氧环境（任选其一）:

a)　自封塑料袋/盒＋厌氧产气袋＋厌氧指示剂;

b)　厌氧罐＋催化剂（80％N_2,10％H_2 和 10％CO_2）;

c)　厌氧箱（80％N_2,10％H_2 和 10％CO_2）。

可疑菌落:粪便样本中艰难梭菌在 CCFA 上菌落呈扁平状,白色或淡黄色不透明的“摊鸡蛋样”,如图 B.1a）。在 CHROMID® C. difficile 上,艰难梭菌呈黑色,不规则克隆,如图 B.1b）。

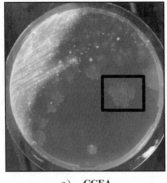　　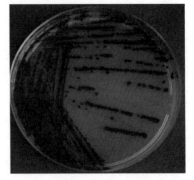

a)　CCFA　　　　　　　　　　　　　b)　CHROMID® C. difficile

图 B.1　粪便样本中艰难梭菌在 CCFA 和 CHROMID® C. difficile 上的可疑菌落形态

B.3 可疑菌落的鉴定

B.3.1 产毒艰难梭菌(TCD)培养

将可疑菌落接种于 BHI 血平板上进行纯化,纯化的典型菌落接种于 BHI 中,厌氧培养 48 h,0.45 μm 滤膜过滤培养液,进行细胞毒性实验。

B.3.2 生化鉴定

艰难梭菌能发酵葡萄糖、果糖和甘露醇产酸,不发酵乳糖、麦芽糖和蔗糖,水解七叶苷,液化明胶。不产生吲哚和硫化氢,不产生卵磷脂酶及脂酶,不凝固牛奶。亦可用商品化的试剂来检测,如 API20A、Vitek2 Compact 或脯氨酸纸片法等商品化检测试剂盒等。

B.3.3 免疫学检测(EIA)鉴定

针对艰难梭菌的 GDH 抗原和毒素 A/B 进行检测,有多种商品化的试剂盒可供选择,结果判读同正文 4.4.3 部分。

B.3.4 核酸检测鉴定

B.3.4.1 针对 16S rDNA、扩增产物测序比对

将可疑艰难梭菌的单个菌落接种于 BHI 培养基上,37 ℃厌氧培养 24 h,按照细菌基因组 DNA 提取试剂盒的说明书操作,提取细菌 DNA。

16S rDNA 基因的扩增:目的条带为 1 465 bp。

引物序列:27F:5′-AGAGTTTGATCCTGGCTCAG-3′。

1492R:5′-TACGGTTACCTTGTTACGACTT-3′。

反应体系(50 μL)见表 B.1。

表 B.1 反应体系的成分及加样量

试剂	体积/μL
酶和缓冲液(2×)	25
上游引物(25 μmol/L)	1
下游引物(25 μmol/L)	1
DNA 模板(20 ng/μL～80 ng/μL)	3
ddH₂O	20

PCR 循环参数:95 ℃、3 min;94 ℃、30 s,50 ℃、30 s,72 ℃、40 s,30 个循环;72 ℃、6 min。

扩增产物由 1.5％琼脂糖凝胶电泳鉴定。

序列比对:扩增产物纯化后,进行 DNA 序列测定,将测序结果进行拼接,并输入 NCBI(https://blast.ncbi.nlm.nih.gov/Blast.cgi)进行比对,确定是否为艰难梭菌。

B.3.4.2 针对 tpi 基因进行普通 PCR、1.5％琼脂糖凝胶电泳检测

引物序列:tpi-F:AAAGAAGCTACTAAGGGTACAAA。

tpi-R:CATAATATTGGGTCTATTCCTAC。

产物大小 230 bp。

反应体系(25 μL)见表 B.2。

表 B.2　反应体系的成分及加样量

试剂	体积/μL
酶和缓冲液(2×)	12.5
上游引物(20 pmol/μL)	2
下游引物(20 pmol/μL)	2
DNA 模板	2
ddH₂O	6.5

反应条件:95 ℃、3 min;95 ℃、30 s,55 ℃、30 s,72 ℃、30 s,40 个循环;72 ℃、5 min。

结果判读:230 bp 处有唯一条带。

B.3.4.3　艰难梭菌细胞毒素编码基因(*tcdB*)的核酸检测

应用细菌 DNA 提取试剂盒,提取纯培养艰难梭菌基因组 DNA 后,其余操作详见附录 A。

或采用商品化的试剂盒进行检测。

B.3.5　质谱鉴定

应用基质辅助激光解吸电离飞行时间质谱(MALDI-TOF MS),通过获得菌株的蛋白谱图,并与标准数据库进行比对,完成种属鉴定。

附　录　C
（规范性附录）
高毒株 RT027 型和 RT078 型艰难梭菌的鉴定

C.1　多位点序列分型（MLST）

C.1.1　DNA 提取

同附录 B 中的核酸检测，针对艰难梭菌的 7 个管家基因位点（*adk*、*atpA*、*dxr*、*glyA*、*recA*、*sodA* 和 *tpi*）进行扩增，引物序列见表 C.1。

表 C.1　7 个 MLST 管家基因扩增引物序列

基因	引物名称	序列（5′-3′）
adk	adkF	TTACTTGGACCTCCAGGTGC
	adkR	TTTCCACTTCCTAAGGCTGC
atpA	atpAF	TGATGATTTAAGTAAACAAGCTG
	atpAR	AATCATGAGTGAAGTCTTCTCC
dxr	dxrF	GCTACTTTCCATTCTATCTG
	dxrR	CCAACTCTTTGTGCTATAAA
glyA	glyAF	ATAGCTGATGAGGTTGGAGC
	glyAR	TTCTAGCCTTAGATTCTTCATC
recA	recAF	CAGTAATGAAATTGGGAGAAGC
	recAR	ATTCAGCTTGCTTAAATGGTG
sodA	sodAF	CCAGTTGTCAATGTATTCATTTC
	sodAR	ATAACTTCATTTGCTTTTACACC
tpi	tpiF	ATGAGAAAACCTATAATTGCAG
	tpiR	TTGAAGGTTTAACACTTCCACC

反应体系（50 μL）：Premix *Taq* 酶（TAKARA）25 μL，ddH$_2$O 20 μL，上/下游引物（25 pmol/μL）1/1 μL，DNA 模板（20 ng/μL～80 ng/μL）3 μL。

PCR 循环参数：95 ℃、15 min；94 ℃、30 s，50 ℃、40 s，72 ℃、70 s，35 个循环；72 ℃、5 min。

C.1.2　测序比对

进行双向测序，拼接 DNA 序列，与数据库（http://pubmlst.org/cdifficile/）进行比对，得到所测得基因位点的特定等位基因值，并形成相应的由 7 个基因值组成的等位基因谱，判断其序列型（ST）以及 clade 群。

C.1.3　RT027 型和 RT078 型的基因组合及 clade 群

具体基因组合见表 C.2。

表 C.2 RT027 和 RT078 的 MLST 基因组合

型别	*adk*	*atpA*	*dxr*	*glyA*	*recA*	*sodA*	*tpi*	ST	clade
RT027	1	1	1	10	1	3	5	1	2
RT078	5	8	5	11	9	11	8	11	5

C.2 毒力基因检测

DNA 提取同附录 B.3.3,针对艰难梭菌的 *tcdA*、*tcdB*、*cdtA*、*cdtB* 进行 PCR 扩增检测。

其中 *tcdB* 基因的引物,扩增条件和体系见附录 A。*tcdA*、*cdtA* 和 *cdtB* 的扩增引物和条件见表 C.3~表 C.6。

表 C.3 *tcdA* 基因扩增引物、产物大小和反应条件

基因	引物	产物大小/bp	循环参数
tcdA	tcdA-F	369(A+B+)	95 ℃、15 min;94 ℃、30 s,52 ℃、30 s,72 ℃、40 s,
	tcdA-R	110(A−B+)	35 个循环;72 ℃、5 min

表 C.4 *tcdA* 基因扩增的引物序列

基因	引物	序列(5′-3′)	参考文献
tcdA	tcdA-F	AGATTCCTATATTTACATGACAATAT	Lemee *et al.*(2004)
	tcdA-R	GTATCAGGCATAAAGTAATATACTTT	

表 C.5 *cdtA* 和 *cdtB* 基因扩增引物、产物大小和反应条件

基因	引物	产物大小/bp	循环参数
cdtA	cdt Apos	375	94 ℃、5 min;94 ℃、1 min,50 ℃、1 min,72 ℃、1 min,
	cdt Arev		30 个循环;72 ℃、5 min
cdtB	cdt Bpos	510	94 ℃、5 min;94 ℃、1 min,50 ℃、1 min,72 ℃、1 min,
	cdt Brev		30 个循环;72 ℃、5 min

表 C.6 *cdtA* 和 *cdtB* 基因扩增的引物序列

基因	引物	序列(5′-3′)	参考文献
cdtA	cdt Apos	TGAACCTGGAAAAGGTGATG	Stubbs *et al.*(2000)
	cdt Arev	AGGATTATTTACTGGACCATTTG	
cdtB	cdt Bpos	CTTAATGCAAGTAAATACTGAG	Stubbs *et al.*(2000)
	cdt Brev	AACGGATCTCTTGCTTCAGTC	

扩增产物由 1.5％琼脂糖凝胶电泳检测。

C.3 核糖体分型

C.3.1 核酸提取

5％ chelex-100 提取 DNA,步骤如下:

a) 5％ chelex-100(4 ℃保存)制备:取 2.5 g chelex-100 溶于 50 mL 已高压的超纯水;磁力搅拌,至树脂均匀分布;使用宽口枪头吸取 100 μL chelex 溶液移至 1.5 mL 离心管。

b) 用小接种环(1 μL)收集 1 平环的细菌转移至上述 100 μL chelex 溶液中,金属浴 100 ℃,12 min;14 000 r/min。离心 12 min,吸取 50 μL 上清液存于 1.5 mL EP 管。

c) 用 NanoDrop 测 DNA 浓度,可存于－20 ℃,备用。

C.3.2 PCR 扩增

针对 16 s～23 s rDNA 基因间隔区(Intergenic Spacer,ITS)进行 PCR 扩增,根据其产物 DNA 片段的数量以及大小不同从而进行分型。

PCR 引物:Cd16 s:5′-CTGGGGTGAAGTCGTAACAAGG-3′。

Cd23 s:5′-GCGCCCTTTGTAGCTTGACC-3′。

PCR 反应体系(50 μL)见表 C.7。

表 C.7 PCR 反应体系的成分及加样量

试剂	体积/μL
Buffer Ⅱ（1×）	5
MgCl$_2$(2 mol/L)	8
dNTP mix(200 μmol/L)	8
牛血清蛋白 BSA 0.1％(质量分数)	0.6
Taq 聚合酶	0.75
上游引物 Cd16 s(0.2 μmol/L)	0.2
下游引物 Cd23 s(0.2 μmol/L)	0.2
DNA 模板(100 ng/μL)	10
ddH$_2$O	17.25
注:Buffer Ⅱ(1×)为 10 mol/L Tirs-HCl(pH 8.3),50 mol/L KCl 配制成 Buffer Ⅱ(10×)。	

每次试验需设置阴性和阳性对照。

PCR 循环参数:95 ℃、10 min;94 ℃、1 min,58 ℃、1 min,72 ℃、2 min,25 个循环;72 ℃、7 min。

PCR 产物纯化:使用 MinElute PCR 试剂盒进行纯化,操作步骤遵产品说明书。测 PCR 纯化产物浓度,稀释至终浓度为 10 ng/μL～100 ng/μL(推荐 30 ng/μL)。PCR 纯化产物可存于－20 ℃,备用。

C.3.3 毛细管电泳

全自动 DNA/RNA 分析系统,进行毛细管电泳检测。

参数:选择 DNA high resolution 卡夹、alignment marker (15 bp～1 kb)、DNA size marker (50 bp～800 bp),选择方法 OM500,自动运行,反应终止后,导出结果,使用 BioNumerics7.6 的 QIAxcel 模块,结合已建立的核糖体型别库(含 ATCC 和欧洲艰难梭菌参比实验室的 RT027 和 RT078 标准株),通过比对分析是否含有暴发流行株 RT027 和 RT078。

参 考 文 献

[1] WS/T 498—2017 细菌性腹泻临床实验室诊断操作指南

[2] L. Clifford Mcdonal, Dale N. Gerding, Stuart Johnson et al. Clinical practice guidelines for *Clostridium difficile* infection in adults and children:2017 update by the infectious disease society of American (IDSA) and society for healthcare epidemiology of American (SHEA) [J]. Clinical Infectious Diseases,2018,66(7):e1-e48.

[3] European surveillance of *Clostridium difficile* infections-Surveillance protocol version 2.3. ECDC,2018.

[4] Laboratory procedures for diagnosis and typing of human *Clostridium difficile* infection. ECDC,2018.

[5] European society of clinical microbiology and infectious diseases (ESCMID):update of the diagnostic guidance document for *Clostridium difficile* infection[J]. Clin Microbiol Infect,2016,Suppl 4:S63-81.

[6] Natasha Bagdasarian,Krishna Rao,Preeti N. Malani. Diagnosis and treatment of *Clostridium difficile* in adults a systematic review[J]. JAMA,2015,313(4):398-408.

[7] Yuan Wu,Chen Liu,Wen-zhu Zhang et al. Independent microevolution mediated by mobile genetic elements of individual *Clostridium difficile* from clade 4 revealed by whole-genome sequencing [J]. mSystems,2019,4(2):e00252-18.

[8] Xiao-shu Liu,Wen-ge Li,Wen-zhu Zhang,Yuan Wu,Jin-xing Lu et al. Molecular characterization of *Clostridium difficile* Isolates in China from 2010 to 2015[J]. Frontiers in Microbiology, 2018,Apr 30;9:845.

_____

ICS 11.020
C 05

团 体 标 准

T/CPMA 009—2020

艾伯特埃希菌分离及鉴定方法

Isolation and identification of *Escherichia albertii*

2020-07-01 发布 2020-10-01 实施

中华预防医学会　发布

前　言

本标准按照 GB/T 1.1—2009 给出的规则起草。

本标准由中华预防医学会归口。

本标准起草单位:中国疾病预防控制中心传染病预防控制所、四川省自贡市疾病预防控制中心、四川大学华西公共卫生学院、四川省自贡市第四人民医院、国家食品安全风险评估中心。

本标准主要起草人:熊衍文、王红、李群、郑翰、裴晓方、许欣、宋自阆、白莉。

引　言

　　艾伯特埃希菌(*Escherichia albertii*)是近年来发现和命名的埃希菌属中的一个新种,是与人散发肠道感染及食源性腹泻暴发事件有关的肠道致病菌。艾伯特埃希菌作为新发传染病病原菌,目前尚缺乏区别于其他肠道致病菌,特别是缺乏区别于大肠埃希菌的特异性生化表型,且商品化的细菌生化系统和质谱均不能鉴定艾伯特埃希菌,易造成误检和漏检。

　　目前国内外尚无艾伯特埃希菌细菌分离、种属鉴定方面的相关标准。本标准在参考国外研究进展的基础上,经系统性试验优化后提出了艾伯特埃希菌的细菌分离、初步筛选和菌株确证的方法。

艾伯特埃希菌分离及鉴定方法

1 范围

本标准规定了艾伯特埃希菌的分离和鉴定方法。
本标准适用于粪便、食品中艾伯特埃希菌的检验。

2 术语和定义

下列术语和定义适用于本文件。

2.1

艾伯特埃希菌 *Escherichia albertii*

肠杆菌科埃希菌属中的一个种，革兰阴性杆菌，主要生化特征为无动力，吲哚阴性，不发酵乳糖及木糖，可引起以腹泻为主要临床表现的胃肠道感染。

注：详细资料参见附录 A。

3 缩略语

下列缩略语适用于本文件。

PCR：聚合酶链式反应（Polymerase Chain Reaction）

clpX：Clp 蛋白酶 ATP 结合亚单位基因（ATP-binding Subunit of Clp Protease Gene）

lysP：赖氨酸特异性通透酶基因（Lysine-specific Permease Gene）

mdh：苹果酸脱氢酶基因（Malate Dehydrogenase）

eae：大肠埃希菌粘附抹平效应基因（*Escherichia coli* Attaching and Effacing）

cdtB：细胞致死膨胀毒素 B 亚单位基因（Cytolethal Distending Toxin Subunit B）

stx2a：志贺毒素 2a 亚型基因（Shiga Toxin Subtype 2a）

stx2f：志贺毒素 2f 亚型基因（Shiga Toxin Subtype 2f）

MLST：多位点序列分型（Multi-locus Sequence Typing）

EPEC：肠致病性大肠埃希菌（Enteropathogenic *Escherichia coli*）

EHEC：肠出血性大肠埃希菌（Enterohemorrhagic *Escherichia coli*）

STEC：产志贺毒素大肠埃希菌（Shiga Toxin-producing *Escherichia coli*）

4 设备和材料

4.1 电子天平：感量 0.1 g 和 0.01 g。

4.2 恒温培养箱：36 ℃±1 ℃。

4.3 恒温生化培养箱：20 ℃±1 ℃。

4.4 光学显微镜：10×～100×。

4.5 冰箱：2 ℃～8 ℃。

4.6 金属浴：95 ℃～100 ℃。

4.7 均质器。

4.8 振荡器。

4.9 pH 计或精密 pH 试纸。

4.10 低温高速离心机。

4.11 PCR 仪。

4.12 水平电泳仪:包括电源、电泳槽、胶槽和梳子。

4.13 凝胶成像系统。

4.14 微量移液器:量程 10 μL、200 μL 和 1 000 μL。

4.15 电动移液器。

4.16 无菌刻度吸管:10 mL。

4.17 无菌培养皿:直径 90 mm。

4.18 无菌均质袋:容量 500 mL。

4.19 无菌锥形瓶:容量 500 mL。

4.20 无菌容量瓶:容量 100 mL。

4.21 无菌微量离心管:1.5 mL。

4.22 无菌试管:2 mL、15 mL 和 50 mL。

4.23 无菌接种环。

4.24 无菌吸头:10 μL、200 μL 和 1 000 μL。

4.25 无菌平盖 PCR 管:0.2 mL。

5 培养基和试剂

5.1 艾伯特埃希菌增菌液:见附录 B 中 B.1。

5.2 麦康凯(MAC)琼脂:见 B.2。

5.3 LB 琼脂:见 B.3。

5.4 乳糖发酵管:见 B.4。

5.5 木糖发酵管:见 B.5。

5.6 半固体琼脂:见 B.6。

5.7 灭菌去离子水。

5.8 灭菌生理盐水。

5.9 PCR 试剂:包括 *Taq* DNA 聚合酶、dNTPs、PCR 反应缓冲液。

5.10 特异性 PCR 引物:见表 1。

5.11 5×TBE 电泳缓冲液:见附录 B.7。

5.12 琼脂糖。

5.13 溴化乙锭(EB)或其他替代核酸染料。

5.14 6×DNA 上样缓冲液:见附录 B.8。

5.15 DNA 相对分子质量标准(DNA Marker):100 bp～1 000 bp。

5.16 革兰氏染色液:见附录 B.9～B.11。

5.17 氧化酶试剂:见附录 B.12。

6 分离和鉴定程序

艾伯特埃希菌分离及鉴定程序见图 1。

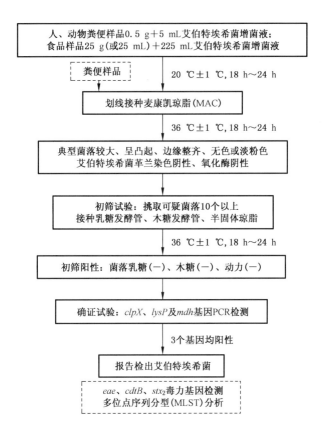

图 1 艾伯特埃希菌分离及鉴定程序

注：虚框部分为选做内容。

7 操作步骤

7.1 样品制备

7.1.1 人畜粪便样品

取 0.5 g 粪便样品于含 5 mL 艾伯特埃希菌增菌液的试管中,振荡混匀。

7.1.2 食品样品

固体或半固态样品,以无菌操作称取检样 25 g,加入装有 225 mL 艾伯特埃希菌增菌液的均质袋中,用拍击式均质器均质 1 min～2 min;液体样品,无菌操作量取检样 25 mL,加入装有 225 mL 艾伯特埃希菌增菌液的无菌锥形瓶中,振荡混匀。

7.2 增菌

将 6.1 中制备的样品匀液,置恒温生化培养箱 20 ℃±1 ℃培养 18 h～24 h。

7.3 细菌分离

用无菌接种环取增菌液划线接种 MAC 琼脂平板,于恒温培养箱 36 ℃±1 ℃培养 18 h～24 h。艾伯特埃希菌不发酵乳糖,其典型菌落较大、凸起、边缘整齐、无色或淡粉色。

艾伯特埃希菌革兰氏染色阴性,氧化酶试验阴性。

注：腹泻患者粪便可直接划线接种 MAC 琼脂平板。

7.4 初筛试验

挑取 MAC 平板上可疑菌落 10 个以上(10 个以下全选),分别同时接种乳糖发酵管、木糖发酵管、半固体琼脂及 LB 琼脂平板,于恒温培养箱 36 ℃±1 ℃培养 18 h~24 h。

不发酵乳糖、不发酵木糖及无动力菌株为艾伯特埃希菌初筛阳性。

7.5 PCR 确证试验

7.5.1 核酸模板制备

用接种环挑取 LB 琼脂平板上对应的初筛阳性单菌落至 100 μL 无菌去离子水中,混匀后于 100 ℃加热 10 min,冷却后 13 000 r/min 离心 5 min,上清液即为 PCR 检测的模板。

7.5.2 PCR 反应体系

10×PCR 反应缓冲液(含 Mg^{2+})5 μL,5 U/μL Taq DNA 聚合酶 0.5 μL,10 μmol/L 上/下游引物(见表 1)各 1 μL,10 mmol/L dNTPs 2 μL,DNA 模板 2 μL,无菌去离子水 34.5 μL,总体积 50 μL。

表 1 艾伯特埃希菌三重 PCR 确证试验引物

引物名称	引物序列(5'-3')	扩增产物长度/bp
clpX-F	TGGCGTCGAGTTGGGCA	384
clpX-R	TCCTGCTGCGGATGTTTACG	
lysP-F	GGGCGCTGCTTTCATATATTCTT	252
lysP-R	TCCAGATCCAACCGGGAGTATCAGGA	
mdh-F	CTGGAAGGCGCAGATGTGGTACTGATT	115
mdh-R	CTTGCTGAACCAGATTCTTCACAATACCG	

E. albertii LMG 20976^T(=CHPC 1.570)[中国疾病预防控制中心病原微生物菌(毒)种保藏中心]为艾伯特埃希菌的参考菌株,可作为 PCR 反应的阳性对照,大肠埃希菌 CMCC 44828 或等效菌株作为阴性对照,同时设立以灭菌去离子水的空白对照。

7.5.3 PCR 循环条件

预变性 94 ℃、5 min;变性 94 ℃、30 s,退火 58 ℃、30 s,延伸 72 ℃、30 s,35 次循环;最后 72 ℃延伸 5 min。

7.5.4 扩增产物分析

取上述 PCR 产物 5 μL 与 1 μL 上样缓冲液混合后,以 1.5%琼脂糖凝胶(含万分之一核酸染料)进行电泳。通过凝胶成像系统观察扩增产物的有无,并根据相对分子质量标准判断目的条带大小。

7.5.5 结果判定

clpX、lysP 和 mdh 三个基因均阳性者判定为艾伯特埃希菌,而阴性对照大肠埃希菌仅 clpX 基因阳性。

7.6 eae、cdtB、stx₂ 毒力基因检测(选做)

参见附录 C。

7.7 多位点序列分型(MLST)分析(选做)

参见附录C。

8 生物安全

艾伯特埃希菌尚未列入原卫生部制定的《人间传染的病原微生物名录》(卫科教发〔2006〕15号),其分类可参考致病性大肠埃希菌,危害程度属于第三类,样本检测、细菌分离培养等操作在生物安全二级(BSL-2)实验室中进行,采用B类(UN3373)包装运输。

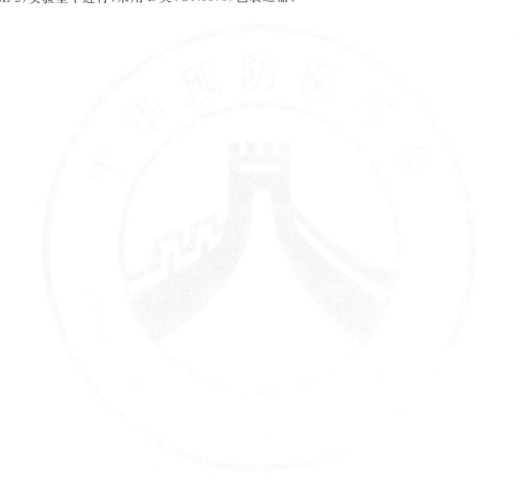

附 录 A

（资料性附录）

艾伯特埃希菌病原学

A.1 主要生化特征

艾伯特埃希菌最初于 1991 年分离自孟加拉达卡腹泻儿童粪便,并鉴定为携带紧密粘附素基因（eae）和细胞致死膨胀毒素基因簇（cdtABC）的蜂窝哈夫尼亚菌（Hafnia alvei）。通过进一步的表型及基因型分析,于 2003 年将其确定为肠杆菌科埃希菌属中的一个新种,并使用最初的发现者 John Albert 的名字将其命名为 Escherichia albertii。

艾伯特埃希菌为革兰阴性杆菌,主要生化特征为无动力,吲哚阴性,不发酵蔗糖、乳糖及木糖,发酵 D-葡萄糖产酸产气,发酵 L-阿拉伯糖、D-甘露醇产酸,β-半乳糖阳性,精氨酸水解酶阴性等,见表 A.1。艾伯特埃希菌缺乏区分于其他肠道致病菌,尤其是区分于大肠埃希菌的特异性生化特征,目前商品化的生化系统不能鉴定艾伯特埃希菌,常被鉴定为非典型肠致病大肠埃希菌,或鲁氏耶尔森菌、蜂窝哈夫尼亚菌及沙门菌等其他肠道致病菌。

表 A.1 艾伯特埃希菌及其他埃希菌属细菌的主要生化特征

生化试验	艾伯特埃希菌	大肠埃希菌	费格森埃希菌	赫曼埃希菌	脆弱埃希菌
吲哚	−	+	+	+	−
赖氨酸脱羧酶	+	+	+	−	+
鸟氨酸脱羧酶	+	V+	+	+	−
硝酸盐氰化钾培养基中生长	−	−	−	+	−
乳糖发酵	−	+	−	V−	−
D-甘露醇	+	+	+	+	+
核糖醇	−	−	+	−	−
D-山梨醇	−	−	−	−	−
棉子糖	−	V+	−	V−	+
L-鼠李糖	−	V+	+	+	+
D-木糖	−	+	+	+	+
纤维二糖	−	−	+	+	+
D-阿拉伯糖醇	−	−	+	−	−
醋酸利用	+	+	+	V+	V−
注：＋表示≥85％菌株为阳性；—表示≥85％菌株为阴性；V＋表示 50％～85％为阳性；V—表示 50％～85％为阴性。						

A.2 流行概况

艾伯特埃希菌 1991 年于孟加拉发现,随后美国、加拿大、日本、挪威、波兰、约旦、韩国、德国、巴西、匈牙利、比利时等全球十余个国家也先后有分离到艾伯特埃希菌的报道。2011 年,日本秋田县出现一起由艾伯特埃希菌引起的急性胃肠炎暴发事件。据推测,艾伯特埃希菌可能是美国每年由不明原因引起的 62 000 000 余例食源性疾病及 3 200 例死亡的原因之一。

除人类外,家禽家畜、野生动物包括鸟类亦为艾伯特埃希菌的重要宿主。2004 年,美国阿拉斯加费尔班克斯暴发了一起大规模金翅鸟雀死亡事件,从中分离出艾伯特埃希菌,推测该菌可能是引起此次鸟类疫情暴发的致病菌。截至 2020 年,浣熊、猫、鸡、鹅、鸭、金翅鸟、松鹤、大斑啄木鸟、灰鹊鸽等均有检出艾伯特埃希菌的报道。

中国自 2013 年开展艾伯特埃希菌感染调查以来,先后在四川自贡、四川泸州、四川雅安、上海、山东聊城、安徽马鞍山、海南海口、山西太原、云南大理及云南西双版纳等地的人和/或动物中检出艾伯特埃希菌,其中以鸡和鸭的带菌率较高。

A.3 致病机制

A.3.1 概述

由 eae 基因编码的紧密黏附素(intimin)及 cdtABC 基因簇编码的细胞致死膨胀毒素(cytolethal distending toxin,CDT)是绝大多数艾伯特埃希菌分离株都带有的致病因子,某些艾伯特埃希菌分离株可产生志贺毒素(Shiga toxin,Stx)亚型 Stx2a 和 Stx2f,这些致病因子可能通过不同的机制对宿主致病。

A.3.2 紧密黏附素

艾伯特埃希菌同肠致病性大肠埃希菌(enteropathogenic E.coli,EPEC)及肠出血性大肠埃希菌(enterohemorrhagic E.coli,EHEC)相似,携带编码Ⅲ型分泌系统的 LEE 毒力岛,通过其上 eae 基因编码的紧密黏附素(intimin)和Ⅲ型分泌系统效应蛋白介导其与宿主肠道上皮细胞定植,对宿主肠道黏膜上皮细胞造成黏附和抹平(attaching and effacing,A/E)损伤,对宿主致病起重要作用。紧密黏附素根据核苷酸序列的不同,可分为不同的亚型,动物源性 EPEC 和 EHEC 分离株主要携带 eae-β、eae-β1、eae-γ 及 eae-γ1 等亚型。艾伯特埃希菌携带的紧密黏附素亚型在大肠埃希菌中不常见,主要为 eae-ρ 及新的 eae 亚型。

A.3.3 细胞致死膨胀毒素

细胞致死膨胀毒素(CDT)是目前在所有艾伯特埃希菌分离株中存在的毒力因子,许多其他革兰氏阴性菌,如痢疾志贺菌、空肠弯曲菌、杜克雷嗜血杆菌、放线杆菌等也可产生该毒素。CDT 包含 CdtA、CdtB 和 CdtC 3 个亚基,其中 CdtB 具有 DNase Ⅰ 活性,是主要的毒性活性中心,可引起靶细胞膨胀和死亡,在细菌致病过程中发挥着重要作用。根据核苷酸序列的不同,cdtB 基因可分为 cdtB Ⅰ/Ⅱ/Ⅲ/Ⅳ/Ⅴ 5 个不同的亚型,大多数艾伯特埃希菌分离株携带 cdtB Ⅱ/Ⅲ/Ⅴ 亚型。

A.3.4 志贺毒素

志贺毒素(Stx)最初来自痢疾志贺菌,常见于流行广泛的产志贺毒素大肠埃希菌(Shiga toxin-producing E. coli,STEC),是其最重要的致病因子。Stx 由细菌释放到宿主肠道,引起肠道内皮细胞损伤,可导致出血性肠炎;毒素进入血液和肾脏,可导致溶血性尿毒综合征,是 STEC 导致患者死亡的主要原因。Stx 包括免疫反应不交叉的两类毒素,即志贺毒素 1(Stx1)和志贺毒素 2(Stx2),分别由 stx_1 和 stx_2 基因编码。Stx1 和 Stx2 可进一步分为不同的亚型,目前发现 Stx1 包括 Stx1a、Stx1c、Stx1d 及 Stx1e 四种亚型,而 Stx2 亚型有 Stx2a~Stx2k 11 种。不同 Stx 型及亚型对宿主内皮细胞的效应及致病性不同。目前已发现携带 Stx2f 以及 Stx2a 亚型艾伯特埃希菌的感染患者。

附　录　B
（规范性附录）
培养基和试剂

B.1　艾伯特埃希菌增菌液

胰酪胨	20 g
D-半乳糖	5 g
3 号胆盐	1.5 g
氯化钠	5 g
磷酸氢二钾	4.0 g
磷酸二氢钾	1.5 g
去离子水	1 L

将上述成分混合溶解后,校正 pH 至 7.0±0.2,定容至 1 L,115 ℃高压蒸汽灭菌 15 min。

B.2　麦康凯（MacConkey,MAC）琼脂

蛋白胨	20 g
乳糖	10 g
3 号胆盐	1.5 g
氯化钠	5 g
中性红	0.03 g
结晶紫	0.001 g
琼脂	15 g
去离子水	1 L

将上述成分混合溶解后,校正 pH 至 7.2±0.2,定容至 1 L,115 ℃高压蒸汽灭菌 15 min。

B.3　LB（Luria-Bertani）琼脂

蛋白胨	10 g
氯化钠	10 g
酵母粉	5 g
琼脂	15 g
去离子水	1 L

将上述成分混合溶解后,校正 pH 至 7.2±0.2,定容至 1 L,121 ℃高压蒸汽灭菌 15 min。

B.4　乳糖发酵管

蛋白胨	20 g
乳糖	10 g
0.04%溴甲酚紫水溶液	25 mL

去离子水　　　　　　　　　　　　　　　　　　　　　　　　　　　　　　　　1 L

将上述成分混合溶解后,校正 pH 至 7.4,定容至 1 L,分装小试管,115 ℃高压蒸汽灭菌 15 min。

B.5　木糖发酵管

蛋白胨	20 g
D-木糖	10 g
0.04％溴甲酚紫水溶液	25 mL
去离子水	1 L

将上述成分混合溶解后,校正 pH 至 7.4,定容至 1 L,分装小试管,115 ℃高压蒸汽灭菌 15 min。

B.6　半固体琼脂

蛋白胨	10 g
氯化钠	5 g
牛肉膏	3 g
琼脂	4 g
去离子水	1 L

将上述成分混合溶解后,校正 pH 至 7.2±0.2,定容至 1 L,分装小试管,121 ℃高压蒸汽灭菌 15 min。

B.7　5×TBE 电泳缓冲液

Tris 碱	54 g
硼酸	27.5 g
$Na_2EDTA \cdot 2H_2O$	2.72 g
去离子水	1 L

将上述成分混合溶解,定容至 1 L 后,室温保存。琼脂糖凝胶电泳时使用浓度为 0.5×。

B.8　6×DNA 上样缓冲液

溴酚蓝	50 mg
二甲苯氰 FF	50 mg
0.5 mol/L EDTA(pH 8.0)	6 mL
甘油	36 mL
去离子水	64 mL

将上述成分混合溶解定容至 100 mL,分装后 4 ℃保存。

B.9　结晶紫染色液

结晶紫	1 g
95％乙醇	20 mL
1％草酸铵水溶液	80 mL

将结晶紫完全溶解于乙醇中,然后与草酸铵溶液混合。

B.10 革兰碘液

碘	1 g
碘化钾	2 g
去离子水	300 mL

将碘与碘化钾先行混合,加入去离子水少许,充分振摇,待完全溶解后,加去离子水定容至 300 mL。

B.11 沙黄复染液

沙黄	0.25 g
95％乙醇	10 mL
去离子水	90 mL

将沙黄溶解于乙醇中,然后用去离子水稀释。

B.12 氧化酶试剂

二盐酸四甲基对苯二胺	1 g
去离子水	100 mL

称取 1 g 二盐酸四甲基对苯二胺,加入去离子水少许,充分振摇,待完全溶解后,加去离子水定容至 100 mL。

附　录　C

（规范性附录）

eae、*cdtB*、*stx*$_2$ 毒力基因检测和 MLST 分析

C.1　*eae* 毒力基因检测

C.1.1　PCR 引物

见表 C.1。

C.1.2　PCR 反应体系

10×PCR 反应缓冲液（含 Mg^{2+}）5 μL，5 U/μL *Taq* DNA 聚合酶 0.5 μL，10 μmol/L 上/下游引物各 1 μL，10 mmol/L dNTPs 2 μL，DNA 模板 2 μL，无菌去离子水 38.5 μL，总体积 50 μL。

C.1.3　PCR 循环条件

预变性 94 ℃、5 min；变性 94 ℃、30 s，退火 55 ℃、30 s，延伸 72 ℃、45 s，30 次循环；最后 72 ℃延伸 5 min。

C.1.4　扩增产物分析

取上述 PCR 产物 5 μL 与 1 μL 上样缓冲液混合后，以 1.5％琼脂糖凝胶（含万分之一核酸染料）进行电泳，电泳泳道包括阳性、阴性及空白对照和 DNA 分子量标准。通过凝胶成像系统观察扩增产物的有无，并根据相对分子质量标准判断目的条带大小（479 bp）。

C.2　*cdtB* 毒力基因检测

C.2.1　PCR 引物

cdtB Ⅱ/Ⅲ/Ⅴ亚型扩增引物为 CDT-s1/CDT-as1，*cdtB* Ⅰ/Ⅳ亚型扩增引物为 CDT-s2/CDT-as2。引物序列见表 C.1。

C.2.2　PCR 反应体系

10×PCR 反应缓冲液（含 Mg^{2+}）5 μL，5 U/μL *Taq* DNA 聚合酶 0.5 μL，10 μmol/L 上/下游引物各 1 μL，10 mmol/L dNTPs 2 μL，DNA 模板 2 μL，无菌去离子水 38.5 μL，总体积 50 μL。

C.2.3　PCR 循环条件

预变性 94 ℃、5 min；变性 94 ℃、30 s，CDT-s1/CDT-as1 引物退火 51 ℃/CDT-s2/CDT-as2 引物退火 55 ℃、30 s，延伸 72 ℃、45 s，30 次循环；最后 72 ℃延伸 5 min。

C.2.4　扩增产物分析

取上述 PCR 产物 5 μL 与 1 μL 上样缓冲液混合后，以 1.5％琼脂糖凝胶（含万分之一核酸染料）进行电泳，电泳泳道包括阳性、阴性及空白对照和 DNA 相对分子质量标准。通过凝胶成像系统观察扩增产物的有无，并根据相对分子质量标准判断目的条带大小（均为 466 bp）。

C.3 stx_2 毒力基因检测

C.3.1 PCR 引物

引物对 stx_{2f}-F/stx_{2f}-R 扩增 Stx2f 亚型,Stx2-F/Stx2-R 能够扩增除 Stx2f 亚型外的其余所有 Stx2 亚型。引物序列见表 C.1。

C.3.2 PCR 反应体系

10×PCR 反应缓冲液(含 Mg^{2+})5 μL,5 U/μL Taq DNA 聚合酶 0.5 μL,10 μmol/L 上/下游引物各 1 μL,10 mmol/L dNTPs 2 μL,DNA 模板 2 μL,无菌去离子水 38.5 μL,总体积 50 μL。

C.3.3 PCR 循环条件

预变性 94 ℃、5 min;变性 94 ℃、30 s,退火 57 ℃、30 s,延伸 72 ℃、45 s,30 次循环;最后 72 ℃延伸 5 min。

C.3.4 扩增产物分析

取上述 PCR 产物 5 μL 与 1 μL 上样缓冲液混合后,以 1.5%琼脂糖凝胶(含万分之一核酸染料)进行电泳,电泳泳道包括阳性、阴性及空白对照和 DNA 相对分子质量标准。通过凝胶成像系统观察扩增产物的有无,并根据相对分子质量标准判断目的条带大小。stx_{2f}目标条带大小 428 bp,stx_{2a}目标条带大小 283 bp。

表 C.1 eae、$cdtB$、stx_2 毒力基因检测引物

引物名称	引物序列(5′-3′)	扩增产物长度/bp
eae-F	CAGGATCGCCTTTTTTATACG	479
eae-R	CTCTGCAGATTAACCTCTGC	
$cdtB$-Ⅱ/Ⅲ/Ⅴ-s1	GAAAGTAAATGGAATATAAATGTCCG	466
$cdtB$-Ⅱ/Ⅲ/Ⅴ-as1	AAATCACCAAGAATCATCCAGTTA	
$cdtB$-Ⅰ/Ⅳ-s2	GAAAATAAATGGAACACACATGTCCG	466
$cdtB$-Ⅰ/Ⅳ-as2	AAATCTCCTGCAATCATCCAGTTA	
stx_2-F	CAGTCGTCACTCACTGGTTTCATCAC	283
stx_2-R	GGATATTCTCCCCACTCTGACACC	
stx_{2f}-F	AGATTGGGCGTCATTCACTGGTTG	428
stx_{2f}-R	TACTTTAATGGCCGCCCTGTCTCC	

C.4 MLST 分析

C.4.1 概述

多位点序列分型(multi-locus sequence typing,MLST)是一种基于核酸序列测定的细菌分型方法,通过 PCR 扩增多个管家基因内部片段,测定其基因序列,将每个基因的序列与 MLST 数据库比对,得到相应的等位基因编号,按照指定等位基因号排列顺序形成相应的 ST 型。

C.4.2 MLST 分型引物

艾伯特埃希菌目前无 MLST 分型数据库，可参照大肠埃希菌 MLST 分型数据库（http://enterobase.warwick.ac.uk/species/ecoli/allele_st_search）提供的方案，选择 7 个管家基因 adk、fumC、gyrB、icd、mdh、purA、recA，PCR 引物序列、退火温度及产物大小见表 C.2。

表 C.2 MLST 7 个管家基因扩增引物

引物名称	引物序列(5′-3′)	退火温度/℃	扩增产物长度/bp
adk-F	TCATCATCTGCACTTTCCGC	54	583
adk-R	CCAGATCAGCGCGAACTTCA		
fumC-F	TCACAGGTCGCCAGCGCTTC	54	806
fumC-R	GTACGCAGCGAAAAAGATTC		
gyrB-F	TCGGCGACACGGATGACGGC	60	911
gyrB-R	ATCAGGCCTTCACGCGCATC		
icd-F	ATGGAAAGTAAAGTAGTTGTTCCGGCACA	54	878
icd-R	GGACGCAGCAGGATCTGTT		
mdh-F	ATGAAAGTCGCAGTCCTCGGCGCTGCTGGCGG	60	932
mdh-R	TTAACGAACTCCTGCCCCAGAGCGATATCTTTCTT		
purA-F	CGCGCTGATGAAAGAGATGA	54	816
purA-R	CATACGGTAAGCCACGCAGA		
recA-F	CGCATTCGCTTTACCCTGACC	58	780
recA-R	TCGTCGAAATCTACGGACCGGA		

C.4.3 PCR 反应体系

单对引物分别进行，总体积 50 μL 体系中，10×PCR 反应缓冲液（含 Mg^{2+}）5 μL，5 U/μL Taq DNA 聚合酶 0.5 μL，10 μmol/L 上/下游引物各 1 μL，10 mmol/L dNTPs 2 μL，DNA 模板 2 μL，无菌去离子水 38.5 μL。

C.4.4 PCR 反应条件

预变性 94 ℃、5 min；变性 94 ℃、30 s，各管家基因相应退火温度下退火 30 s，延伸 72 ℃、45 s，30 次循环；最后 72 ℃延伸 7 min，每次扩增均设阳性和空白对照。

C.4.5 扩增产物分析

取上述 PCR 产物 5 μL 与 1 μL 上样缓冲液混合后，以 1.5% 琼脂糖凝胶（含万分之一核酸染料）进行电泳，电泳泳道包括阳性和空白对照及 DNA 相对分子质量标准。通过凝胶成像系统观察其大小片段，将符合预期大小的特异性 PCR 扩增产物均纯化后进行测序。

C.4.6 确定序列型

利用 SeqMan 软件对 PCR 产物序列与数据库中的标准序列进行拼接和校正，校正后的序列上传至 E. coli MLST 数据库中，确定菌株的等位基因型。根据等位基因型组合，确定序列型。

C.4.7 构建系统进化树

将 7 个管家基因的序列按顺序首尾截齐后拼接,利用 MEGA 软件 Neighbor-joining 法构建系统进化树,并以伤寒沙门菌、费格森埃希菌、大肠埃希菌 MG1655、艾伯特埃希菌 LMG 20976[T] 的 MLST 序列作为参考。MLST 可作为确定艾伯特埃希菌鉴定的依据。

参 考 文 献

[1] 刘祥,许彦梅,王斌,等. 多位点序列分型(MLST)在艾伯特埃希菌鉴定中的应用[J].中国人兽共患病学报,2015,31 (11):1033-1036.

[2] 王红,刘祥,许彦梅,等. 自贡地区艾伯特埃希菌的筛查及菌株特征分析[J].中华微生物学和免疫学杂志,2017,37 (2):118-124.

[3] Huys G,Cnockaert M,Janda JM,et al. Escherichia albertii sp. nov.,a diarrhoeagenic species isolated from stool specimens of Bangladeshi children[J]. Int J Syst Evol Microbiol,2003, 53(Pt 3):807-810.

[4] Abbott SL,O'Connor J,Robin T,et al. Biochemical properties of a newly described Escherichia species,Escherichia albertii[J]. J Clin Microbiol,2003,41(10):4852-4854.

[5] Hyma KE,Lacher DW,Nelson AM,et al. Evolutionary genetics of a new pathogenic Escherichia species:Escherichia albertii and related Shigella boydii strains[J]. J Bacteriol,2005,187(2): 619-628.

[6] Oaks JL,Besser TE,Walk ST,et al. Escherichia albertii in wild and domestic birds[J]. Emerg Infect Dis,2010,16(4):638-646.

[7] Ooka T,Seto K,Kawano K,et al. Clinical significance of Escherichia albertii[J]. Emerg Infect Dis,2012,18(3):488-492.

[8] Wang H,Li Q,Bai X,et al. Prevalence of eae-positive,lactose non-fermenting Escherichia albertii from retail raw meat in China[J]. Epidemiol Infect,2016,144(1):45-52.

[9] Li Q,Wang H,Xu Y,et al. Multidrug-resistant Escherichia albertii:co-occurrence of β-lactamase and MCR-1 encoding genes[J]. Front Microbiol,2018,9:258.

ICS 07.100
CCS C 01

团 体 标 准

T/CPMA 010—2020

基于高通量测序的病原体筛查通用准则

General criteria for pathogen screening based on high-throughput sequencing

2020-07-01 发布

2020-10-01 实施

中华预防医学会　　发 布

前　言

本标准按照 GB/T 1.1—2009 给出的规则起草。

本标准由中华预防医学会归口。

本标准起草单位：中国疾病预防控制中心传染病预防控制所、北京化工大学和中国医学科学院病原生物学研究所。

本标准主要起草人：张雯、童贻刚、任丽丽、韩娜、肖艳、安小平、王媛媛。

基于高通量测序的病原体筛查通用准则

1 范围

本标准规定了呼吸道样本(鼻/咽拭子、鼻咽吸取物、痰液、肺泡灌洗液等)、消化道样本(粪便、肛拭子等)、活检组织、生物体液样本(脑脊液、血液、胸腹水等)、虫媒样本、环境样本等类型样本的病原体高通量测序筛查通用准则。

本标准适用于开展基于高通量测序的病原体筛查的实验室。

2 规范性引用文件

下列文件对于本文件的应用是必不可少的。凡是注日期的引用文件,仅注日期的版本适用于本文件。凡是不注日期的引用文件,其最新版本(包括所有的修改单)适用于本文件。

WS 233—2017 病原微生物实验室生物安全通用准则

3 术语和定义

下列术语和定义适用于本文件。

3.1

文库 library

由两端连有已有的特定序列,中间为未知序列的核酸片段组成的核酸分子的集合。

3.2

高通量测序 high-throughput sequencing

以一次并行几十万到几十亿条甚至更多核酸分子序列测定为标志,适用于 DNA 或 RNA 的测序技术。

3.3

病原体 pathogens

致人类或动植物感染性疾病的生物总称,包括细菌、病毒、寄生虫、真菌等微生物或其他生物体。

3.4

筛查 screening

通过某种方法手段对导致人群疾病的可能的因素进行查找。

3.5

核酸序列数据库 nucleotide database

按照数据结构来组织、存储和管理 DNA/RNA 核酸序列的数据仓库。

3.6

靶向测序 targeted sequencing

检测特定基因集或基因组区域内已知和新型变异的测序方法。

3.7

鸟枪法测序 shotgun sequencing

随机测序随机将 DNA 分解成小片段,并将小片段进行测序获得序列片段的方法。

3.8

读序 reads

高通量测序平台产生的碱基和质量值组成的字符串。

3.9

序列格式 sequence format

基于文本的、存储核酸序列和其测序质量信息的标准格式。

3.10

碱基质量值 base quality score

测序质量值是用于评价碱基测序准确度的指标。

3.11

测序读长 read length

测序能得到的片段的长度,通常以碱基数表示。

3.12

测序覆盖度 coverage rate

待测样本检出的病原体核苷酸序列检测结果覆盖于对应病原体参考全长基因组(属/种水平)的比例(测序覆盖度＝覆盖区域长度/参考序列总长度)。

3.13

测序深度 depth of sequencing

待测样本中单个碱基被检测的平均次数。

4 试验方法

4.1 样本采集

样本采集后需 2 h 内放置于 4 ℃冰箱中,在采集后 24 h 内将容器运回实验室。如无法立即提取核酸,需放置于−80 ℃冰箱保存,不能反复冻融。

4.2 核酸提取

核酸提取前对样本采取物理破碎(如匀浆、液氮研磨、超声波破碎仪)的方式处理,以提高病原体的核酸提取效率。核酸提取操作需符合试剂盒说明书的要求,提取后需质控。

4.3 文库构建

4.3.1 DNA 建库

4.3.1.1 靶向测序

针对 16S、ITS 等特异序列,采用带标签的引物进行特异性 PCR 扩增、纯化产物进行混合文库构建,或者直接采用商品化试剂盒进行文库构建。

    a) 适用范围:核酸浓度较低的样本,或仅需要进行初步种属鉴定的样本。

    b) 注意事项:

        1) 采用高保真扩增酶;

        2) 对于多可变区目标基因,扩增跨区靶序列(如 16S 的 V3～V4 区);

        3) 采用公认的扩增引物和长测序读长。

4.3.1.2 鸟枪法测序

针对样本中所有的 DNA,采取直接将 DNA 打断后进行文库构建的方法。

a) 适用范围:需要进行菌种鉴定且遗传信息分析(如功能基因)的样本。

b) 注意事项:

1) 根据 DNA 起始量大小选择相应的建库试剂盒:起始总 DNA 量在 10 ng 以上采用普通建库试剂盒;如总量在 100 pg~10 ng 之间,采用超微量 DNA 建库试剂盒;如果 DNA 量低于下限,先进行全基因组扩增后,继续建库及测序步骤。

2) 根据采用的测序平台确定片段化长度。

3) 长测序读长(>100 bp)和双端测序对于结果判读有帮助,但所需时间更长。

4) 必要时建库前先去除宿主 DNA。

4.3.2 RNA 建库

RNA 建库要求如下:

a) 适用范围:不同浓度范围的 RNA 样本;需要进行转录组学研究或 RNA 病毒检测的样本。

b) 注意事项:

1) RNA 逆转录前需冰上操作,防止 RNA 降解;

2) 注意添加 RNA 酶抑制剂;

3) 必要时建库前先去除核糖体 RNA。

4.4 测序及测序数据分析

利用高通量测序仪对构建的文库开展测序实验,并基于参比数据库开展分析,形成报告。操作需符合测序仪生产企业的要求。

5 技术指标

5.1 实验室功能分区/实验室工作条件要求

5.1.1 实验室功能分区

实验室设 9 个或更多的功能区,即样本前处理区、试剂存储和准备区、样本制备区(核酸提取)、核酸扩增区(第一扩增区)、建库区、文库扩增区(第二扩增区)、文库检测与质控区、测序工作区、数据存贮与分析区。

各功能分区的工作条件、注意事项和仪器配备参见附录 A。

5.1.2 实验室生物安全要求

实验室的设施、环境要求和生物安全管理应符合 WS 233—2017 中的规定。

实验室开展工作必须依据国家发布的病原微生物分类名录,完成风险评估,确定实验室人员防护、标本运输等方面的防护水平。

5.1.3 实验室工作条件

各区域设有明确的标识(包括生物安全标识),避免生物安全风险和不同工作区域内的设备、物品混用。样本在工作区内单向流动。区分人流物流通道,保持各区之间的空气压差,避免发生交叉污染。

5.2 质控品

样本处理和后续试验过程中均需平行设置阳性质控品和阴性质控品。

5.3 核酸质量控制要求

5.3.1 DNA质量控制要求

高质量的DNA,其OD260/OD280在1.7～1.9之间,OD260/OD230大于2。

1%琼脂糖凝胶电泳测定:取5 μL～10 μL样品跑胶,电压150 V,40 min～50 min。高质量DNA无杂带或拖尾。无蛋白质污染(污染显示为紫外灯下点样孔附近有亮带)。

DNA的完整性用Agilent 2100 Bioanalyzer进行测定,如果出现大部分片段在200 nt以下,说明DNA降解严重,需要重新采集和制备样本。此标准不适用于血浆样本提取的游离DNA的质量评估。

5.3.2 RNA质量控制要求

高质量的RNA,其OD260/OD280在1.8～2.0之间,OD260/OD230大于2。

RNA完整性用Agilent 2100 Bioanalyzer进行测定,并以软件的RIN(RNA Integrity Number)分数评估,RIN值需大于7。此标准不适用于游离RNA的质量评估。

5.4 文库质量控制

浓度:采用Qubit荧光染料检测文库的浓度,qPCR检测文库中有效连接接头的核酸浓度,建库后浓度≥0.5 ng/μL。上机前需根据不同测序平台对文库浓度的要求进行稀释。

纯度:高质量的文库DNA,其OD260/OD280在1.75～2.0之间。

片段长度:采用生物分析设备检测文库片段大小及峰型。文库片段大小为插入片段和接头序列的总长度,合格文库插入片段长度至少大于100 bp;文库主峰明显、无杂峰、无接头、无引物二聚体。

5.5 测序质量控制

5.5.1 数据量

靶向测序≥3万条拼接序列;鸟枪法测序≥1千万条高质量的读序(符合长度和质量要求)。

5.5.2 准确度

Q30比例≥85%。

5.5.3 测序读长

读序去接头后70 bp以下的片段不纳入分析。去接头后连续为N的读序不纳入分析。来源于宿主的读序不纳入后续分析。

5.6 数据分析技术指标

5.6.1 参比数据库

参比数据库需基于公用、主流的数据库进一步筛选后建立,根据检测范围(如细菌、真菌、病毒、寄生虫等),选择性纳入其中高质量数据。数据库中必须涵盖甲乙丙类国家法定传染病和《人间传染的病原微生物名录》所包含的病原体,如不能涵盖需指出。对于法定传染病原体和临床重要病原体,需要在种/亚型水平纳入参考基因组,以提高鉴定特异性及敏感性。参比数据库至少每三个月更新一次。

5.6.2 分析方法流程

以准确、快速为原则,采用多数据库相结合的方法,以提高检测灵敏性和准确度。

5.7 病原体识别报告

5.7.1 报告内容

检测报告必须涵盖甲、乙和丙类国家法定传染病以及《人间传染的病原微生物名录》所包含的病原体。如方法不能涵盖,需指出。如筛查出新发病原体,报告中需明确指出。

5.7.2 报告格式

报告上必须含有检测时间、检测单位、报告人、报告时间、样本信息、检测方法、测序平台、数据量等信息。参照阳性和阴性质控结果,报告中列出筛查的疑似病原体、检测结果(匹配读序数、测序覆盖度、测序深度等)、判断标准和依据。报告中需标注"筛查结果不能作为临床诊断标准"。

附　录　A
（规范性附录）
实验室功能分区

A.1 样本前处理区

用于临床样本的前处理，如血清离心等。

A.1.1 注意事项

依据感染性样本的类型，在风险评估的基础上，确定实验室的生物安全防护水平。此区域注意病原体污染。实验室应根据操作的病原微生物种类、污染的对象和污染程度等选择适宜的消毒和灭菌方法，以确保消毒效果。

A.1.2 仪器配备

生物安全柜、离心机、水浴锅、涡旋震荡器、－20 ℃／－80 ℃冰箱、样本运输箱等。

A.2 试剂存储和准备区

用于贮存试剂、试剂的分装和扩增反应混合液的准备。

A.2.1 注意事项

注意事项如下：
1）反应体系配置过程严格防止下游制备区、扩增区的核酸污染。
2）不同试剂的配置防止受到交叉污染。

A.2.2 仪器配备

超净工作台、－20 ℃冰箱、制冰机、纯水仪，漩涡振荡器。

A.3 样本制备区（核酸提取）

用于核酸（RNA、DNA）提取、贮存。

A.3.1 注意事项

依据感染性样本的类型，在风险评估的基础上，确定实验室的生物安全防护水平。实验室应根据操作的病原微生物种类、污染的对象和污染程度等选择适宜的消毒和灭菌方法，以确保消毒效果。

A.3.2 仪器配备

生物安全柜、水浴锅、漩涡振荡器、高速离心机（冷冻）、－20 ℃／－80 ℃冰箱等或自动核酸提取仪。

A.4 核酸扩增区（第一扩增区）

基于杂交捕获或扩增方法，用于 DNA 片段的选择和扩增。

A.4.1 注意事项

此区为核酸污染发生的主要区域。限制无关人员出入并减少在本区内走动。加样在超净工作台内进行。避免与第二扩增区交叉污染。

A.4.2 仪器配备

PCR 仪、漩涡振荡器、瞬时离心机。

A.5 建库区

用于核酸的片段化(酶、超声波等)、连接、纯化实验。

A.5.1 注意事项

注意避免交叉污染,以及下游区域的核酸污染。

A.5.2 仪器配备

配备核酸片段仪、漩涡振荡器、磁力架、4 ℃冰箱、−20 ℃冰箱、微量分光光度计。

A.6 文库扩增区(第二扩增区)

用于文库片段的扩增和富集。

A.6.1 注意事项

此区为主要的核酸污染来源。限制无关人员出入并减少在本区内走动。加样在超净工作台内进行。避免与第一扩增区交叉污染。

A.6.2 仪器配备

PCR 仪、漩涡振荡器、瞬时离心机。

A.7 文库检测与质控区

扩增产物及文库的定性与定量测定。

A.7.1 注意事项

此区为主要的扩增产物污染来源。限制无关人员出入并减少在本区内走动。

A.7.2 仪器配备

荧光定量 PCR 仪、微量分光光度计、核酸定量仪、生物分析系统。

A.8 测序工作区

安装测序仪及进行测序工作的区域。

A.8.1 注意事项

注意事项如下:
1) 运行环境和洁净度符合测序仪生产企业的要求。
2) 实验室内操作台面稳固,满足设备承重需要;设备安装须离墙面及其他设备 10 cm 以上。

A.8.2 仪器配备

高通量测序仪。

A.9 数据存储及分析区

用于测序结果的存储及进一步分析测定。根据实际工作需要选择性配置。

A.9.1 注意事项

与其他实验区域相对独立,通过网线与测序仪室连接。严格限制无关人员出入。

A.9.2 仪器配备

高性能存储服务器及计算服务器。

ICS 01.040.11
C 04

团 体 标 准

T/CPMA 011—2020

病原微生物菌(毒)种保藏数据描述通则

General principles of description for pathogenic microorganism collection

2020-07-01发布

2020-10-01实施

中华预防医学会　　发 布

前　言

本标准按照 GB/T 1.1—2009 给出的规则起草。

本标准由中华预防医学会归口。

本标准起草单位：中国疾病预防控制中心、中国疾病预防控制中心传染病预防控制所、中国疾病预防控制中心病毒病预防控制所、中国医学科学院皮肤病医院（中国医学科学院皮肤病研究所）、中国疾病预防控制中心性病艾滋病预防控制中心、中国科学院微生物研究所、中国医学科学院病原生物学研究所、中国检验检疫科学研究院、首都医科大学附属北京地坛医院、中国科学院武汉病毒研究所、广东省疾病预防控制中心。

本标准主要起草人：魏强、武桂珍、王多春、韩俊、刘维达、马春涛、马俊才、姜孟楠、侯雪新、郭丽、梅嬛、吴林寰、胡孔新、王雅杰、邓菲、柯昌文。

病原微生物菌(毒)种保藏数据描述通则

1 范围

本标准规定了病原微生物菌(毒)种保藏相关数据描述要求,包括描述要素及其解释,由菌(毒)种保藏基本数据、细菌保藏特征数据、病毒保藏特征数据、真菌保藏特征数据和菌(毒)种共享数据组成。

本标准适用于病原微生物菌(毒)种保藏中心、保藏专业实验室等保藏机构,以及病原微生物菌(毒)种保管和使用等单位。

2 规范性引用文件

下列文件对于本文件的应用是必不可少的。凡是注日期的引用文件,仅注日期的版本适用于本文件。凡是不注日期的引用文件,其最新版本(包括所有的修改单)适用于本文件。

WS 315 人间传染的病原微生物菌(毒)种保藏机构设置技术规范

3 术语和定义

下列术语和定义适用于本文件。

3.1

病原微生物 pathogenic microorganism

经过保藏机构鉴定、分类并给予固定编号,具有一定保存价值,可以侵犯人体,引起人感染甚至传染病的微生物。

注:主要包括真菌、放线菌、细菌、立克次体、螺旋体、支原体、衣原体、病毒等。

3.2

菌(毒)种 microorganism strain

可培养的真菌、放线菌、细菌、立克次体、螺旋体、支原体、衣原体、病毒等具有保存价值的,经过保藏机构鉴定、分类并给予固定编号的病原微生物。

3.3

保藏 collection

保藏机构依法以适当的方式收集、检定、编目、储存菌(毒)种或样本,维持其活性和生物学特性,并向合法从事病原微生物相关实验活动的单位提供菌(毒)种或样本的活动。

3.4

保藏机构 collective organization

由国家卫生健康委指定的,按照规定接收、检定、集中储存与管理菌(毒)种或样本,并能向合法从事病原微生物实验活动的单位提供菌(毒)种或样本的非营利性机构。

4 菌(毒)种保藏基本数据

4.1 资源库编号

描述菌(毒)种的国家病原微生物资源库(NPRC)编号,由前缀(NPRC)和统一生成的资源编号两部分组成,前缀和资源编号之间留半角空格。

4.2 菌(毒)种保藏编号

描述菌(毒)种在保藏机构的保藏编号,由前缀和菌(毒)株编号两部分组成。前缀为保藏机构名称的英文缩写,前缀和菌(毒)株编号之间留半角空格。不同保藏机构的保藏编号之间用等号"="连接。

4.3 中文名称

描述菌(毒)种在分类学上的中文名称。尚无中文名称时,可填"暂无"。

4.4 外文名称

描述菌(毒)种在分类学上的完整科学名称。

4.5 原始编号

描述菌(毒)种在保藏单位内部的编号。

4.6 模式菌(毒)株

描述菌(毒)种是否为模式菌(毒)株。细菌和真菌按照"模式菌株""非模式菌株"描述,病毒按照"标准毒株""参比毒株""参考毒株"等描述。

4.7 来源历史

描述菌(毒)种资源在保藏单位之间的转移情况。保藏单位前以左指向箭头"←"开头,保藏单位之间用左指向箭头连接。

4.8 保藏时间

描述菌(毒)种由保藏机构登记保藏的时间,格式为 YYYY-MM-DD,其中 YYYY 为年,MM 为月,DD 为日。

4.9 分离时间

描述菌(毒)种的分离时间,格式为 YYYY-MM-DD,其中 YYYY 为年,MM 为月,DD 为日。

4.10 分离地址

描述菌(毒)种分离地址,指明分离的国家、省份、市、区县。

4.11 分离基物

描述菌(毒)种分离物质的具体名称,如患者咽拭子、患者粪便等,以及动物、水、土壤、食品等。

4.12 基物采集时间

描述基物的采集时间,格式为 YYYY-MM-DD,其中 YYYY 为年,MM 为月,DD 为日。

4.13 基物采集地址

描述基物采集地址,指明采集的国家、省份、市、区县,如有采集点海拔[单位为米(m)]、经纬度[东经(E)、北纬(N),单位为度(°)]、采集时温度[单位为摄氏度(℃)],则注明。

4.14 生物危害程度

依据国家相关规定,描述菌(毒)种生物危害程度,包括危害程度一类、二类、三类、四类等具体类型。未明确危害程度的,按"未定"描述。

4.15 致病对象

描述菌(毒)种的致病对象类群,如人、动物、人兽共患等。

4.16 致病名称

描述菌(毒)种引起的疾病名称(组织部位)。

4.17 传播途径

描述菌(毒)种的传播途径,如空气传播、水传播、食物传播、接触传播、节肢动物传播、土壤传播、垂直传播、医源性传播等。

5 细菌保藏特征数据

5.1 大小

描述细菌长度、直径大小或大小范围,单位为微米(μm)。

5.2 形状

描述细菌在显微镜下的形状,如球状、杆状、螺旋状等。

5.3 运动性特征

描述细菌是否有运动性,指明在显微镜下或半固体穿刺后是否有动力。

5.4 细菌染色

描述细菌的染色反应,如革兰阳性(G+)、革兰阴性(G−)、抗酸染色、荧光染色、鞭毛染色、异染颗粒染色、荚膜染色。

5.5 菌落特征

描述细菌菌落特征,包括菌落的大小、形状、边缘、光泽、质地、颜色和透明程度等,并指明描述菌落形态时所用培养基的名称或配方、培养条件。

5.6 培养基

描述细菌适用的培养基名称。

5.7 培养温度

描述细菌的生长温度范围,以及最适培养温度,单位为摄氏度(℃)。

5.8 生化鉴定

描述细菌的主要生化鉴定结果,如糖(醇)类发酵试验、甲基红试验、Voges-Proskauer 试验、靛基质(吲哚)试验等。

5.9 抗生素敏感性

描述细菌对抗生素敏感的种类及敏感程度。

5.10 血清学鉴定

描述细菌的血清型别。

5.11 碱基组成

描述细菌的碱基组成,以(G+C)mol%表示。

5.12 16S rRNA 序列

描述细菌的16S rRNA序列,如序列已提交 GenBank,提供序列号。

5.13 基因组大小

描述细菌的基因组大小,以 Mb 表示,如序列已提交 GenBank,提供序列号。

6 病毒保藏特征数据

6.1 大小

描述病毒长度、直径大小或大小范围,单位为纳米(nm)。

6.2 形态

描述病毒形态,如球形、椭圆形、丝状、弹状等。

6.3 纤突

描述病毒有无表面纤突及纤突特征。

6.4 囊膜

描述病毒有无囊膜。

6.5 衣壳对称性

描述病毒衣壳对称性和结构,如二十面体立体对称、螺旋对称、复合对称;立体对称病毒粒子的壳粒数目。

6.6 核酸类型

描述病毒核酸类型,如 DNA、RNA。

6.7 基因组的大小

描述病毒基因组的碱基对数目,以 kb 表示,如序列已提交 GenBank,提供序列号。

6.8 碱基链数目及极性

描述病毒的碱基数是单股还是双股,以及极性是正链还是负链。

6.9 基因组连续性

描述病毒基因是否分节段，节段的大小和数目。

6.10 血清型

描述病毒与同种或同属病毒的关系或与标准毒株、参考毒株或疫苗毒株的关系。

6.11 基因型

描述病毒的基因型别。

6.12 宿主名称

描述病毒寄生宿主的中文或拉丁文名称。

7 真菌保藏特征数据

7.1 菌落特征

描述真菌菌落直径、质地、形态、边缘、颜色以及其他显著特征，并指明描述菌落形态时所用培养基的名称或配方、培养条件。

7.2 菌丝形态

描述真菌菌丝的直径、分隔特征、典型特征、特化特征及菌丝类型等。

7.3 产孢特征

描述真菌孢子产孢结构的类型、大小、形状等，以及孢子的类型、大小、结构、着生方式、颜色、表面特征等。

7.4 培养基

描述真菌适用的培养基名称。

7.5 培养温度

描述真菌的生长温度范围，以及最适培养温度，单位为摄氏度（℃）。

7.6 生长速度

描述真菌生长速度，以单位时间内菌落直径大小表示，时间单位以天（d）表示，直径大小用厘米（cm）表示。

7.7 生理生化特性

描述真菌特有的生理、生化特性，如糖同化实验、糖发酵实验、尿素酶实验等。

7.8 抗真菌药物敏感性

描述真菌对抗生素敏感的种类及敏感程度。

7.9 核苷酸序列信息

描述真菌的核苷酸序列信息，如 ITS 序列信息、18S rDNA、D1/D2 序列等，如序列已提交 GenBank，提供序列号。

7.10 基因组大小

描述真菌的基因组大小，以 Mb 表示，如序列已提交 GenBank，提供序列号。

7.11 宿主名称

描述真菌寄生宿主的中文或拉丁文名称。

8 菌（毒）种共享数据

8.1 共享方式

描述菌（毒）种的共享方式，如公益性共享、公益性借用共享、合作研究共享、知识产权性交易共享、资源纯交易性共享、资源租赁性共享、资源交换性共享、收藏地共享、行政许可性共享等。

8.2 提供形式

描述提供给资源利用者的菌（毒）种的形式，如斜面培养物、冻干物、冻结物等。

8.3 提供途径

描述提供菌（毒）种的途径，如现场获取、订购、获赠等。

8.4 联系人

描述提供菌（毒）种的联系人姓名。

8.5 联系电话

描述提供菌（毒）种的联系电话。

8.6 联系地址

描述提供菌（毒）种的联系地址。

8.7 电子邮箱

描述提供菌（毒）种的电子邮箱。

8.8 记录地址

描述提供菌（毒）种详细信息的网址或数据库记录链接。

9 菌（毒）种数据描述示例

细菌、病毒、真菌数据描述示例参见附录 A、附录 B 和附录 C，放线菌、立克次体、螺旋体、支原体、衣原体等数据描述参照本标准。

附 录 A

（资料性附录）

细菌保藏数据描述示例

A.1 细菌保藏基本数据

A.1.1 资源库编号

NPRC ×××

A.1.2 菌（毒）种保藏编号

CHPC 1.571^T＝DSM 104684^T＝CGMCC 1.15982^T

A.1.3 中文名称

天鸽变形杆菌

A.1.4 外文名称

Proteus columbae

A.1.5 原始编号

08MAS2615

A.1.6 模式菌（毒）株

模式菌株

A.1.7 来源历史

←中国疾病预防控制中心病原微生物菌（毒）种保藏中心←中国疾病预防控制中心传染病预防控制所←安徽省马鞍山市疾病预防控制中心

A.1.8 保藏时间

2019-06-26

A.1.9 分离时间

2008-06-12

A.1.10 分离地址

安徽省马鞍山市雨山区,经纬度:118°53′E, 31°67′N。

A.1.11 分离基物

动物（鸽子粪便）

A.1.12 基物采集时间

2008-06-11

A.1.13 基物采集地址

安徽省马鞍山市雨山区

A.1.14 生物危害程度

未定

A.1.15 致病对象

人、动物。

A.1.16 致病名称

食物中毒、尿系统感染、肾结石、膀胱结石。

A.1.17 传播途径

食物传播、医源性传播。

A.2 细菌保藏特征数据

A.2.1 大小

$(0.5\sim0.8)\mu m\times(1.0\sim3.0)\mu m$

A.2.2 形状

短杆状

A.2.3 运动性特征

运动活泼

A.2.4 细菌染色

革兰阴性(G—)

A.2.5 菌落特征

接种于固体琼脂培养基平板的中心部位,培养24小时形成以接种部位为中心、厚薄交替的波纹状菌苔,即迁徙生长现象。在血琼脂平板上有溶血现象。

A.2.6 培养基

固体琼脂培养基

A.2.7 培养温度

生长温度范围为 10 ℃～45 ℃,最适生长温度为 37 ℃。

A.2.8 生化鉴定

H_2S 产物（＋）；尿素（＋）；苯丙氨酸脱氨酶（＋）；吲哚（＋）；葡萄糖（＋）；蔗糖（＋）。

A.2.9 抗生素敏感性

氨苄西林，中度敏感；阿奇霉素，中度敏感。

A.2.10 血清学鉴定

未定

A.2.11 碱基组成

37.9 mol%

A.2.12 16S rRNA 序列

GenBank 序列号 MF143629

A.2.13 基因组大小

3.96 Mb，GenBank 序列号 NGVR00000000。

A.3 细菌保藏共享数据

A.3.1 共享方式

合作研究共享

A.3.2 提供形式

冻干物、冻结物。

A.3.3 提供途径

现场获取、订购、其他。

A.3.4 联系人

×××

A.3.5 联系电话

010-××××××××

A.3.6 联系地址

北京市昌平区昌百路 155 号 102206

A.3.7 电子邮箱

×××@icdc.cn

A.3.8 记录地址

提供菌种详细信息的网址或数据库记录链接。

附　录　B

（资料性附录）

病毒保藏数据描述示例

B.1 病毒保藏基本数据

B.1.1 资源库编号

NPRC 2020.00001

B.1.2 菌（毒）种保藏编号

CHPC 2020.00001

B.1.3 中文名称

2019 年新型冠状病毒

B.1.4 外文名称

SARS-CoV-2

B.1.5 原始编号

新型冠状病毒武汉株 01

B.1.6 模式菌（毒）株

首个分离株

B.1.7 来源历史

←中国疾病预防控制中心病原微生物菌（毒）种保藏中心←中国疾病预防控制中心病毒病预防控制所

B.1.8 保藏时间

2020-1-24

B.1.9 分离时间

2020-1-6

B.1.10 分离地址

北京市昌平区

B.1.11 分离基物

患者支气管肺泡灌洗液

B.1.12 基物采集时间

2019-12-30

B.1.13 基物采集地址

湖北省武汉市江汉区

B.1.14 生物危害程度

二类

B.1.15 致病对象

人

B.1.16 致病名称

呼吸道感染、肺炎。

B.1.17 传播途径

空气传播、接触传播。

B.2 病毒保藏特征数据

B.2.1 大小

球形形态直径约为 60 nm～140 nm。

B.2.2 形态

球形、椭圆形或多形性。

B.2.3 纤突

刺突糖蛋白(Spike,S):组成病毒粒表面有球棒状的突出部分,属于Ⅰ型跨膜蛋白。

B.2.4 囊膜

有囊膜

B.2.5 衣壳对称性

核衣壳呈螺旋对称

B.2.6 核酸类型

RNA

B.2.7 基因组的大小

约 29.9 kb

B.2.8 碱基链数目及极性

单股,正链。

B.2.9 基因组连续性

基因组为线性单股正链 RNA。由 10 个单独的单链 RNA 片段组成,包括 ORF1a、ORF1b、S、ORF3a、E、M、ORF6、ORF7a、ORF8、ORF10。

B.2.10 血清型

未知

B.2.11 基因型

L 型,S 型。

B.2.12 宿主名称

人,动物。

B.3 病毒保藏共享数据

B.3.1 共享方式

合作研究共享

B.3.2 提供形式

冻干或者液体保存两种形式。

B.3.3 提供途径

现场获取

B.3.4 联系人

×××

B.3.5 联系电话

010-××××××××

B.3.6 联系地址

北京市昌平区昌百路 155 号 102206

B.3.7 电子邮箱

×××@chinacdc.cn

B.3.8 记录地址

提供毒种详细信息的网址或数据库记录链接。

附　录　C

（资料性附录）

真菌保藏数据描述示例

C.1　真菌保藏基本数据

C.1.1　资源库编号

NPRC ×××

C.1.2　菌（毒）种保藏编号

CAMS-CCPM-D 03383＝CMCC(F) T1i

C.1.3　中文名称

红色毛癣菌

C.1.4　外文名称

Trichophyton rubrum

C.1.5　原始编号

3464

C.1.6　模式菌（毒）株

非模式菌株

C.1.7　来源历史

←中国医学科学院病原微生物菌（毒）种保藏中心医学真菌分中心←中国医学科学院皮肤病医院

C.1.8　保藏时间

2012-03-10

C.1.9　分离时间

无

C.1.10　分离地址

江苏省南京市

C.1.11　分离基物

患者

C.1.12　基物采集时间

无

C.1.13 基物采集地址

江苏省南京市

C.1.14 生物危害程度

三类

C.1.15 致病对象

人

C.1.16 致病名称

体股癣、甲癣、头癣、肉芽肿性病变。

C.1.17 传播途径

接触传播

C.2 真菌保藏特征数据

C.2.1 菌落特征

红色毛癣菌在沙氏葡萄糖琼脂(SDA)培养基上菌落平坦,略突起,白色至奶油色,仿皮革样,背面酒红色至橄榄色,有时暗黄。接种于马铃薯葡萄糖琼脂(PDA)培养基上可以促进酒红色色素和孢子产生。

C.2.2 菌丝形态

镜下红色毛癣菌可见分枝分隔菌丝,陈旧培养基上可出现大量厚壁孢子、球拍状菌丝和结节菌丝。

C.2.3 产孢特征

小分生孢子侧生于菌丝两侧,梨形或棒状,有时可见大分生孢子,棒状或铅笔状,薄壁光滑,3~10分格。

C.2.4 培养基

沙氏葡萄糖琼脂(SDA),马铃薯葡萄糖琼脂(PDA)。

C.2.5 培养温度

生长温度范围为 25 ℃~37 ℃,最适生长温度为 28 ℃。

C.2.6 生长速度

生长速度缓慢到中等生长,PDA 培养基上,28 ℃生长 10 天,菌落直径约 2 cm~4.5 cm。

C.2.7 生理生化特征

毛发穿孔实验(一);山梨糖醇(十);缺乏维生素 B1 培养基(十)。

C.2.8 抗真菌药物敏感性

两性霉素 B,敏感;伊曲康唑,敏感;特比萘芬,敏感;伏立康唑,敏感。

C.2.9 核苷酸序列信息

ITS:CTTCCGTAGGGGGGACCTGCGGAAGGATCATTAACGCGCAGGCCGGAGGCTGGCC
CCCCACGATAGGGACCGACGTTCCATCAGGGGTGAGCAGACGTGCGCCGGCCGTACGCCCCC
ATTCTTGTCTACCTCACCCGGTTGCCTCGGCGGGCCGCGCTCCCCCTGCCAGGGAGAGCCGTC
CGGCGGGCCCCTTCTGGGAGCCTCGAGCCGGACCGCGCCCGCCGGAGGACAGACACCAAGAA
AAAATTCTCTGAAGAGCTGTCAGTCTGAGCGTTTAGCAAGCACAATCAGTTAAAACTTTC
AACAACGGATCTCTTGGTTCCGGCATCGATGAAGAACGCAGCGAAATGCGATAAGTAATG
TGAATTGCAGAATTCCGTGAATCATCGAATCTTTGAACGCACATTGCGCCCTCTGGCATTC
CGGGGGGCATGCCTGTTCGAGCGTCATTTCAACCCCTCAAGCCCGGCTTGTGTGATGGACG
ACCGTCCGGCCCCTCCCTTCGGGGGCGGGACGCGCCCGAAAAGCAGTGGCCAGGCCGCGATT
CCGGCTTCCTAGGCGAATGGGCAGCCAATTCAGCGCCCTCAGGACCGGCCGCCCTGGCCCCA
ATCTTTATATATATATATCTTTTCAGGTTGACCTCGGATCAGGTAGGGATACCCGCTG
AACTTAAGCATATCAAAAGGGGGGGGGAA

D1/D2:TTTGATATATCACCATTAGCGGAGGAAAAGAAACCAACAGGGATTGCCCCAGT
AACGGCGAGTGAAGCGGCAAGAGCTCAAATTTGAAATCTGGCCTCCCCGGGGGGTCCGAGT
TGTAATTTGCAGAGGATGCTTCGGGCGCGGCCCCCGTCTAAGTTCCTTGGAACAGGACGTC
AGAGAGGGTGAGAATCCCGTCTTGGGCGGGCGGCCCGCGCCCGTGTGAAGCTCCTTCGACG
AGTCGAGTTGTTTGGGAATGCAGCTCTAAGCGGGTGGTAAATTTCATCTAAAGCTAAATA
CCGGCCGGAGACCGATAGCGCACAAGTAGAGTGATCGAAAGGTTAAAAGCACCTTGAAAA
GGGAGTTAAACAGCACGTGAAATTGTTGAAAGGGAAGCGCTTGCGGCCAGACTCGGGGGGG
CGGGGTTCAGCGGGCGCTCGTCGCCCGTGCACTGCCCGCTCCCCGGGCCAGCATCAGCTTCG
ACGGCCGGTCAAAGGCCCCCGGAATGTGTCGTCTCTAGGACGTCTTATAGCCGGGGGTGC
AATGCGGCCCGTCGAGACTGAGGAACGCGCTCCGGCTCGGATGCTGGCGTAATGGCCGTAA
GCGGCCCGTCTTGACACACAACAGAAACA

C.2.10 基因组大小

4.07 Mb,GenBank 序列号 LHPM01000018.1。

C.2.11 宿主名称

人

C.3 真菌保藏共享数据

C.3.1 共享方式

合作研究共享

C.3.2 提供形式

新鲜斜面培养物

C.3.3　提供途径

现场获取、订购、其他。

C.3.4　联系人

×××

C.3.5　联系电话

025-×××××××

C.3.6　联系地址

南京市玄武区蒋王庙 12 号　210042

C.3.7　电子邮箱

××××@163.com

C.3.8　记录地址

提供菌种详细信息的网址或数据库记录链接。

ICS 11.020
C 05

团 体 标 准

T/CPMA 012—2020

病媒生物防制服务效果评估技术规范

Specification for effect evaluation of vector control service

2020-07-01 发布

2020-10-01 实施

中华预防医学会　　发　布

前　　言

本标准按照 GB/T 1.1—2009 给出的规则起草。

本标准由中华预防医学会提出并归口。

本标准起草单位：江苏省疾病预防控制中心、北京市疾病预防控制中心、上海市疾病预防控制中心、徐州市疾病预防控制中心、扬州市疾病预防控制中心、江苏省有害生物防制协会。

本标准主要起草人：周明浩、褚宏亮、田野、曾晓芃、李静、冷培恩、张育富、常桂秋、葛小伍、罗直智。

病媒生物防制服务效果评估技术规范

1 范围

本标准规定了蚊虫、蝇类、蜚蠊、鼠类和蚤类等病媒生物防制服务效果评估的内容、形式、方法和技术要求。

本标准适用于病媒生物防制服务效果的评估。

2 规范性引用文件

下列文件对于本文件的应用是必不可少的。凡是注日期的引用文件,仅注日期的版本适用于本文件。凡是不注日期的引用文件,其最新版本(包括所有的修改单)适用于本文件。

GB/T 23795　病媒生物密度监测方法　蜚蠊

GB/T 23796　病媒生物密度监测方法　蝇类

GB/T 23797　病媒生物密度监测方法　蚊虫

GB/T 23798　病媒生物密度监测方法　鼠类

GB/T 27770—2011　病媒生物密度控制水平　鼠类

GB/T 27771　病媒生物密度控制水平　蚊虫

GB/T 27772—2011　病媒生物密度控制水平　蝇类

GB/T 27773　病媒生物密度控制水平　蜚蠊

3 术语和定义

下列术语和定义适用于本文件。

3.1

病媒生物　vector

能通过生物和(或)机械方式将病原生物从传染源或环境向人类传播的生物。

3.2

防蝇设施　housefly-proof facilities

能够阻挡蝇进入室内或接触食物的装置,如纱门、纱窗、风幕机、门帘、纱罩等。

3.3

防鼠设施　rodent-proof structures or facilities

能够阻挡鼠类进入室内或相关场所的装置。

4 评估内容

病媒生物防制服务效果评估主要内容包括防制前现场勘察评估、防制方案评估、防制实施评估和防制效果评估。

5 评估形式

病媒生物防制服务效果评估采取资料评估和现场评估两种形式。

6 评估方法

6.1 病媒生物防制服务效果评估采取评分制,评分表见附录 A 中的表 A.1。
6.2 资料评估采取现场查阅的方式,根据资料要素完整性和科学性进行评分。
6.3 现场评估采取现场调查的方式,根据调查结果进行评分。

7 评估技术要求

7.1 资料评估

7.1.1 防制前勘察资料评估

7.1.1.1 查阅勘察报告和相应原始资料

查阅防制前现场勘察报告和相应的原始数据资料。

7.1.1.2 勘察报告要素完整性评估

现场勘察报告的要素至少应包括:项目概况;孳生地调查结果;病媒生物密度监测方法和结果;防鼠和防蝇设施调查结果,包括现有设施数量、分布和完好情况等;既往防制用药情况;孳生地处置和防鼠、防蝇设施建设建议等。

7.1.1.3 现场勘察方法和结果分析科学性评估

根据下述内容评估现场勘察方法和结果分析的科学性:
a) 孳生地调查指标和结果计算的科学性;
b) 病媒生物密度调查选择的方法、布点位置和数量、结果计算的科学性,密度调查方法宜选择 GB/T 23795、GB/T 23796、GB/T 23797 和 GB/T 23798 中的方法;
c) 病媒生物密度调查结果分析中至少包括产生危害的病媒生物种类、密度和分布等。

7.1.2 防制资料评估

7.1.2.1 查阅的防制资料内容

查阅的防制资料包括防制技术方案、实施计划、现场施工单和防制服务报告等。

7.1.2.2 防制技术方案要素完整性评估

防制技术方案要素应至少包括:防制目标;防制原则;每种防制对象的防制方法;受业主委托时,防鼠和防蝇设施建设地点、数量和相应技术参数;防制效果评估方法等。

7.1.2.3 实施计划要素完整性评估

实施计划的要素应至少包括人员安排、进度安排、孳生地处理和拟采用的技术措施。采取下列技术措施时应具有相应的技术要素:

a) 拟设置粘鼠板、鼠笼、捕蝇笼、灭蝇灯、粘蟑纸等物理防制设施的位置、数量、检查和维护频率。

b) 拟设置毒饵站(盒)的样式、位置和数量;拟投放的杀鼠剂种类、数量、检查时间和频率等。

c) 拟喷洒的药物名称、喷洒方法、施药器械、稀释浓度、单位面积有效剂量、施药量、施药频率。

d) 拟投放或撒布的药物名称、使用位置、使用剂量、检查时间和频率。

e) 拟使用的胶饵或颗粒毒饵的药物名称、使用位置、使用剂量、检查时间和频率。

f) 作业人员应采取的防护措施;施工现场保护措施等。

7.1.2.4 现场施工单要素完整性评估

现场施工单的要素应至少包括施工时间、人员、施工过程等,施工过程应包含完整技术内容。

7.1.2.5 防制服务报告要素完整性评估

防制服务报告的要素应至少包括:项目概况、现场勘察结果、防制方法和实施过程、防制效果、存在问题及改进建议、长效巩固措施等。

7.1.2.6 防制资料各项内容科学性评估

重点评估防制资料中防制原则和防制方法的选择是否科学、防制方法实施是否规范、防制效果评估是否科学、结果分析和建议是否合理。

7.1.2.7 防制药物合法性评估

评估防制用药的农药登记证、产品质量标准、生产许可证、化学品安全说明书(MSDS)、标签等资料。

7.1.3 防制后密度评估

7.1.3.1 查阅防制后密度调查资料,重点评估密度调查方法、地点、人员和时机与防制前是否一致。

7.1.3.2 评估防制后密度是否达到合同约定的要求。鼠类、蚊虫、蝇类、蜚蠊防制后密度可以参照GB/T 27770、GB/T 27771、GB/T 27772 和 GB/T 27773 中单位控制水平的要求,也可以另行约定。蚤类防制后密度可自行约定。

7.2 现场评估

7.2.1 孳生地清理评估

评估小型积水容器、无法清除的积水、鼠洞等孳生地是否有效清理。

7.2.2 物理防制技术评估

7.2.2.1 依据 GB/T 27770 和 GB/T 27772 对承建的防护设施进行评估,并计算防蝇设施和防鼠设施合格率。

7.2.2.2 评估粘鼠板、鼠笼、鼠夹、捕蝇笼、灭蝇灯、粘蟑纸等物理控制器械选择和设置的科学性。

7.2.3 化学防制技术评估

7.2.3.1 药物喷洒技术评估

由实际操作人员模拟重现一次药物喷洒操作过程,重点对以下内容进行评估:

a) 作业人员是否穿戴合适的工作服、口罩、眼罩、手套、胶靴等个人防护用品;

b) 使用的药物是否"三证齐全",是否在有效期内,药物种类、剂型等选用是否合理;

c) 施药器械选用是否合理,施药方法是否科学,施药剂量是否准确;

d) 对现场的剩余药液、回收的杀鼠剂、药品空包装处理是否合适;

e) 对防制产生的病媒生物尸体和痕迹是否进行处理。

7.2.3.2 鼠类化学防制技术评估

对现场毒饵站(盒)警示标识、杀鼠剂合法性和有效性及投放技术进行评估。

7.2.4 防制后病媒生物密度评估

对防制后病媒生物密度进行现场调查,评估其是否达到合同约定的要求。

7.2.5 满意度调查

对被服务单位进行满意度调查,评估被服务单位对提供服务单位服务质量的满意度。满意度调查表见附录 B 中的表 B.1。

7.3 综合评估

7.3.1 根据资料评估和现场评估的得分情况、控制后病媒生物密度情况和承建防护设施合格率情况进行综合评估。

7.3.2 综合评估等级分为优秀、良好、中等、差,共四个等级。

7.3.3 综合评估等级评判依据如下:

a) 优秀:综合得分 90 分及以上且控制后病媒生物密度符合合同所定标准,承建防护设施合格率不低于 GB/T 27770—2011、GB/T 27772—2011 中 C 级要求;

b) 良好:综合得分 90 分以下、80 分及以上且控制后病媒生物密度符合合同所定标准,承建防护设施合格率不低于 GB/T 27770—2011、GB/T 27772—2011 中 C 级要求;

c) 中等:综合得分 80 分以下、70 分及以上且控制后病媒生物密度符合合同所定标准,承建防护设施合格率不低于 GB/T 27770—2011、GB/T 27772—2011 中 C 级要求;

d) 差:综合得分 70 分以下,或控制后病媒生物密度高于服务合同所定标准,或承建的防护设施合格率低于 GB/T 27770—2011、GB/T 27772—2011 中 C 级要求。

7.4 撰写评估报告

病媒生物防制服务效果评估报告包括下列要素:

a) 项目概述:主要介绍项目背景,评估工作依据、组织情况、时间、人员等信息;

b) 实施情况:包括评估内容、评估方式、评估方法、评估样本量等;

c) 评估结果:对资料、现场和效果进行分析和评价,做出评估结论;

d) 问题与建议:对评估过程中发现的问题进行说明,提出改进的技术建议;

e) 数据与图片资料:记录评估的数据和图片,对采集的数据进行分析评估。

附 录 A
（规范性附录）

病媒生物防制服务效果评估表

表 A.1 给出了病媒生物防制服务效果评估表。

被评估单位名称：
评估工程名称：

评估单位名称：
评估时间：　　年　　月　　日

表 A.1 病媒生物防制服务效果评估表

项目及评估对象		评估内容及扣分标准	扣分及原因	得分	评估人
资料评估（50分）	防制前勘察报告及原始数据（12分）	1. 无勘察报告，扣 8 分；无原始数据，扣 4 分。 2. 有勘察报告，要素缺项即扣减项相应分值，具体如下： 　1）通用项：a)项目概况（1 分）；b)孳生地调查结果（1.5 分）；c)病媒生物密度调查方法和结果（1.5 分）； 　d)既往防制用药情况（1 分）；e)勘察结果分析（1 分）；f)孳生地处置建议（1 分）。 　2）鼠类防制：a)防鼠设施调查结果（1 分）；b)防鼠设施建设建议（0.5 分）。 　3）蝇类防制：a)防蝇设施调查结果（1 分）；b)防蝇设施建设建议（0.5 分）。 3. 密度调查方法错误，每项扣 0.5 分			
	技术方案（8分）	1. 无技术方案，扣 8 分。 2. 有技术方案，要素缺项即扣减项相应分值，具体如下： 　1）通用项：a)防制目标（0.5 分）；b)防制原则（0.5 分）；c)每种防制对象的防制方法（2 分）；d)防制效果评估方法（1 分）。 　2）鼠类防制：承建防鼠设施名称、地点、数量和技术参数（每项 0.5 分，共 2 分）。 　3）蝇类防制：承建防蝇设施名称、地点、数量和技术参数（每项 0.5 分，共 2 分）。 3. 每项技术错误扣 0.5 分			

表 A.1 病媒生物防制服务效果评估表（续）

项目及评估对象		评估内容及扣分标准	扣分及原因	得分	评估人
资料评估（50 分）	实施计划（12 分）	1. 无实施计划，扣 12 分。 2. 有实施计划，要素缺项即减相应分值，具体如下： 1）通用项：a）人员安排（0.5 分）；b）进度安排（0.5 分）；c）孳生地处理（0.5 分）。 2）鼠类防制：a）鼠夹、鼠笼、粘鼠板等物理防制器械的安装位置、数量、检查时间和频率（1 分）；b）毒饵站（盒）的样式、安装位置和数量，杀鼠剂名称、投放数量（1.5 分）。 3）蝇类防制[室外环境 a）、b）可缺项；室内环境 c）可缺项]：a）门帘或风幕机等防蝇设施的类型、安装位置，技术参数（1 分）；b）灭蝇灯等物理防制器械的类型、安装位置、施药器械、稀释倍数、单位面积有效剂量、施药量、施药频率（2 分）；e）拟投放的药物名称、使用位置、使用剂量、检查时间和频率（1 分）；d）拟喷洒的药物名称、施药器械、喷洒方法、单位面积有效剂量、施药量、施药频率（1 分）；c）可捕蝇笼安装位置、技术参数（1 分）。 4）蚊虫防制：拟使用的药物名称、使用方法，共 2 分。（根据实际需要内容的缺项情况酌情扣分） 5）蜚蠊防制：a）粘蟑纸布放的位置、技术参数（0.5 分）；b）滞留喷洒的药物名称、施药器械、稀释倍数、单位面积有效剂量、施药量（1 分）；c）胶饵或颗粒毒饵的药物名称、使用位置、使用剂量（1 分）；d）粉剂的药物名、施药位置和施药量（1 分）。 6）蚤类防制：a）滞留喷洒的药物名称、施药器械、稀释倍数、单位面积有效剂量、施药量（2 分）；b）粉剂的药物名称、施药位置和施药量（1 分）。 3. 每项技术错误扣 0.5 分			
	施工单（5 分）	1. 无施工单，扣 5 分。 2. 有施工单，要素缺项即减相应分值，具体如下： 1）施工时间（0.5 分）。 2）施工人员（0.5 分）。 3）对实施计划中涉及的各技术要素全覆盖，每缺一项扣 0.5 分。 3. 每项技术错误扣 0.5 分			

表 A.1 病媒生物防制服务效果评估表（续）

项目及评估对象		评估内容及扣分标准	扣分及原因	得分	评估人
资料评估（50分）	防制服务报告（10分）	1. 无防制服务报告，扣10分。 2. 有防制服务报告，要素缺项即扣减相应分值，具体如下： 1）项目概况（1分）。 2）现场勘察结果（2分）。 3）防制方法和实施过程（2分）。 4）防制效果（2分）。 5）存在问题及建议（1分）。 6）长效巩固措施（2分）。 3. 防制后密度调查时调查人员、地点、时间、方法与防前不一致，每项扣0.5分。 4. 防制后密度未达到约定合同约定要求，综合评估级别为差。 5. 承建的防蝇设施合格率未达到90%或防鼠设施合格率未达到93%，综合评估级别为差			
	药品评估（3分）	1. 评估防制用药的农药登记证、产品质量标准、生产许可证、化学品安全说明书（MSDS）、标签，缺项扣1分。 2. 药品超范围使用，扣2分。 2. 药品未获得农药登记证，扣3分	合计		
现场评估（50分）	孳生地清理（5分）	1. 蚊虫防制：小型容器积水未清理，每处扣1分；无法清除的积水未予处理，每处扣1分。 2. 鼠类防制：鼠洞未填堵，每处扣0.5分			
	物理防制技术（15分）	1. 承建的防蝇设施合格率未达到90%或防鼠设施合格率分别未达到93%，综合评估级别为差。 2. 粘鼠板、鼠笼、鼠夹、捕蝇笼、灭蝇灯、粘蟑纸等物理控制器械选择设置错误，每处扣2分			

表 A.1 病媒生物防制服务效果评估表（续）

项目及评估对象		评估内容及扣分标准	扣分及原因	得分	评估人
现场评估（50分）	化学防制技术（25分）	1. 随机抽查一次药物喷洒过程，评估要点分值如下： 1）作业人员未穿戴工作服、口罩、帽子、眼罩、手套、胶靴，每缺少1项扣0.5分。 2）所使用药物"三证"不全或过期，扣10分。 3）选择药物有效成份或剂型不合理，扣2分。 4）选用器械不合理，扣2分。 5）施药过程不规范，每项扣2分。 6）施药剂量不准确，扣3分。 7）防制结束后随意处置剩余药物和容器，扣2分。 2. 毒饵站（盒）无警示标识，每处扣0.5分。 毒饵站（盒）内无杀鼠剂或杀鼠剂散落在外面，每处扣2分。 3. 杀鼠剂"三证"不全或过期，扣10分。			
	防制后密度	4. 现场评估防制后密度，未达到合同约定要求，综合评估级别为差。			
	满意度调查（5分）	5. 至少发放2张以上问卷，评估被服务单位对服务单位的满意度调查包括5项内容，平均每张问卷同卷得分／5即为满意度调查得分			
综合得分：			合计		
			综合评估级别：□优秀 □良好 □中等 □差		

评估组成员签名：　　　　　　　评估组组长签名：　　　　　　　被评估单位负责人签名：

附　录　B
（规范性附录）
满意度调查表

表 B.1 给出了满意度调查表。

表 B.1　满意度调查表

被服务单位名称：
提供服务单位名称：
填表人员签名：　　　　　　　　　　　　　　调查日期：　　年　　月　　日

评估内容	满意度分值				
	5	4	3	2	1
服务态度					
培训宣传					
履行承诺					
遵规守纪					
防制效果					
注：在每个调查内容选项后根据实际选取相应分值打√,分值越高表示满意度越高。					

ICS 11.020
CCS C 05

团 体 标 准

T/CPMA 013—2020

中国肺癌筛查标准

Lung cancer screening guideline of China

2020-12-30 发布

2021-05-01 实施

中华预防医学会　　发 布

前　言

本文件按照 GB/T 1.1—2020《标准化工作导则　第 1 部分：标准化文件的结构和起草规则》的规定起草。

本文件由国家癌症中心提出。

本文件由中华预防医学会归口。

本文件起草单位：国家癌症中心、南京医科大学、北京协和医学院、中国医学科学院肿瘤医院深圳医院、中国医科大学、兰州大学、云南省肿瘤医院、山西省肿瘤医院、山东省肿瘤医院、浙江省肿瘤医院。

本文件主要起草人：赫捷、沈洪兵、陈万青、吴宁、江宇、周宝森、李霓、黄云超、龚继勇、刘士远、陈起航、赵绍宏、郐佑民、伍建林、谭锋维、马红霞、应建明、黄遥、唐威、李文斌、赵世俊、李江、王飞、张娟、田金徽、杜灵彬、张永贞。

引　言

　　肺癌是最常见的恶性肿瘤之一,位居全球及中国恶性肿瘤发病及死亡的首位。最新研究显示,通过低剂量螺旋CT筛查,男性肺癌死亡率降低24%,女性肺癌死亡率降低33%。目前指导肺癌筛查的科学证据多来自欧美国家的研究,而中国肺癌流行特征与欧美不同,如不吸烟女性占比较高,因此我国肺癌筛查不宜照搬国外经验。本文件的建立,将极大推进我国肺癌筛查的同质性和优质性,提高肺癌筛查的效率和效果,是我国肺癌防控工作的基础和保障。

中国肺癌筛查标准

1 范围

本文件规定了肺癌筛查过程中的筛查人群、技术、流程、质量控制及筛查资源库建立的相关要求。

本文件适用于全国各级医疗机构开展肺癌筛查。

2 规范性引用文件

下列文件中的内容通过文中的规范性引用而构成本文件必不可少的条款。其中，注日期的引用文件，仅该日期对应的版本适用于本文件；不注日期的引用文件，其最新版本（包括所有的修改单）适用于本文件。

GB/T 37864—2019 生物样本库质量和能力通用要求

T/CPMA 001—2018 大型人群队列研究数据处理技术规范

T/CPMA 002—2019 大型人群队列终点事件长期随访技术规范

3 缩略语

下列缩略语适用于本文件。

DICOM：医学数字成像与通信（Digital Imaging and Communications in Medicine）

LDCT：低剂量螺旋 CT（Low-dose Computed Tomography）

MIP：最大密度投影（Maximum Intensity Projection）

MPR：多平面重组（Multi-planar Reformation）

PACS：影像归档和通信系统（Picture Archiving and Communication Systems）

PET-CT：正电子发射计算机断层显像（Positron Emission Tomography-Computed Tomography）

VR：容积再现（Volume Rendering）

4 筛查人群

肺癌筛查应在肺癌高风险人群中进行。肺癌高风险人群介于（50～74）岁，且至少符合以下条件之一：

a) 吸烟包年数不少于 30（包年），包括曾经吸烟不少于 30（包年），但戒烟不足 15 年；

b) 与 a)共同生活或同室工作被动吸烟超过 20 年；

c) 患有慢性阻塞性肺疾病；

d) 有职业暴露史不少于一年，包括暴露于石棉、氡、铍、铬、镉、硅、煤烟和煤烟灰；

e) 有一级亲属确诊肺癌。

注 1：吸烟包年数＝每天吸烟的包数（每包 20 支）×吸烟年数。

注 2：一级亲属指父母、子女及兄弟姐妹（同父母）。

5 筛查技术

肺癌筛查应采用低剂量螺旋CT（LDCT），不宜采用胸部X线检查。

6 筛查流程（参见附录A）

6.1 知情同意

6.1.1 所有参加筛查者应在自愿的原则下签署知情同意书。

6.1.2 知情同意书的内容应至少包括：

a) 筛查目的；

b) 筛查意义；

c) 筛查过程；

d) 参加筛查可能获得的益处和风险；

e) 筛查费用；

f) 保密原则和自愿原则；

g) 签字及日期。

6.2 问卷调查

所有参加筛查者应填写肺癌风险评估问卷，问卷内容参见附录B。

6.3 风险评估

6.3.1 依据问卷调查的结果，对参加筛查者进行风险评估。

6.3.2 风险评估可在医疗机构进行，也可通过信息化技术为居民提供自评服务，并由医疗机构工作人员予以必要的咨询和解答。

6.3.3 负责评估或解释评估结果的人员应接受肺癌筛查相关专业知识培训后上岗。

6.4 LDCT筛查

6.4.1 对风险评估为肺癌高风险者实施LDCT筛查。

6.4.2 承担肺癌筛查的医疗机构应满足以下要求：

a) 具有肺癌筛查、诊断和/或治疗能力；

b) 宜使用16排及以上的多排螺旋CT，并由专人定期维护、校准。

6.4.3 筛查工作由多学科人员共同合作完成，包括影像科、呼吸科、胸外科、肿瘤科、检验科和病理科等相关学科医生及工作人员。

6.4.4 LDCT扫描应符合下列规定：

a) 患者仰卧，双手上举，采取吸气末单次屏气扫描；

b) 扫描范围应为肺尖至后肋膈角尖端水平（包括全肺和两侧胸壁，女性受检者还需包括全乳腺）；

c) 螺旋扫描模式，螺距设定不大于1，机架旋转时间不大于0.8 s，宜选用设备的最短扫描时间，扫描矩阵设定应不低于512×512；

d) 没有迭代重建技术的可使用120 kVp、（30～50）mAs的扫描参数；有新一代迭代重建技术的可使用（100～120）kVp，低于30 mAs作为扫描参数；

e) 采用肺算法和标准算法、或仅用标准算法进行重建，重建层厚在（1.00～1.25）mm之间较为适宜。若重建层厚介于（1.00～1.25）mm之间，则重建间隔不大于层厚的80%；若重建层厚不大于 0.625 mm 可以无间隔重建；

f) 扫描时宜开启"dose report(剂量报告)"功能。

6.4.5 LDCT 阅片应符合下列规定：

a) 使用 DICOM 格式,在工作站或 PACS 进行阅片,宜使用专业显示器；

b) 采用窗宽(1 500～1 600)HU、窗位(－650～－600)HU 的肺窗及窗宽(350～380)HU、窗位
(25～40)HU 的纵隔窗分别阅片；

c) 采用多平面重组(MPR)及最大密度投影(MIP)阅片,横断面和 MPR 冠状面、矢状面多方位显
示肺结节的形态学特征。

6.4.6 结节分析与记录应符合下列规定：

a) 宜使用平均直径；

b) 标注结节所在序列和图层编号,完整报告肺结节部位、密度、大小、形态等,并给出随诊建议(包
括具体随诊时间间隔)；

c) 随诊 CT 需要在同一显示方位(横断面或冠状面或矢状面)比较结节变化；

d) 宜同时测量结节体积以计算结节倍增时间；

e) 宜同时记录其他异常,如肺气肿、肺纤维化等肺部其他疾病、冠状动脉钙化以及扫描范围内其
他异常发现。

6.4.7 部分实性结节实性成分的测量方法可选用平均直径和体积测量。

注 1：平均直径,测量结节实性部分的最大长径和垂直于最大长径的最长短径(最大短径)之和除以 2。

注 2：体积测量,在容积再现(VR)图像重组中,选定 CT 阈值范围进行实性成分分离,利用容积测定软件测量体积。

6.5 结果管理与随访

6.5.1 基线筛查(参见附录 C 中的图 C.1)

6.5.1.1 无肺内非钙化结节检出(阴性),则进入下年度筛查。

6.5.1.2 检出的非实性结节平均直径小于 8.0 mm,或者实性结节/部分实性结节的实性成分平均直径
小于 6.0 mm,则进入下年度筛查。

6.5.1.3 检出的实性结节或者部分实性结节的实性成分平均直径不小于 6.0 mm 且小于 15.0 mm,或
者非实性结节平均直径不小于 8.0 mm 且小于 15.0 mm,宜 3 个月后复查；对其中的实性结节或者部分
实性结节,如影像科医师认为具有明确恶性特征,宜进行多学科会诊,根据会诊意见决定是否行临床干
预。3 个月后复查时根据下列情况进行处理及随诊：

a) 结节增大,宜进行多学科会诊,根据会诊意见决定是否行临床干预；

b) 结节无变化,则进入下年度筛查。

6.5.1.4 检出的实性结节、部分实性结节的实性成分或者非实性结节平均直径不小于 15.0 mm,宜选择
以下两种方案：

a) 抗炎治疗后 1 个月或无需抗炎治疗 1 个月后复查,复查时根据下列情况进行处理及随诊：

1) 结节完全吸收,则进入下年度筛查；

2) 结节部分吸收,宜 3 个月后再复查。复查时若结节部分吸收后未再增大,则进入下年度筛
查；若结节部分吸收后又增大,宜进行多学科会诊,根据会诊意见决定是否行临床干预；

3) 结节未缩小,宜进行多学科会诊,根据会诊意见决定是否行临床干预或(3～6)月后再
复查；

b) 实性和部分实性结节进行活检或 PET-CT 检查,并根据下列情况进行处理及随诊：

1) 阳性,宜进行多学科会诊,根据会诊意见决定是否行临床干预；

2) 阴性或不确定性质,宜 3 个月后复查。复查时若结节不变或增大,宜进行多学科会诊,根

据会诊意见决定是否行临床干预;若结节缩小,则进入下年度筛查。

6.5.1.5 可疑气道病变,如管腔闭塞、管腔狭窄、管壁不规则及管壁增厚;与支气管关系密切的肺门异常软组织影;可疑阻塞性炎症、肺不张及支气管黏液栓等,宜进行痰细胞学或纤维支气管镜检查,根据下列情况进行处理及随访:

    a) 阳性,宜进行多学科会诊,根据会诊意见决定是否行临床干预;

    b) 阴性,进入下年度筛查。

6.5.1.6 多发肺结节处理原则以其中最严重的病灶的处理原则为标准。

6.5.2 年度筛查(参见附录 C 中的图 C.2)

6.5.2.1 无肺内非钙化结节检出(阴性)或结节未增长,则进入下年度筛查。

6.5.2.2 原有的结节增大或实性成分增多,宜考虑临床干预。

6.5.2.3 新发现气道病变,宜进行痰细胞学或纤维支气管镜检查,根据下列情况进行处理及随访:

    a) 阳性,宜进行多学科会诊,根据会诊意见决定是否行临床干预;

    b) 阴性,进入下年度筛查。

6.5.2.4 发现新的非钙化结节,且结节平均直径大于 3.0 mm,宜抗炎治疗后 3 个月或无需抗炎治疗 3 个月后复查,复查时根据下列情况进行处理及随访:

    a) 结节完全吸收,则进入下年度筛查;

    b) 结节部分吸收,宜 6 个月后再复查,复查时根据下列情况进行处理及随访:

        1) 结节部分吸收后未再增大,则进入下年度筛查;

        2) 结节部分吸收后又增大,宜考虑临床干预;

    c) 结节增大,宜考虑临床干预。

6.5.2.5 发现新的非钙化结节,且结节平均直径不大于 3.0 mm,宜 6 个月后复查,复查时根据下列情况进行处理及随访:

    a) 结节未增大,则进入下年度筛查;

    b) 结节增大,宜考虑临床干预。

注 1:非实性结节指纯磨玻璃密度结节。

注 2:结节增大指径线增大不小于 2.0 mm。

注 3:PET-CT 检查阳性指代谢增高,放射性摄取高于肺本底。

注 4:痰细胞学阳性指痰液中发现可疑恶性肿瘤细胞。

注 5:纤维支气管镜检查阳性指支气管镜下见新生物、黏膜异常或取样结果怀疑或提示肿瘤。

7 质量控制

7.1 宜采取以下措施对 LDCT 扫描进行质量控制:

    a) 扫描前训练筛查对象屏气;

    b) 将所有图像用 DICOM 格式存入 PACS。

7.2 宜采取以下措施对 LDCT 筛查结果进行质量控制:

    a) 每例筛查报告由主治及以上职称的影像科医师出具;

    b) 疑似肺癌或"恶性病变"、检出的肺内结节不小于 15.0 mm 或气道病变须行支气管镜检以及需要进一步行穿刺活检等检查的病例,至少有一名副高或正高职称的影像科医师参与;

    c) 需进行有创性诊断(如支气管镜、经皮肺穿刺活检术等)及开胸手术时,由二位以上副高或正高职称的影像科医师对图像进行讨论,并提请多学科专家组对病例进行讨论。

7.3 定期由一名副高或正高职称的影像科医师对疑似肺癌或"恶性病变"、检出的肺内结节不小于 15.0 mm

或气道病变须行支气管镜检的病例进行100％复阅,对其他病例采取1％随机抽检。

7.4 筛查对象随访的质量控制宜参考 T/CPMA 002—2019 中的第 7 章"质量控制与评价"。

8 筛查资源库

有条件的地区,宜建立肺癌筛查资源库,应包含筛查数据库、影像资料库和生物样本库。宜按以下要求建立:

a) 筛查数据库应包括风险评估数据、LDCT 筛查数据、临床诊疗数据和随访数据。数据的类型和隐私保护宜参考 T/CPMA 001—2018 中的第 4 章"大型队列研究数据隐私保护";

b) 筛查的 LDCT 图像应以 DICOM 格式储存到相应的影像资料库里。LDCT 图像应包括 5 mm 厚层常规图像、(1.00～1.25)mm 薄层图像及"dose report(剂量报告)"图像;

c) 对于参加筛查者,宜采集并存储血液样本。如进行活检,宜留存组织样本等。标本的采集、运输和存储宜参考 GB/T 37864—2019 中的要求。

附　录　A
（资料性）
肺癌筛查流程

肺癌筛查的流程见图 A.1。

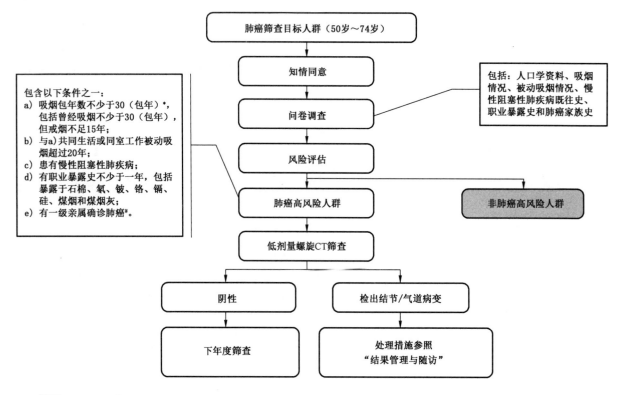

说明：

＊：吸烟包年数＝每天吸烟的包数（每包 20 支）×吸烟年数。

♯：一级亲属指父母、子女及兄弟姐妹（同父母）。

图 A.1　肺癌筛查流程

附 录 B

（资料性）

肺癌风险评估问卷

肺 癌 风 险 评 估 问 卷

姓名：_____ 性别：1. 男   2. 女

出生日期：_____年_____月_____日（请填写阳历生日）

籍贯：_____省_____市_____县（区）

民族：1. 汉族   2. 蒙古族   3. 回族   4. 满族   5. 壮族   6. 维吾尔族   7. 哈萨克族   8. 其他，请注明_____

身份证号：_____

本人联系电话：_____（手机）

紧急联系人电话：_____（手机）

常住地址：_____

工作单位：_____

1. 吸烟情况

1.1 您是否吸烟（每天吸一支以上并连续或累计 6 个月以上者定义为吸烟）？
    0. 否，从不吸（跳转至 2.1）
    1. 是，目前仍在吸
    2. 以前吸，目前已戒烟

1.1.1 开始吸烟年龄 1.1.2 如果您仍在吸烟或曾吸烟，每天吸烟多少支（1 两烟叶≈50 支卷烟）？ 1.1.3 如果您仍在吸烟或曾吸烟，扣除戒烟年数，共吸烟多久？ 1.1.4 如果您目前已戒烟，这次戒烟已持续多久？
2. 被动吸烟情况
2.1 对于不吸烟者，是否与吸烟的家人共同生活超过 20 年？   0. 否（跳转至 2.2）   1. 是
2.1.1 该家人目前是否戒烟？0. 否   1. 是 2.1.2 如果是，该家人是否戒烟不足 15 年？   0. 否   1. 是 2.1.3 该家人平均每天吸烟多少支？ 2.1.4 扣除戒烟年数，该家人共吸烟多少年？
2.2 对于不吸烟者，是否与吸烟的同事同室工作超过 20 年？   0. 否（跳转至 3.1）   1. 是

2.2.1 该同事目前是否戒烟？ 0. 否   1. 是
2.2.2 如果是，该同事是否戒烟不足 15 年？   0. 否   1. 是 2.2.3 该同事平均每天吸烟多少支？ 2.2.4 扣除戒烟年数，该同事共吸烟多少年？
3. 慢性阻塞性肺疾病既往史
3.1 您是否患有慢性阻塞性肺疾病？ 0. 否 1. 是
4. 职业暴露史
4.1 您是否有有害物质职业接触史（1 年及以上）？   0. 否（跳转至 5.1）   1. 是

4.1.1 职业接触何种有害物质（可多选）？
   1. 石棉
   2. 氡、铍、铬、镉、硅
   3. 煤烟和煤烟灰
   4. 其他，请注明

5. 肺癌家族史
5.1 您的父母、子女或者兄弟姐妹（同父母）是否患有肺癌（经正规医疗机构明确诊断）？   0. 否 1. 是
填写人签字：_____ 填写日期：_____年_____月_____日

附　录　C

（资料性）

结果管理与随访

基线和年度筛查结果的管理与随访方案见图 C.1 和图 C.2。

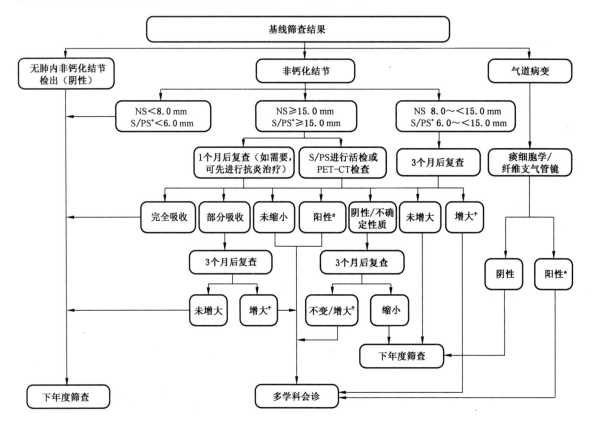

说明：

S(Solid nodule)：实性结节；PS(Part-solid nodule)：部分实性结节；NS(Non-solid nodule)：非实性结节（纯磨玻璃密度结节）。

　＊：实性结节或者部分实性结节的实性成分；♯：阳性指代谢增高（放射性摄取高于肺本底）；╫：结节增大指径线增大不小于 2.0 mm；★：痰细胞学阳性指痰液中发现可疑恶性肿瘤细胞，纤维支气管镜检查阳性指支气管镜下见新生物、黏膜异常或取样结果怀疑或提示肿瘤。

图 C.1　基线筛查结果管理与随访

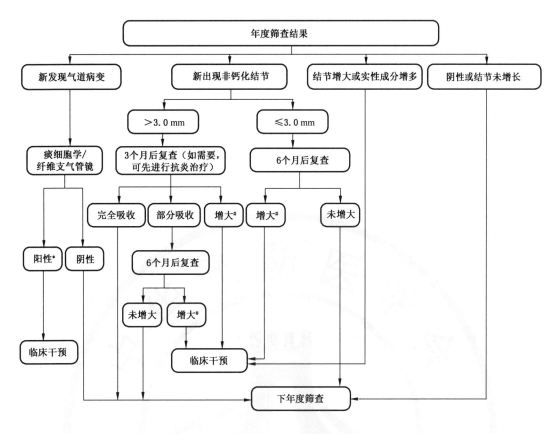

说明：

＊:痰细胞学阳性指痰液中发现可疑恶性肿瘤细胞,纤维支气管镜检查阳性指支气管镜下见新生物、黏膜异常或取样结果怀疑或提示肿瘤;♯:结节增大指径线增大不小于 2.0 mm。

图 C.2　年度筛查结果管理与随访

ICS 11.020
CCS C 05

团 体 标 准

T/CPMA 014—2020

中国女性乳腺癌筛查标准

Female breast cancer screening guideline of China

2020-12-30 发布　　　　　　　　　　　　　　　　2021-05-01 实施

中华预防医学会　　发 布

前　言

本文件按照 GB/T 1.1—2020《标准化工作导则　第 1 部分：标准化文件的结构和起草规则》的规定起草。

本文件由国家癌症中心提出。

本文件由中华预防医学会归口。

本文件起草单位：国家癌症中心、南京医科大学、天津医科大学肿瘤医院、中国医学科学院肿瘤医院深圳医院、兰州大学、中国医科大学、湖南省肿瘤医院、河北医科大学第四医院、河南省肿瘤医院、四川省肿瘤医院。

本文件主要起草人：赫捷、沈洪兵、陈万青、陈可欣、周宝森、李霓、胡志斌、王勇、李静、王翔、王靖、马飞、李江、田金徽、贺宇彤、颜仕鹏、孙喜斌、李博。

引　言

　　2015 年,我国肿瘤登记地区女性乳腺癌位居我国女性癌症发病谱首位,癌症死亡谱第 5 位。提高早期乳腺癌及其癌前病变的检出率并进行及时有效的治疗是提高乳腺癌预后、降低乳腺癌死亡率的重要措施。我国政府现开展了多个包括乳腺癌筛查在内的国家重大公共卫生服务项目,如城市癌症早诊早治项目、全国农村妇女"两癌"筛查项目等,均取得显著效果。然而,目前筛查指导证据中的高质量研究大多来自于西方国家。由于我国女性的乳房生理特征及乳腺癌流行特点与西方国家有较大不同,不能照搬国外经验。因此,亟需建立我国乳腺癌筛查标准,规范癌症筛查与早诊早治技术,提高癌症筛查的科学性、可行性和适用性,降低癌症治疗成本,提升社会效益与经济效益,提高癌症筛查服务的均质化和同质化。

中国女性乳腺癌筛查标准

1 范围

本文件规定了乳腺癌筛查过程中筛查人群、筛查措施、筛查检查要求与结果分类、筛查结果管理与随访流程、筛查组织管理要求、筛查质量控制与乳腺癌筛查资源库建立及管理的基本原则。

本文件适用于全国各级医疗机构开展乳腺癌筛查。

2 规范性引用文件

下列文件中的内容通过文中的规范性引用而构成本文件必不可少的条款。其中，注日期的引用文件，仅该日期对应的版本适用于本文件；不注日期的引用文件，其最新版本（包括所有的修改单）适用于本文件。

GB/T 37864—2019 生物样本库质量和能力通用要求

T/CPMA 001—2018 大型人群队列研究数据处理技术规范

T/CPMA 002—2019 大型人群队列终点事件长期随访技术规范

3 缩略语

下列缩略语适用本文件。

BI-RADS:乳腺影像报告及数据系统(Breast Imaging Reporting and Data System)

DICOM:医学数字成像与通信(Digital Imaging and Communications in Medicine)

4 筛查人群

4.1 45岁～70岁的一般风险人群应进行乳腺癌筛查。乳腺癌一般风险女性即除了乳腺癌高风险人群（定义见4.2）以外的所有适龄女性。

4.2 高风险人群宜从40岁开始进行乳腺癌筛查，符合下列a)、b)和c)任意条件的女性为乳腺癌高风险人群。

    a) 具有遗传家族史，即具备以下任意一项者：

        1) 一级亲属有乳腺癌或卵巢癌史；

        2) 二级亲属50岁前，患乳腺癌2人及以上；

        3) 二级亲属50岁前，患卵巢癌2人及以上；

        4) 至少1位一级亲属携带已知BRCA1/2基因致病性遗传突变；或自身携带BRCA1/2基因致病性遗传突变。

    b) 具备以下任意一项者：

        1) 月经初潮年龄不大于12岁；

        2) 绝经年龄不小于55岁；

        3) 有乳腺活检史或乳腺良性疾病手术史，或病理证实的乳腺（小叶或导管）不典型增生病史；

        4) 使用"雌孕激素联合"的激素替代治疗不少于半年；

      5）45 岁后乳腺 X 线检查提示乳腺实质（或乳房密度）类型为不均匀致密性或致密性。

  c）具备以下任意两项者：

      1）无哺乳史或哺乳时间短于 4 个月；

      2）无活产史（含从未生育、流产、死胎）或初次活产年龄不小于 30 岁；

      3）仅使用"雌激素"的激素替代治疗不少于半年；

      4）流产（含自然流产和人工流产）不少于 2 次。

注 1：一级亲属指母亲、女儿以及姐妹。

注 2：二级亲属指姑、姨、祖母和外祖母。

5 筛查措施

5.1 一般风险人群

一般风险人群的筛查措施为：

a）每 1 年～2 年应进行一次乳腺超声检查；

b）如不具备乳腺超声检查条件，宜使用乳腺 X 线摄影检查。

5.2 高风险人群

高风险人群的筛查措施为：

a）每年应进行一次乳腺超声联合乳腺 X 线摄影检查；

b）对于不具备乳腺 X 线摄影检查条件的地区，宜选择乳腺超声进行检查；

c）对于检测为 BRCA1/2 突变携带者，宜使用乳腺超声联合乳腺 X 线摄影进行检查后，加用乳腺核磁检查。

6 筛查检查要求与结果分类

6.1 检查要求

筛查仪器与操作要求应符合附录 A 的规定。

6.2 诊断结果分类

6.2.1 乳腺 X 线摄影诊断结果分类

乳腺 X 线摄影诊断依据宜按附录 B 对影像诊断结果进行记录、分析。结果诊断依据宜按下列规定进行评估分类。

  a）BI-RADS 0：现有影像未能完成评价，需要增加其他影像检查，包括加压点片、加压放大、加拍其他体位，或行超声检查；

  b）BI-RADS 1：正常，乳腺 X 线摄片无异常发现。恶性可能性 0％；

  c）BI-RADS 2：良性发现，存在明确的良性改变，无恶性征象。恶性可能性 0％；

  d）BI-RADS 3：良性可能大的病灶。恶性可能性大于 0％但不大于 2％；

  e）BI-RADS 4：可疑恶性的病灶，但不具备典型的恶性征象。恶性可能性大于 2％但小于 95％；

      1）BI-RADS 4A：低度疑似恶性，恶性可能性大于 2％但不大于 10％；

      2）BI-RADS 4B：中度疑似恶性，恶性可能性大于 10％但不大于 50％；

      3）BI-RADS 4C：高度疑似恶性，恶性可能性大于 50％但小于 95％。

  f）BI-RADS 5：高度提示恶性的病灶，有典型乳腺癌的影像学特征，恶性可能性不小于 95％。

注：附录 B 为采用美国放射学会（American College of Radiology，ACR）制定并为国际广泛采用的乳腺影像报告及数据系统（BI-RADS）对影像诊断结果进行记录、分析。

6.2.2 乳腺超声诊断结果分类

乳腺超声诊断依据宜按附录 B 对影像诊断结果进行记录、分析，结果诊断依据宜按下列规定进行评估分类。

a) BI-RADS 0：超声获得的诊断信息不完整，无法评价，需召回患者，建议其行其他影像学检查如乳腺核磁、乳腺 X 线后再评估；

b) BI-RADS 1：阴性，超声上无异常发现。恶性可能性 0%；

c) BI-RADS 2：良性病变，存在明确的良性改变，无恶性征象。恶性可能性 0%；

d) BI-RADS 3：良性可能大的病灶。恶性可能性大于 0% 但不大于 2%；

e) BI-RADS 4：可疑恶性的病灶，但不具备典型的恶性征象。恶性可能性大于 2% 但小于 95%；

    1) BI-RADS 4A：低度疑似恶性，恶性可能性大于 2% 但不大于 10%；

    2) BI-RADS 4B：中度疑似恶性，恶性可能性大于 10% 但不大于 50%；

    3) BI-RADS 4C：高度疑似恶性，恶性可能性大于 50% 但小于 95%。

f) BI-RADS 5：高度提示恶性的病灶，有典型乳腺癌的影像学特征。恶性可能性不小于 95%。

注：附录 B 超声评估分类参照美国国家综合癌症网络（National Comprehensive Cancer Network，NCCN）筛查及美国放射学会（ACR）提出的 BI-RADS 分类标准。

7 结果管理与随访流程

7.1 结果管理

筛查结果按下列规定进行管理：

a) BI-RADS 1 和 BI-RADS 2：无需特殊处理；

b) BI-RADS 3：乳腺 X 线摄影评估为 BI-RADS 3，宜在此后 6 个月时对病灶侧乳腺进行乳腺 X 线摄影复查，第 12 个月与第 24 个月时对双侧乳腺进行乳腺 X 线摄影复查。如果病灶保持稳定，则可继续复查；2 年～3 年随访无变化者可以降为 BI-RADS 2，如果复查过程中病灶消失或缩小，可直接评估为 BI-RADS 2 或 BI-RADS 1。若复查过程中病灶有可疑发现，应考虑活检。乳腺超声评估为 BI-RADS 3，宜 3 月～6 月行乳腺超声复查，2 年随访无变化者可降为 BI-RADS 2；

c) BI-RADS 4A：应进一步影像检查，必要时活检；

d) BI-RADS 4B：应进一步影像检查，宜进行活检；

e) BI-RADS 4C 和 BI-RADS 5：应进行活检。

7.2 随访流程

随访应符合下列规定：

a) 对筛查结果为 BI-RADS 4 和 BI-RADS 5 的受检者，通过电话、家访及医疗机构病案信息调取查阅等方式进行随访，获得每位筛查对象的最终诊断结果与结局信息；

b) 随访质量控制指标见第 9 章。

8 筛查组织管理要求

8.1 筛查流程图

筛查流程图参见附录 C。

8.2 知情同意的程序

8.2.1 所有参加筛查者在自愿的原则下签署知情同意书,签署知情同意书前,需要向拟参加筛查的对象说明筛查的相关情况,回答筛查对象的问题。

8.2.2 知情同意书的内容应至少包括:

a) 筛查目的;

b) 筛查意义;

c) 筛查过程;

d) 参加筛查可能获得的益处和风险;

e) 筛查费用;

f) 保密原则和自愿原则;

g) 签字及日期。

8.3 风险评估场所及工作人员要求

8.3.1 进行乳腺癌筛查时,应首先通过流行病学问卷调查对人群进行风险评估。问卷内容宜按附录 D 所列内容进行调查。

8.3.2 风险评估可在医疗机构进行;也可通过信息化技术为居民提供自评服务,并由医疗机构工作人员予以必要的咨询和解答。

8.3.3 负责风险评估的人员应接受权威机构组织的乳腺癌筛查相关专业知识培训后上岗。

8.4 筛查医疗机构及工作人员要求

8.4.1 承担乳腺癌筛查的医疗机构要求

承担乳腺癌筛查的医疗机构要求如下:

a) 具有乳腺癌筛查、诊断和(或)治疗能力;

b) 乳腺超声及乳腺 X 线摄影仪器符合筛查要求,并定期由专人维护与校准。

8.4.2 筛查工作人员要求

应由多学科人员共同合作,应包括流行病学、影像科、乳腺外科、肿瘤科、检验科和病理科等筛查相关学科医生及工作人员;同时应配备人员对筛查对象的随访复查结果进行跟踪,并将信息录入到计算机数据库和存档。

8.4.3 筛查诊断与操作工作人员要求

诊断与操作工作人员应符合下列规定:

a) 乳腺超声诊断医生:初查由超声专业工作满 5 年以上或高年资主治医师(3 年以上)进行,如遇到阳性病例应由副高级及以上职称医生复审。

b) 乳腺 X 线摄影操作技师:

1) 经过专业技术培训,取得乳腺 X 线摄影操作技师上岗证(国家或当地卫生健康委员会颁发);

2) 具有 2 年以上乳腺 X 线摄影工作经验,固定从事乳腺 X 线摄影工作者优先。

c) 乳腺 X 线摄影诊断医生:

1) 具有 5 年以上乳腺 X 线摄影诊断工作经验;

2) 如采取双阅片诊断模式,其中一名应为副高级及以上职称或专职工作 3 年以上的主治医师。

8.5 筛查设备要求

筛查设备应符合下列规定：
a) 乳腺X线摄影：乳腺X线摄影机（诊疗许可证校验合格），见附录A；
b) 乳腺超声：具备彩色超声诊断仪（高频线阵探头），见附录A。

9 质量控制

筛查质量控制应符合下列规定：
a) 风险评估、检查诊断及结果管理的工作人员应具备所需的工作资质和工作背景；
b) 定期由影像专业副高级及以上职称医生对筛查出的乳腺癌BI-RADS 4以上影像采取100％复阅，对其他采取1％抽检；
c) 乳腺X线摄影设备，应每年由有医疗设备检测资质的部门按行业标准进行状态检测，并取得合格证；
d) 硬拷贝成像相机、自动洗片机、增感屏、胶片及数字图像软阅读及阅读环境，应按设备质量评估程序进行质量管理；
e) 随访的质量控制宜参考T/CPMA 002—2019中的第7章"质量控制与评价"。

10 乳腺癌筛查资源库建立及管理

有条件的地区，宜建立乳腺癌筛查资源库，应包含筛查数据库、影像资料库和生物样本库。宜按以下要求建立：
a) 筛查数据库应包括风险评估数据、乳腺癌筛查数据、临床诊疗数据和随访数据。数据的类型和隐私保护宜参考T/CPMA 001—2018中的第4章"大型队列研究数据隐私保护"；
b) 应包括乳腺超声和（或）乳腺X线摄影的图像，乳腺超声提供DICOM和JPG格式的所有图像，乳腺X线摄影提供DICOM格式双侧共4张图像；
c) 对于参加筛查者，宜采集和存储血液样本；BI-RADS 4和BI-RADS 5需要活检者，应在有活检条件的医疗机构进行活检，并存储组织样本等。生物样本的采集、运输和存储宜参考GB/T 37864—2019中的要求。

附　录　A
（规范性）
筛查仪器与操作要求

A.1　乳腺 X 线摄影

A.1.1　乳腺 X 线摄影机（诊疗许可证校验合格）

a)　乳腺 X 线摄影：数字采集成像系统（50 微米像素 CR/DR）＋乳腺 X 线摄影专用激光打印系统；

b)　可调亮度、带遮幅装置的高亮度观片灯（最高亮度不低于 3 000 cd/m²），CR/DR 软阅读/3-5M 竖屏；

c)　成像质量检测相关乳腺模体。

A.1.2　操作要求

A.1.2.1　照射前准备

照射前应向接受检查者仔细说明照射过程中涉及步骤及环节，要求受检者予以配合。

A.1.2.2　照射体位

常规投照体位为双侧内外侧斜位（mediolateral oblique，MLO 位）及头尾位（craniocaudal，CC 位），MLO 位片和 CC 位片应符合下列规定：

a)　MLO 位片显示为：乳房被推向前上，乳腺实质充分展开，胸大肌可见，较松弛，下缘达乳头水平，乳头在切线位，部分腹壁包括在片中，但与下部乳腺分开，绝大部分乳腺实质显示在片中；

b)　CC 位片显示为：乳房在片子的中央，乳头在切线位，小部分胸大肌可见，应包含全部内象限，外侧乳腺组织大部分显示，可能少部分不能包括在图像中。

A.1.2.3　补充投照体位和投照技术

对于 MLO 位及 CC 位显示不良或未包全的乳腺实质，可以根据病灶位置的不同选择：外内侧（lateromedial，LM）位、内外侧（mediolateral，ML）位、内侧头尾（medial craniocaudal，MCC）位、外侧头尾（lateral craniocaudal，LCC）位及乳沟位进行补充。可进一步采用特殊摄影技术评价在上述常规摄影中显示出的异常改变。可在任何投照位上进行局部加压摄影、放大摄影或局部加压放大摄影，进一步显示病灶和明确病变性质。

A.2　乳腺超声

A.2.1　设备要求

A.2.1.1　具备彩色超声诊断仪（高频线阵探头），探头频率为（7.5～12.0）MHz，有条件时可用到 15.0 MHz，但对于乳腺组织过厚或有假体时，可适当降低探头频率。

A.2.1.2　超声探头和频率的选择原则是在保证足够探查深度的前提下，尽量提高频率，保证超声图像的分辨率。

A.2.2　操作要求

操作要求如下：

a) 检查部分及方式

1) 检查时患侧手臂尽量上抬外展，充分暴露乳房及腋下，探头直接放在乳房表面，对乳头、乳晕及乳房外上、外下、内上、内下 4 个象限进行全面扫查，次序可由操作者自行确定；

2) 扫查方式包括放射状、反放射状、旋转式和平行移动等，可根据接受检查者的习惯选择。检查范围应全面，不应漏检，同时应检查腋下淋巴结情况。

b) 检查内容及测量方式

1) 检查时应先对乳腺及周围组织进行全面的常规二维超声检查，然后对发现病灶的区域进行重点的二维超声检查，检查的内容包括：病灶的位置、大小或范围的测定，边界、边缘、形状、内部及后方回声、钙化和周围组织包括皮肤、胸肌及韧带等结构的变化等。病灶的大小或范围的测量应选取其最大平面，测量两条互相垂直的最长径线，然后在与此切面垂直的最大平面上测量第三个径线；

2) 测量时，游标应该放置在病灶边缘的外侧，病灶边界清晰时按照边界测量，肿块边界模糊时，应该根据肿块的最大边缘部分或周边的声晕测量。在二维声像图的基础上应辅助彩色及能量多普勒超声检查，观察彩色血流的走向及分布并在多普勒频谱上测量各种血流参数。在具备条件的情况下，可采用三维重建成像、弹性成像和造影增强对比成像等技术，观察病灶和乳腺组织的硬度变化、空间关系和血管分布，了解病灶和组织的质地变化和血流灌注情况。

附　录　B

（资料性）

影像诊断依据

B.1 乳腺影像诊断相关定义

B.1.1 乳腺实质（或称乳房密度）类型

乳腺实质类型分为：
a) 脂肪型；
b) 散在纤维腺体型；
c) 不均匀致密型（可能掩盖小肿块）；
d) 致密型（降低乳腺癌检出的敏感性）。

B.1.2 异常征象

异常征象有肿块、钙化、结构扭曲、不对称、乳腺内淋巴结、皮肤病变、单侧扩张的导管及伴随征象。

B.1.2.1 肿块

肿块为在两个不同投照位置均可见的占位性病变，按下列内容进行描述。
a) 形状：圆形、卵圆形、不规则形；
b) 边缘：
   1) 清晰：至少75％的肿块边界与周围正常组织分界清晰、锐利，其余部分边缘可被周围腺体遮盖，但无浸润或毛刺征象。若任何边缘有浸润或毛刺的肿块，应判断为下述4)或5)；
   2) 遮蔽状：肿块被重叠或邻近的正常组织遮盖，无法对其作进一步判断，阅片医师认为这个肿块的边界是清晰的，只是被周围腺体遮盖；
   3) 微小分叶：边缘呈小波浪状改变；
   4) 浸润：病灶本身向周围浸润而引起的边界不规则，而不是由于周围腺体遮盖所致；
   5) 毛刺：从肿块边缘发出的放射状线影。
c) 密度：与肿块周围相同体积的乳腺组织相比较，可分为高密度、等密度、低密度（不含脂肪）和含脂肪密度。

B.1.2.2 钙化

钙化的形态和分布描述为：
a) 形态：
   1) 典型良性钙化：包括：皮肤钙化、血管钙化、粗大或爆米花样钙化、大杆状钙化、圆形钙化、环形钙化、营养不良性钙化、钙乳的钙化和缝线钙化等；
   2) 可疑形态钙化：包括不定形或模糊不清的钙化、粗大不均质钙化、细小多形性钙化（直径常小于0.5 mm）、细线样或细线分支样钙化；后者常提示被乳腺癌侵犯的导管腔内钙化。
b) 典型良性钙化不用描述其分布，可疑钙化的分布描述为：
   1) 弥漫分布；
   2) 区域性分布：较大范围内分布的钙化，不符合导管分布，常大于2 cm²，这种钙化分布的性质应结合形态综合考虑；

3) 簇群分布:指至少有 5 枚钙化占据较少的范围内(小于 1 cm²),更多钙化成堆聚集,范围在 2 cm²;

4) 线样分布:钙化排列成线状,位于导管内;

5) 段样分布:源于一个导管及其分支。

B.1.2.3 结构扭曲

正常结构被扭曲但无明确的肿块可见,包括从一点发出的放射状影和局灶性收缩,或者在实质的边缘扭曲。

B.1.2.4 不对称

不对称征象按下列内容进行描述:

a) 结构不对称:仅在一个投照位置上可见的纤维腺体组织,大部分是正常腺体组织的重叠所致;

b) 整体不对称:较大范围腺体的不对称,至少达 1 个象限,不伴有其他征象,多为正常变异。但当与临床触及的异常相吻合时,则可能有意义;

c) 局灶性不对称:两个投照位置均显示且表现相仿,但缺少真性肿块特有的外凸边缘改变,常为内凹,较球形不对称范围小。它可能代表的是 1 个正常的腺体岛(尤其当其中含有脂肪时)。但在缺乏特征性的良性征象时,往往需要对其做进一步检查,由此可能会显示 1 个真性肿块或明显的结构扭曲改变;

d) 进展性不对称:新发、增大的或比以前更明显的局灶性不对称。

B.1.2.5 乳腺内淋巴结

乳腺内淋巴结典型表现为肾形,肉眼可见淋巴结门脂肪所致的透亮切迹,常小于 1 cm。当淋巴结较大,但其大部分为脂肪替代时,仍为良性改变。可以是多个,也可能是 1 个淋巴结由于明显的脂肪替代看上去像多个圆形结节影。对于乳腺外上部的特征性改变可以作出正确诊断。偶尔也可出现在其他区域,多与静脉伴行。

B.1.2.6 皮肤病变

皮肤病变投照在乳腺组织内,尤其是两个投照体位都有显示的时候,应在评估报告中提及。摄片的技术员应在皮肤病变处放一个不透 X 线的标志。

B.1.2.7 单侧扩张的导管

管状或分支样结构可能代表扩张或增粗的导管。

B.1.2.8 相关伴随征象

B.1.3 病灶部位

病灶描述为:

a) 部位:注明左侧和/或右侧;

b) 象限及钟面标明:外上象限、内上象限、外下象限、内下象限、乳晕下、中央区、腋尾;

c) 深度:自乳头向后,用前、中、后 1/3 描述深度;

d) 注明病灶距乳头的距离。

B.2 乳腺 X 线摄影诊断评估分类

乳腺 X 线摄影的诊断评估分类应符合表 B.1 的规定。

表 B.1　乳腺 X 线摄影的诊断评估分类

分类	描述	恶性可能性
BI-RADS 0	现有影像未能完成评价,需要增加其他影像检查,包括加压点片、加压放大、加拍其他体位,或行超声检查	—
BI-RADS 1	正常,乳腺 X 线摄片无异常发现	0%
BI-RADS 2	良性发现,存在明确的良性改变,无恶性征象	0%
BI-RADS 3	良性可能大的病灶	0%＜X≤2%
BI-RADS 4	可疑恶性的病灶,但不具备典型的恶性征象	2%＜X＜95%
BI-RADS 4A	低度疑似恶性	2%＜X≤10%
BI-RADS 4B	中度疑似恶性	10%＜X≤50%
BI-RADS 4C	高度疑似恶性	50%＜X＜95%
BI-RADS 5	高度提示恶性的病灶,有典型乳腺癌的影像学特征	X≥95%
注:"—"表述不适用,"X"表示恶性可能性。		

B.3　乳腺超声诊断评估分类

乳腺超声的诊断评估分类应符合表 B.2 的规定。

表 B.2　乳腺超声的诊断评估分类

分类	描述	恶性可能性
BI-RADS 0	超声获得的诊断信息不完整,无法评价,需召回患者,建议其行其他影像学检查如乳腺 MRI、乳腺 X 线后再评估	—
BI-RADS 1	阴性,超声上无异常发现,即乳腺超声显示乳腺结构清晰,无肿块、无皮肤增厚、无微钙化等(如果发现有乳内淋巴结、腋前淋巴结,但淋巴结形态无异常,显示淋巴门,均视为正常淋巴结,也属于 1 类)	0%
BI-RADS 2	良性病变,包括乳腺良性肿块(单纯囊肿、积乳囊肿、随访后无改变的纤维腺瘤、纤维脂肪腺瘤、脂肪瘤),肯定的良性钙化,乳腺假体植入等	0%
BI-RADS 3	良性可能性大。新发现的纤维腺瘤、囊性腺病、瘤样增生结节(属不确定类)、未扪及的多发复杂囊肿或簇状囊肿、病理明确的乳腺炎症及恶性病变的术后早期随访都可归于该类 3 类建议行短期随访(每 3 个～6 个月 1 次),2 年随访无变化者可以降为 2 类	0%＜X≤2%
BI-RADS 4	可疑恶性。建议行病理学检查(如细针抽吸细胞学检查、穿刺组织活检、手术活检)以明确诊断	2%＜X＜95%
BI-RADS 4A	低度可疑恶性。病理报告结果一般为非恶性,在获得良性的活检或细胞学检查结果后应进行 6 个月或常规的随访。例如可扪及的、局部界限清楚的实质性肿块,超声特征提示为纤维腺瘤;可扪及的复杂囊肿或可能的脓肿	2%＜X≤10%

表 B.2　乳腺超声的诊断评估分类（续）

分类	描述	恶性可能性
BI-RADS 4B	中度可疑恶性。属于这个分级的病灶放射和病理有紧密相关。部分界限清楚部分界限不清的纤维腺瘤或脂肪坏死可进行随访,但乳头状瘤则可能需要切除活检	10％＜X≤50％
BI-RADS 4C	高度疑似恶性,但非5级典型恶性。例如边界不清的不规则实质性肿块或新出现的簇状细小多形性钙化。该级病灶很可能会是恶性的结果	50％＜X＜95％
BI-RADS 5	高度提示恶性的病灶,有典型乳腺癌的影像学特征包括:毛刺、成角(锯齿)、分支形式(蟹足)、微小叶、微钙化、厚壁声晕、纵横比大于1、后场衰减等。5类建议在无禁忌症的情况下先行活检,如穿刺活检或手术切除活检,然后行临床处理	X≥95％
注:"—"表述不适用,"X"表示恶性可能性。		

附　录　C
（资料性）
乳腺癌筛查流程

乳腺癌筛查流程见图 C.1。

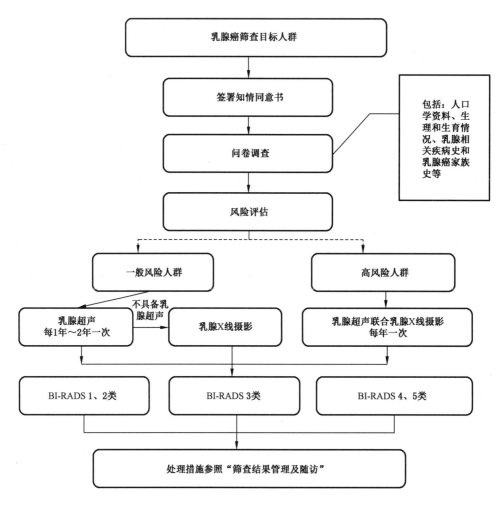

图 C.1　乳腺癌筛查流程图

附　录　D

（资料性）

乳腺癌风险评估问卷

以下为乳腺癌风险评估可参考内容。

姓名：＿＿＿＿＿＿＿＿

出生日期：＿＿＿＿＿年＿＿＿＿＿月＿＿＿＿＿日（请填写阳历生日）

籍贯：＿＿＿＿＿省＿＿＿＿市＿＿＿＿县（区）

民族：1.汉族　2.蒙古族　3.回族　4.满族　5.壮族　6.维吾尔族　7.哈萨克族　8.其他,请注明＿＿＿＿

身份证号：＿＿＿＿＿＿＿＿＿＿＿＿＿＿

本人联系电话：＿＿＿＿＿＿＿＿＿＿＿＿＿＿＿（手机）；＿＿＿＿＿＿＿＿＿＿＿＿＿＿＿（座机）

联系人1电话：＿＿＿＿＿＿＿＿＿＿＿＿（手机）联系人2电话：＿＿＿＿＿＿＿＿＿＿＿（手机）

常住地址：＿＿＿＿＿＿＿＿＿＿＿＿＿＿＿　工作单位：＿＿＿＿＿＿＿＿＿＿＿＿＿

1. 生理和生育情况
1.1 您的首次月经年龄是(周岁)?
1.2 您是否已绝闭经?0. 否　1. 是 1.2.1 若是,停经年龄(周岁)
1.3 您是否使用激素替代治疗 ?0. 否 1. 是,仅雌激素(如更宝芬、补佳乐、协坤、维尼安、更乐、倍美力、得美素、欧适可、松奇、康美华、尼尔雌醇等) 2. 是,雌孕激素联合(如诺康律、诺更宁、克龄蒙、倍美安、倍美盈等) 1.3.1 若是,使用年数
1.4 您是否有活产史?0. 否(未生育、流产、死胎均包括)　1. 是 1.4.1 若是,初次活产年龄(周岁)
1.5 您是否有哺乳史?0. 否　1. 是 1.5.1 若是,累计哺乳月数(不足1月按1月计)
2. 乳腺相关疾病史
2.1 您是否曾有乳腺活检史或乳腺良性疾病手术史?0. 否　1. 是 2.1.1 若是,请注明次数
2.2 您是否曾进行过BRCA基因检测,结果显示携带有BRCA1/2基因致病性遗传突变0. 否　1. 是
2.3 您是否曾进行过乳腺X线摄影,显示为乳腺实质(或乳房密度)类型为不均匀致密性或致密性0. 否　1. 是
3. 乳腺癌家族史
3.1 您是否有一级亲属(母亲、姐妹及女儿)曾患乳腺癌?　0. 否　1. 是
3.2 您是否有一级亲属(母亲、姐妹及女儿)曾患卵巢癌?　0. 否　1. 是
3.3 您是否有二级亲属(祖母、外祖母及姑姨)50 岁前曾患乳腺癌?　0. 否　1. 是 3.3.1 若是,请注明人数
3.4 您是否有二级亲属(祖母、外祖母及姑姨)50 岁前曾患卵巢癌?　0. 否　1. 是 3.4.1 若是,请注明人数
填写人签字：＿＿＿＿＿＿＿＿＿＿＿＿ 填写日期：＿＿＿＿＿＿＿＿＿＿＿＿

ICS 11.020
CCS C 01

团 体 标 准

T/CPMA 015.1—2020

出生队列技术规范
第 1 部分：现场调查

Birth cohort technical specification—

Part 1：Field survey

2020-12-30 发布

2021-05-01 实施

中华预防医学会　　发　布

前　　言

本文件按照 GB/T 1.1—2020《标准化工作导则　第 1 部分:标准化文件的结构和起草规则》的规定起草。

本文件是 T/CPMA 015《出生队列技术规范》的第 1 部分。T/CPMA 015 已经发布了以下部分:

——第 1 部分:现场调查;

——第 2 部分:长期随访;

——第 3 部分:成员信息系统。

本文件由南京医科大学提出。

本文件由中华预防医学会归口。

本文件起草单位:南京医科大学、北京大学第三医院、山东大学。

本文件主要起草人:胡志斌、沈洪兵、乔杰、陈子江、夏彦恺、李红、李蓉、颜军昊、吴炜。

引　言

　　出生队列研究的现场调查围绕研究人群的环境、遗传、生活行为习惯等因素和生殖健康相关结局开展信息和生物样本采集,是出生队列建设不可或缺的重要基础。本文件就出生队列研究现场调查中的机构设置、现场准备、队列编码体系、研究对象招募及质量控制等主要工作制定规范。

出生队列技术规范
第1部分：现场调查

1 范围

本文件规定了出生队列现场调查中的机构设置、现场准备、队列编码体系、研究对象招募及质量控制等主要工作场景。

本文件适用于出生队列研究开展现场调查工作，其他类型的流行病学研究涉及研究对象招募、基础信息登记和问卷调查等方面工作可参照使用。

2 规范性引用文件

下列文件中的内容通过文中的规范性引用而构成本文件必不可少的条款。其中，注日期的引用文件，仅该日期对应的版本适用于本文件；不注日期的引用文件，其最新版本（包括所有的修改单）适用于本文件。

T/CPMA 001—2019 大型人群队列现场调查管理技术规范

3 术语和定义

下列术语和定义适用于本文件。

3.1

队列 cohort

流行病学研究中，需要进行随访的某一特定人群。

3.2

队列研究 cohort study

根据具体研究目标，将某一特定人群按是否暴露于某可疑因素及其暴露程度分为不同的亚组，追踪观察两组或多组成员结局发生的情况，比较各亚组之间结局发生率的差异，从而判定这些因素与结局之间有无因果关联及关联程度的一种观察性研究方法。

3.3

出生队列 birth cohort

为采集特定范围的夫妻双方孕前、孕期、产后和子代生长发育不同阶段的多时点暴露数据、表型数据、结局数据和生物样本而建立的以家庭为基本招募和随访单元的队列。

3.4

自然妊娠出生队列 natural pregnancy birth cohort

未借助体外受精—胚胎移植或人工授精治疗等辅助生殖技术而自然妊娠的夫妇及其子代所组成的人群队列。

3.5

辅助生殖出生队列 assisted reproductive birth cohort

通过体外受精—胚胎移植或人工授精治疗等辅助生殖技术实现妊娠的夫妇及其子代所组成的人群队列。

3.6

现场调查 field survey

按照一定规范,经过培训的调查人员在现场采用入户调查、拦截调查和观察法,或在远程采用电话调查、邮寄问卷、电子邮件和网上调查等多种方式针对研究对象完成信息收集的调查工作。

4 机构设置

4.1 委员会设置

4.1.1 专家委员会

专家委员会职责如下:

a) 审查和批准出生队列建设和研究方案;

b) 审查和批准出生队列建设和研究项目管理文件;

c) 审查和评价出生队列研究进展;

d) 审查和批准出生队列研究预算和筹资;

e) 规划和批准数据分析和发布计划,并定期监督其进展情况。

4.1.2 伦理委员会

伦理委员会审查涉及人的生物医学研究项目的科学性和伦理问题。

4.1.3 其他

出生队列现场调查可根据需要建立其他专项委员会。

4.2 办公室设置

大型出生队列研究应设置项目办公室,负责组织、协调、监督及完成出生队列建设的各项任务。

5 现场准备

5.1 现场要求

现场调查可参照 T/CPMA 001—2019 并结合自身队列特色准备现场。

5.1.1 现场类型

出生队列招募现场可包括以下类型:

a) 社区卫生服务中心;

b) 妇产医院或妇幼保健院;

c) 综合性医院。

5.1.2 现场条件

现场选取宜符合下列条件:

a) 交通便利;

b) 具备电脑和网络等基本条件;

c) 具备开展样本基本处理(离心、分装、冻存)的场地条件;

d) 开展调查面访的场所安静、舒适,并具备隐私保护条件。

5.2 设备配置

5.2.1 现场设备

可包括宣传材料、纸质调查表、平板电脑、电脑、打印机等。

5.2.2 生物样本处理及储存转运设备

主要包括冷藏箱、低温冰箱、超净工作台、离心机等。

5.3 人员设置

5.3.1 人员要求

队列现场调查人员宜具备医学背景或经过队列建设相关专业培训并通过考核。

5.3.2 人员分类

根据岗位设置和工作职责,队列现场调查人员可分为下列类型:
a) 招募专职人员负责研究对象的宣教、常见问题解答、基本信息录入等工作;
b) 样本处理专职人员负责对出生队列现场涉及的各类生物样本进行处理、标签打印、入库、耗材管理、实验室安全维护等工作;
c) 问卷调查专职人员负责对出生队列研究对象进行问卷调查;
d) 质量控制专职人员负责现场调查的质量控制,覆盖队列现场管理、信息采集和样本采集等各个环节;
e) 兼职医护人员主要辅助队列专职人员完成招募宣传、临床样本采集、孕期和子代随访等工作。

5.4 队列标志

可设计出生队列专属标志,用于文档材料、纪念品、网页等环节,也可制作贴纸、标签等队列专属标志,便于在出生队列调查和随访中辨识研究对象。

5.5 材料宣传

5.5.1 宣传形式

宜采用招募对象易于接受的宣传形式。可采用的宣传形式包括:
a) 诊室挂牌、宣传海报、易拉宝、视频展播等;
b) 队列专用宣传网站、微信公众号等网络宣传;
c) 所在招募医院的网站、微信公众号等官方宣传;
d) 向研究对象进行面对面宣传。

5.5.2 宣传内容

宣传内容可包括以下几个方面:
a) 出生队列的研究目的、意义和内容;
b) 参与研究需配合完成的工作,包括采集的信息和生物样本类型;
c) 可能的风险和受益;
d) 参与和退出队列的方式。

5.6 宣教活动

5.6.1 宣教地点

宣教活动由专门的宣教人员面对面向研究对象进行出生队列介绍和常见问题解答,宜在招募所在社区或医院提供的出生队列专用诊室/区域进行。

5.6.2 宣教要求

宣教要求如下:

a) 向招募对象如实介绍宣教内容;

b) 宣教内容通俗而全面,易于让招募对象理解和接受;

c) 宣教内容根据实际情况及时更新。

5.7 应急预案

现场调查前应提前做好应急准备,包括紧急供电设备、纸质调查问卷、纸质登记表格、生物样本紧急转运及储存设备等。

6 队列编码体系

6.1 编码单元组成

6.1.1 成员编码单元

成员编码单元组成可包括以下部分:

a) 研究机构所在实施现场和(或)研究机构编码,可由 2～3 位字母或数字组成;

b) 家庭编码,可按照家庭招募入组的时间顺序流水号确定,位数根据队列建设规模确定;

c) 家庭成员编码,代表夫妻双方和子代,可由 1～2 位字母或数字组成;

d) 辅助生殖治疗周期(只针对辅助生殖妊娠的夫妻双方及其子代),可由 1～2 位字母或数字组成。

6.1.2 问卷编码单元

问卷编码单元组成可包括以下部分:

a) 6.1.1 中所述的成员编码单元;

b) 问卷类型编码,可根据调查内容、调查方式或调查对象等不同属性对问卷的类型划分,可由 1 位字母或数字组成;

c) 随访时间点编码,预先规定的问卷调查应完成的随访时间点,可由 1～2 位字母或数字组成。

6.1.3 生物样本编码单元

生物样本编码单元组成可包括以下部分:

a) 6.1.1 中所述的成员编码单元;

b) 样本类型编码,根据所采集的生物样本类型赋予不同编码,可由 1～2 位字母或数字组成;

c) 采集时间点编码,根据样本采集的随访时间点赋予编码,可由 1～2 位字母或数字组成;

d) 样本管次或份次编码,根据样本在冻存之前所分装的管次或份次赋予编码,可由 1～2 位数字组成;

e) 样本衍生物类型(如 DNA、RNA 等)编码,可由 1～2 位字母或数字组成;

    f)   样本衍生物管次编码,可由1～2位字母或数字组成。

6.2 编码的组合方式

编码的组合方式如下:

a)   问卷调查编码和生物样本编码应包含成员编码的各单元;

b)   各编码单元的位数确定应遵循最短化原则,即在满足识别需求的情况下,编码单元和编码总长度均应尽可能简短。

7 研究对象招募

7.1 发放宣传材料

向拟招募人群发放宣传材料并进行宣教。

7.2 知情同意书

7.2.1 知情同意书内容

知情同意书内容需根据不同中心实际情况制定,内容可包括:

a)   本研究的背景及目的;

b)   招募研究对象标准,研究内容及实施流程;

c)   研究持续时间;

d)   可能的风险和受益;

e)   隐私保护;

f)   研究所需费用及补偿;

g)   研究中伤害的处理;

h)   退出研究的途径;

i)   同意声明;

j)   研究对象签名。

7.2.2 知情同意书签署

7.2.2.1   有意向加入出生队列的研究对象在自愿原则下签署知情同意书。

7.2.2.2   在进行出生队列研究子代随访工作时,由儿童监护人签署知情同意书。

7.2.2.3   在出现受病情限制等情况时,研究对象应先签署授权委托书(签字或按指纹方式),由被委托人签署知情同意书。

7.2.3 注意事项

注意事项如下:

a)   有行为能力的研究对象均需签署知情同意书;

b)   从后续出生队列研究随访的可行性角度考虑,无行为能力的研究对象(新生儿及婴幼儿除外)不建议纳入;

c)   如在纳入阶段漏签知情同意书,则应尽快补签,并注明补签日期和相关解释;

d)   任何日期和签名的修改需具备合理的解释。

7.3 问卷调查

7.3.1   问卷调查内容如下:

a)　研究对象的基线信息,包括研究对象的年龄、性别、民族、出生年月日、职业、学历、家庭住址等;

b)　与研究设计和目的相关的环境、遗传、生活行为习惯等信息。

7.3.2 问卷设计要求如下:

a)　具有可靠性,可采用国际公认、行业内通用的调查问卷或量表,或经过信效度检验等方式验证的自行设计问卷或量表;

b)　具有可用性,需根据研究目的设置问卷条目,避免离题;

c)　做到命题准确,提问明晰,通俗易懂,便于回答等;

d)　避免将问题设置成具有暗示性或者具有诱导性的问题,不能使受访者产生主观臆断;

e)　需考虑家庭成员之间类似问题的一致性。

7.3.3 问卷调查方式如下:可采用纸质问卷或电子问卷进行调查。电子问卷可借助于台式电脑、平板电脑或手机等设备完成调查。

7.3.4 调查设备要求如下:

a)　调查场地宜提供无线或有线网络,保证平板或电脑正常联网,实现问卷下载和数据回传;

b)　调查场地宜配备应急用的纸质调查问卷,以备紧急情况下使用;

c)　平板和电脑应事先安装正确版本的调查问卷,能够正常使用且电量充足。

7.4　突发情况应对

突发情况应对如下:

a)　当发生紧急情况如无线网络断开或平板电脑无法运行等,可使用应急用的纸质调查问卷;

b)　若研究对象在现场问卷调查过程中不能或者不愿继续配合调查,可通过电话问卷方式进行后续调查。

7.5　调查后工作事项

7.5.1　调查材料整理

问卷调查专职人员负责整理纸质调查材料。

7.5.2　数据上传检查

问卷调查专职人员核实平板或电脑是否成功上传电子问卷数据,如果成功,则表示本次调查已经完成;如果未成功,则需要核查原因,并排除故障。

7.5.3　备份检查

问卷调查专职人员检查电子数据是否备份,为平板电脑充电保证电量充足等。

7.6　文件归档及保存

7.6.1　文件归档

文件归档要求如下:

a)　采集的数据保存形式主要包括纸质和电子两种,分别进行归档;

b)　纸质及电子文件归档时,标记清楚存储位置等信息;

c)　每个队列成员留存一份完整的健康档案,包括跟踪记录病史信息、体格检查信息、临床检验信息等,以实现出生队列研究后期的信息采集、跟踪随访等。

7.6.2　文件保存

7.6.2.1　研究相关纸质文件宜保存于封闭的上锁房间,做好防火、防水、防盗、防霉、防蛀等措施,宜将原始纸质资料扫描为电子文档保存。

7.6.2.2 电子文档由专人负责统一保存在安全的设备内。

8 质量控制

8.1 队列现场环境评价

可从以下方面对队列现场环境进行评价：

a) 现场整洁，秩序良好；

b) 项目标识和引导牌明确；

c) 实验台面、耗材摆放干净且整齐；

d) 文档资料记录完整，归档及时，保存妥当；

e) 电子数据安全和备份符合相关要求。

8.2 归档资料完整性检查

8.2.1 日常检查

现场调查当天产生的文件，包括知情同意书、基本信息登记表等及时整理、归档，宜在现场调查结束一个月之内完成归档。

8.2.2 质控检查

质量控制专职人员定期评估招募完成当天文档等归档资料的完整性和规范性。

8.3 关键条目信息完整性和准确性检查

8.3.1 逻辑检错

对基础信息采集关键条目，包括联系方式、身份信息、队列成员编码等设置逻辑检错功能，出现错误时进行提醒或禁止录入。

8.3.2 复查

可在现场随机抽取调查问卷，进行基础信息采集关键条目复查。

8.4 问卷调查完成率统计

采用表图等形式对所收集到的问卷总数及完成率进行统计，发现存在问题的随访节点，制定相应的措施进行改进。

8.5 调查问题完整性和准确性检查

8.5.1 逻辑校验题

可在问卷设计中设置数量不等的逻辑校验题，如设置前后高度相关题等。

8.5.2 录音核查

可在被调查者知情同意后，采用录音方式或现场随机抽取调查问卷进行问卷复查，及时发现问题并进行纠正。

8.6 问卷复核

质控员宜每天对调查问卷进行质控,如果现场条件不允许,则每周/每月随机抽取不低于5%的调查问卷进行复核,问卷复核不一致性应低于20%。

———————————

ICS 11.020
CCS C 01

团 体 标 准

T/CPMA 015.2—2020

出生队列技术规范
第 2 部分：长期随访

Birth cohort technical specification—
Part 2：Long term follow-up

2020-12-30 发布

2021-05-01 实施

中华预防医学会　　发 布

前　言

本文件按照 GB/T 1.1—2020《标准化工作导则　第 1 部分:标准化文件的结构和起草规则》的规定起草。

本文件是 T/CPMA 015《出生队列技术规范》的第 2 部分。T/CPMA 015 已经发布了以下部分:

——第 1 部分:现场调查;

——第 2 部分:长期随访;

——第 3 部分:成员信息系统。

本文件由南京医科大学提出。

本文件由中华预防医学会归口。

本文件起草单位:南京医科大学、北京大学第三医院、山东大学。

本文件主要起草人:胡志斌、沈洪兵、乔杰、陈子江、靳光付、陆春城、林苑、池霞、魏瑗、崔琳琳。

引　言

出生队列研究的长期随访围绕研究人群的环境、遗传、生活行为习惯等因素和生殖健康相关结局开展孕前、孕期、产后和子代生长发育不同阶段的长期、连续、动态的追踪随访,是出生队列研究工作的重要内容,也是出生队列研究取得成功的关键。本文件就出生队列长期随访、拒访和失访处理、研究对象依从性维护以及质量控制等主要工作制定规范。

出生队列技术规范
第2部分：长期随访

1 范围

本文件规定了出生队列长期随访中随访、拒访和失访处理、研究对象依从性维护以及质量控制等主要工作场景。

本文件适用于出生队列研究开展长期随访工作，其他类型的流行病学研究涉及随访、结局获取和队列维护等方面工作可参考使用。

2 规范性引用文件

下列文件中的内容通过文中的规范性引用而构成本文件必不可少的条款。其中，注日期的引用文件，仅该日期对应的版本适用于本文件；不注日期的引用文件，其最新版本（包括所有的修改单）适用于本文件。

T/CPMA 002—2019 大型人群队列终点事件长期随访技术规范

3 术语和定义

下列术语和定义适用于本文件。

3.1

长期随访 long term follow-up

对研究对象进行长期、连续、动态的追踪随访，全面收集整个过程中研究对象的人群基线信息、暴露因素和相应的结局信息（即健康状况、疾病或死亡事件的发生以及迁移和失访等资料）。

3.2

随访终点 end point

研究对象在随访期内出现了预期结局（包括出生、死亡、发病等）。随访终点具有针对性，可根据不同的结局确定。

3.3

失访 loss to follow-up

研究对象不能或不愿意参加随访，结局信息无法获取。

3.4

结局发生登记率 endpoint registration rate

实际登记结局人数和应登记结局人数的比值。

4 长期随访

4.1 随访方式及随访专职人员

4.1.1 随访方式

可通过面对面问卷调查、电话问卷调查、随访时医生进行体格检查、自媒体调查等方式进行随访。

结局信息还可通过医院信息系统、常见疾病监测系统等途径获取。

4.1.2 人员要求

随访专职人员宜具备医学背景或经过队列建设相关专业培训并通过考核。

4.2 随访时间点及随访内容

自然妊娠人群可从孕早期开始随访,辅助生殖妊娠人群可从孕前期开始随访。

4.2.1 孕前期

4.2.1.1 孕前随访时间宜选择辅助生殖治疗前、HCG 验孕时和 B 超验孕时。

4.2.1.2 孕前期问卷调查内容宜包括健康行为、膳食、膳食补充剂、心理健康状况、职业环境暴露、生殖生育史、疾病史、家族疾病史、用药史、膳食、理化环境、社会心理环境以及辅助生殖治疗、用药情况等。

4.2.1.3 随访结局主要包括配子质量、胚胎质量以及临床妊娠等。

4.2.2 孕期

4.2.2.1 孕期随访时间点主要包括:

　　a) 孕早期:自然妊娠队列随访时间为孕 15 周之前。辅助生殖队列随访时间为确认临床妊娠后,随访时间点一般为孕 6~12 周;

　　b) 孕中期:随访时间一般为孕 22~26 周,可与孕妇常规产检同步进行;

　　c) 孕晚期:随访时间一般为孕 30~34 周,可与孕妇常规产检同步进行。

4.2.2.2 孕期问卷调查内容可包括孕期症状、健康行为、膳食、膳食补充剂、心理健康状况、职业环境暴露、生殖生育史、疾病史和家族疾病史等。

4.2.2.3 孕期随访结局主要包括各个时期的妊娠合并症、妊娠并发症、妊娠结局以及孕期其他疾病诊疗情况等。

4.2.3 分娩期及产褥期

4.2.3.1 分娩期随访时间范围为自然分娩的产程或者剖宫产手术过程,产褥期随访时间为胎盘娩出至产后 42 天。通过电话问卷随访或医院信息系统获取分娩信息、产褥期信息、新生儿 1~3 天结局信息等。

4.2.3.2 产妇随访调查主要内容包括分娩孕周、体格检查情况、分娩方式、羊水情况、孕产妇产时情况和母体产后并发症等。

4.2.3.3 新生儿随访调查主要内容包括新生儿性别、出生体重、身长、1 分钟/5 分钟/10 分钟 Apgar 评分、出生缺陷、新生儿死亡、新生儿疾病及其用药(种类、剂量和持续时间)等。

4.2.4 子代出生后

4.2.4.1 子代可于出生后 42 天、3 个月、6 个月、12 个月、24 个月、36 个月及 36 个月后等时间点,可随访终生。

4.2.4.2 子代问卷调查内容可包括喂养情况、膳食补充剂、进食情况、口腔情况、大便情况、疾病情况、激素和抗生素使用、睡眠情况、抚养情况、户外活动和电子产品使用等。

4.2.4.3 可于 12 个月开始,邀约父母携子代至合作医院儿保科门诊或社区门诊进行随访及全面的体格检查和神经心理行为发育评估等,并可采集指尖血等生物样本。

4.2.4.4 子代儿童 36 个月龄后,可结合实际条件通过电话问卷、卫生系统登记数据查询或专项体检等方式继续开展生长发育情况的长期随访,根据研究目的可调整收集数据。

4.3 生物样本采集及存储

4.3.1 样本类型

可采集的生物样本包括成人静脉血液、尿液、卵泡液、精液、脐带血、胎盘、胎粪、儿童末梢血液等。

4.3.2 采集和存储

4.3.2.1 符合《中华人民共和国人类遗传资源管理条例》的规定。

4.3.2.2 应按照规范化的流程进行采集、处理、转运及存储。

4.3.2.3 宜在各个随访节点当天完成样本采集。

5 拒访和失访处理

5.1 拒访处理

出生队列长期随访过程中可参照 T/CPMA 002—2019，对拒访进行处理。可采取如下处理措施：

a) 首先和研究对象耐心沟通，了解拒访原因；

b) 妥善处理拒访者诉求和问题，尽可能解决该研究对象在可接受范围内的要求，争取让研究对象自愿继续参加随访；

c) 若调查对象明确要求不能使用其信息和生物样本，相应信息应作删除或封存，生物样本作销毁处理；

d) 统计具体拒访原因，讨论分析应对措施。

5.2 失访处理

如有研究对象失访，可采取如下处理措施：

a) 对失访的研究对象，应尽量收集新的联系方式，发送后续随访提醒；

b) 在调查对象没有明确提出退出队列的情况下，可以继续通过不同途径获取信息；

c) 定期对失访名单进行汇总，统计失访原因，讨论分析应对措施；

d) 失访率应尽可能控制在较低水平，最高不应超过 20%。

5.3 退出队列者处理

对于申请退出队列者，则应根据其本人意愿，将其可识别的个人数据和信息从队列成员数据库中去除，但可保留一些基本特征信息，如年龄、性别、教育程度等，以估计选择偏倚的可能性。

6 研究对象依从性维护

6.1 随访专职人员专业性提升

随访专职人员专业性提升要求如下：

a) 随访工作由随访专职人员完成，定期对随访专职人员进行评估和培训，为随访专职人员开设讲座和进行现场督查；

b) 随访专职人员应专业、热情，与研究对象建立良好的信任关系；

c) 可通过医院的各部门配合，尽量为入组患者提供更便利的就医条件。

6.2 互动活动

定期举办亲子活动以及邀请儿童妇女保健专家开设相关讲座。举办频率可根据条件确定，如一年一次或半年一次等。

6.3 线上交流

建立出生队列专用微信公众号等新媒体途径，用于答疑解惑以及推送出生队列目前研究进展及健康生活方式等相关科普知识。

7 质量控制

7.1 结局发生登记率检查

7.1.1 计算

依据实际登记结局人数和应登记结局人数的比值，计算每个随访阶段的结局发生登记率。

7.1.2 评估

可对结局发生登记率进行阶段性评估，若存在明显异常，应对纳入和随访过程中的关键环节进行核查。

7.2 结局与生物样本信息准确性检查

7.2.1 结局信息

7.2.1.1 问卷来源的结局信息准确性检查主要是通过调查问卷中设计逻辑校验题目，统计逻辑校验题目的一致程度来评价该批问卷的可信程度，以及结局信息是否有结局不明、结局不正确或结局不合理等。

7.2.1.2 电话随访登记来源的结局信息准确性主要是通过定期的质量控制工作，如进行电话随访抽查或医院信息系统核查来完成。

7.2.1.3 医院信息系统来源的结局信息准确性主要是通过抽查结局信息是否有逻辑错误或是否符合推导规则等来完成。

7.2.2 生物样本信息

生物样本信息准确性主要是通过定期的质量控制工作，如编码抽样核对来完成。

7.3 随访工作质量评价

7.3.1 队列随访现场评价

队列随访现场评价要求如下：

a) 现场整洁，秩序良好；

b) 项目标识和引导牌明确；

c) 实验台面、耗材摆放干净且整齐；

d) 文档资料记录完整，归档及时，保存妥当；

e) 电子数据安全和备份符合相关要求。

7.3.2 问卷调查及临床信息摘录审查

问卷调查及临床信息摘录审查要求如下：
a) 抽查问卷完成过程中是否有他人干扰；
b) 是否有诱导性询问；
c) 问卷完成质量是否符合规范；
d) 临床信息摘录是否完整；
e) 问卷调查与临床信息摘录情况的准确性。

7.3.3 样本处理、冻存与入库审查

生物样本从采集开始宜在 2 小时内入库。应包括但不限于以下评价内容：
a) 是否正确使用和维护实验室仪器；
b) 冰箱是否及时除霜；
c) 液氮罐是否按时补充液氮；
d) 耗材是否充足；
e) 是否正确采集和处理样本；
f) 是否规范填写样本质控表；
g) 是否规范冻存；
h) 是否及时录入登记系统。

7.3.4 研究对象随访与成员系统维护评价

研究对象随访与成员系统维护评价要求如下：
a) 随访邀约是否完成；
b) 随访完成后是否及时登记随访信息；
c) 是否及时准确处理电子系统中的各项随访提醒任务；
d) 失访率和拒访率分析。

T/CPMA 015.2—2020

参 考 文 献

[1] 《中华人民共和国人类遗传资源管理条例》(2019).

———————————

230

ICS 11.020
CCS C 01

团 体 标 准

T/CPMA 015.3—2020

出生队列技术规范
第 3 部分：成员信息系统

Birth cohort technical specification—
Part 3：Participants information system

2020-12-30 发布

2021-05-01 实施

中华预防医学会　　发 布

前　　言

本文件按照 GB/T 1.1—2020《标准化工作导则　第 1 部分:标准化文件的结构和起草规则》的规定起草。

本文件是 T/CPMA 015《出生队列技术规范》的第 3 部分。T/CPMA 015 已经发布了以下部分:

——第 1 部分:现场调查;

——第 2 部分:长期随访;

——第 3 部分:成员信息系统。

本文件由南京医科大学提出。

本文件由中华预防医学会归口。

本文件起草单位:南京医科大学、北京大学第三医院、山东大学。

本文件主要起草人:胡志斌、沈洪兵、乔杰、陈子江、马红霞、赵杨、杜江波、凌秀凤、赵越。

引　言

　　出生队列成员信息系统(以下简称"系统")是一类包含出生队列家庭成员基本信息登记、自动化管理、无纸化问卷调查、临床信息整合、数据可视化展示等多种功能的软件系统,可显著提升出生队列建设的质量和效率。本文件就出生队列成员信息系统建设过程中的系统开发、验证和部署、系统操作终端和使用场景、系统模块及其功能、数据导出及系统的安全性等主要工作制定规范。

出生队列技术规范
第3部分：成员信息系统

1 范围

本文件规定了出生队列成员信息系统设计筹备过程中涉及的系统的开发部署流程、操作应用场景、模块功能、数据导出及系统安全性等方面的基本内容。

本文件适用于出生队列建设相关的信息系统研发方案制定，也可作为研究机构对其已有的出生队列信息系统进行升级改造的参考依据。其他涉及大样本人群招募和随访的队列相关信息系统研发也可参照本技术规范的相关内容。

2 规范性引用文件

下列文件中的内容通过文中的规范性引用而构成本文件必不可少的条款。其中，注日期的引用文件，仅该日期对应的版本适用于本文件；不注日期的引用文件，其最新版本（包括所有的修改单）适用于本文件。

GB/T 20269—2006 信息安全技术 信息系统安全管理要求

3 术语和定义

下列术语和定义适用于本文件。

3.1

出生队列成员 birth cohort participants

出生队列以家庭为单位招募研究对象，出生队列成员（以下简称"队列成员"）包括夫妻双方及其子代，即队列建设期间需要进行追踪随访的对象。

3.2

队列成员编码 identification number of cohort participants

队列建设和队列数据分析过程中，用于识别出生队列成员身份的唯一编码，以家庭为编码单位，并能够体现同一家庭成员的不同身份。

3.3

任务提醒 task reminder

信息系统中根据队列实施进度，对队列工作人员的常规工作和队列成员的调查随访安排进行智能提醒。

3.4

问卷推送 questionnaire sending

成员信息系统根据队列成员所处的招募或随访阶段，结合预先设置的随访逻辑，定时、定向给不同队列成员推送电子问卷。

3.5

钥匙数据库 key database

成员信息系统为保障数据安全而采取隐私数据和调查数据的编码清单相互独立的措施，用于体现两套编码清单对应关系的数据库文件。

4 系统开发、验证和部署

4.1 开发和验证

4.1.1 开发

由符合资质的系统供应商或系统研发团队按照队列工作需求进行系统的开发。

4.1.2 验证

4.1.2.1 系统部署完成后,队列管理部门应委托第三方机构对系统软件、硬件进行安全验证以及系统负荷负载测试,形成安全性验证报告。

4.1.2.2 通过安全性验证后,队列管理部门应对系统功能进行完整性和合理性验证,确认功能完好后方可进入实际场景进行试用。

4.2 部署

4.2.1 部署的服务器类型

出生队列成员信息系统可部署于但不限于下列服务器:

a) 机构或单位自有服务器;

b) 云端服务器。

4.2.2 部署后系统验证

队列成员信息系统在服务器部署完毕后,应进行安装验证,以确保系统已成功部署于服务器上,并能正常运行。

5 系统操作终端和使用场景

5.1 操作终端

系统应支持但不限于通过下列终端设备访问和使用系统:

a) 台式电脑,用于访问系统核心数据库或进行队列成员信息维护;

b) 笔记本电脑,用于访问系统核心数据库或进行队列成员信息维护;

c) 平板电脑,用于开展无纸化问卷调查;

d) 智能手机,用于队列成员与队列项目组进行数据互动,或完成电子问卷调查。

5.2 使用场景

系统宜符合下列应用场景的条件:

a) 能够适配医疗卫生机构内网和(或)外网进行数据实时传输;

b) 能够根据队列设计,个性化配置随访时间点的频次和间隔时间;

c) 能够根据招募专职人员、问卷调查专职人员、随访专职人员、样本处理专职人员、质量控制专职人员等岗位的队列工作人员分工,对应配置系统的数据维护、查询、下载、上传等功能模块和操作权限;

d) 系统配置能够符合医院相应医疗机构和科室等类似场景的实际流程和要求。

6 系统模块及其功能

6.1 成员管理模块

6.1.1 基线数据采集

6.1.1.1 以家庭为单位添加队列成员,同时赋予每一位家庭成员唯一的队列成员编码。该编码伴随队列随访全程,是不同数据库的唯一对应变量。

6.1.1.2 通过编码识别同一家庭的不同成员,系统界面支持对一般人口学信息的录入和更新,字段的内容和分类可参考《国家基本公共卫生服务规范(第三版)》。

6.1.1.3 可支持身份证读取设备,可直接通过身份证刷卡的方式采集身份信息。

6.1.1.4 可对获取的数据数值范围及格式合理性予以限定和判断。

6.1.1.5 对于第二次妊娠再入组的对象(不含辅助生殖队列在一个完整治疗周期中的多次妊娠情况),系统应提供独立的队列成员编码,并且能与上一次妊娠数据关联。

6.1.1.6 辅助生殖治疗在同一治疗周期存在反复移植胚胎,系统应支持胚胎移植周期和取卵周期序号的添加。

6.1.2 随访数据采集

6.1.2.1 可根据问卷、样本等采集情况,实时显示队列成员随访进度。

6.1.2.2 可详细记录不同随访阶段的各类结局、失访、拒访等事件的发生情况,以及联系方式等基本信息的变更。

6.1.2.3 可人工标注队列成员当前所处随访阶段,也可由系统根据末次月经时间、疾病诊断日期或纳入日期等关键日期变量自动推算和显示其所处随访阶段。

6.1.2.4 可根据结局发生情况等自动设置后续随访安排。例如:出现孕期流产或子代死亡等结局,系统可自动终止或调整针对子代的后续随访安排。

6.1.3 生物样本参数采集

6.1.3.1 记录生物样本是否采集、采集时间、采集阶段等参数。

6.1.3.2 记录生物样本的颜色、体积、存储温度等性状相关参数。

6.1.3.3 记录生物样本的存放位置和出入库信息。

6.2 问卷编辑与推送模块

6.2.1 题目编辑

6.2.1.1 支持对填空题、选择题、矩阵题、表格组合题等各类题型进行添加、修改,并归档成为题库,供以后调取使用。

6.2.1.2 支持对回答内容的逻辑限定(例如:是否必须填写),对所填内容的文本类型、字符数量、数值范围等内容进行限定,对逻辑异常情况可及时提醒。

6.2.1.3 支持对选择题选项的多选、单选、是否必选等合理限制。

6.2.2 问卷生成

6.2.2.1 支持通过勾选、拖拽等操作从已有题库中,选取题目组合成问卷。

6.2.2.2 支持根据选择题的不同选项确定下游题目是否跳转,以及跳转的目标题目等。

6.2.2.3 支持设置问卷内部信度校验题目(通常是相同或类似题目的重复出现),并可统计回答的一致性。

6.2.2.4 支持在问卷调查开始时添加电子版知情同意书签署功能。

6.2.2.5 支持在完成调查时显示问卷完成时间、时长、问卷可信度等统计数据。

6.2.3 问卷推送

6.2.3.1 支持根据队列成员的身份及其所处随访阶段自动关联和推送相匹配的电子调查问卷。

6.2.3.2 支持队列成员信息系统的操作人员通过手动设置的方式,或根据某种预设规则,对处于某个随访阶段的特定队列成员定时、定点推送特定的电子调查问卷。

6.3 问卷审核模块

6.3.1 答卷数据库

6.3.1.1 可将所有调查终端已完成的调查问卷、临床数据等实时上传至系统并形成汇总的答卷数据库。

6.3.1.2 可对问卷开始调查时间、结束调查时间、调查员编码、问卷可信度等基本信息进行展示。

6.3.2 审核

6.3.2.1 可对单份问卷或问卷数据库进行数据质量的核查。

6.3.2.2 可将指定问卷退回至相应的调查员终端,可填写退回原因,以供调查员有针对性地查找和核对问题。

6.3.2.3 经过调查员核查修改的文件可再次回传至系统答卷数据库。

6.3.2.4 所有经核查确认无误的调查问卷,可标识为"已审核"并归档。

6.4 工作任务管理模块

该模块能够自动生成事件或操作任务提醒清单,供特定的系统使用者依照清单开展工作。包括如下功能:

    a) 系统强制任务提醒:系统可根据内置的纳入时间、随访关键时间点(如孕周等)以及结局发生情况等预设逻辑进行自动判断,生成当日或者未来指定日期应完成的随访工作任务清单,提醒工作人员按时完成;

    b) 自定义任务提醒:系统支持操作人员通过自定义的方式建立对于特定事件或操作的个性化定制提醒;

    c) 任务提醒延迟处理:支持操作人员对已提醒的事项进行延后操作,实现在指定时间再次提醒该事项的功能;

    d) 针对研究对象的任务提醒:支持操作人员通过内置功能或途径,向队列成员的手机微信或短信终端发送系统预设或自定义的提醒或通知。

6.5 系统使用支持模块

该模块能够为系统使用者提供下列指导和支持:

    a) 查看系统常规操作方法说明;

    b) 查看系统内各类提醒设置的逻辑;

    c) 查看问卷推送的逻辑;

    d) 查看系统内各类数据填写的格式要求;

    e) 下载系统操作相关的文档,或下载电脑、平板电脑等终端的软件或应用等。

6.6 数据可视化展示模块

该模块可基于队列成员信息系统收集的各类数据，生成特定或自定义的数据统计图表，展示队列建设的总体情况，包括但不限于下列内容：
a) 队列成员的性别、年龄构成；
b) 队列成员家庭所在地的地区分布；
c) 队列成员招募的时间分布；
d) 队列成员招募的总量和增量；
e) 队列成员随访率、问卷采集率、样本采集率等。

6.7 数据库接口模块

该模块可提供本系统各类数据接口相关信息、参数，支持其他经授权的系统对接队列相关数据，进行数据交互。

7 数据导出

7.1 数据类型

在确保获得授权的前提下，系统可支持对下列数据进行导出：
a) 队列成员基本信息；
b) 问卷调查和临床信息摘录数据；
c) 队列成员随访进度数据；
d) 工作任务清单数据；
e) 可视化图表的原始数据；
f) 问卷质控参数数据；
g) 用户操作日志记录。

7.2 数据格式

7.2.1 问卷调查数据

导出的问卷调查数据为 SAS、Stata、SPSS、SQL 等软件可直接读取的数据库格式。

7.2.2 其他数据

操作记录、工作任务提醒清单、基本信息登记等可支持 xlsx、csv、txt 等主流数据表格式的数据文件。

7.3 导出权限

7.3.1 导出流程

导出流程如下：
a) 数据导出人员通过身份验证；
b) 数据导出人员登陆系统提出数据导出申请；
c) 权限管理人员审核申请人的权限范围与目标导出数据库的合规性；
d) 数据导出人员获得授权后导出相应数据；
e) 系统通过邮件或消息提醒功能将数据导出操作简报发送至权限管理人。

7.3.2 后台审计

对于数据导出的各操作环节作详细的后台审计记录。

7.4 数据脱敏

7.4.1 数据类型

系统导出的数据严格区分敏感数据和一般数据,敏感数据为身份识别数据和联系方式数据,除此以外的以成员编码为唯一识别号的调查和检测数据为一般数据。

7.4.2 脱敏

敏感数据和一般数据不可由同一账号导出。敏感信息和项目编码对应的"钥匙数据库"宜由最高权限管理员查看和导出。

7.5 数据备份

7.5.1 备份

系统具备完善的数据备份功能,队列管理建立有效的数据备份策略,及时、完整地对各类数据进行有效备份。

7.5.2 注意事项

7.5.2.1 "钥匙数据库"由专人负责备份,不宜与其他数据库在相同物理位置备份。

7.5.2.2 备份数据和原系统不宜在同一个物理地址。

8 系统的安全性

8.1 系统安全性评价

8.1.1 要求

系统开发初期应符合 GB/T 20269—2006 提出的系统安全建设要求。

8.1.2 安全性评价

由队列管理部门委托的第三方机构进行代码安全审计,并由专业测评机构进行网络安全等级保护测评,测评结果作为项目安全验收依据。

8.2 权限管理

8.2.1 权限配置

对招募专职人员、问卷调查专职人员、随访专职人员、样本处理专职人员、质量控制专职人员等权限进行最小化配置。

8.2.2 鉴权登录

采用账号密码鉴权登录,运用加密狗、短信等验证措施,以及根据权限等级进行多种方式的多因子认证进行项目操作鉴权。

8.3 个人信息保护

8.3.1 要求

8.3.1.1 系统所采集、存储和传输的数据应符合《中华人民共和国人类遗传资源管理条例》相关规定。

8.3.1.2 系统所采集的数据应通过相关单位伦理委员会审查。

8.3.2 信息保护

8.3.2.1 系统宜支持展示和签署电子化知情同意。

8.3.2.2 信息宜进行加密传输,使用密码技术避免数据传输中的数据窃取和篡改。

8.3.2.3 个体可识别信息与其他信息应有不同的录入界面、独立的存储数据表、独立的导出途径和严格的导出权限。

8.4 应急处理

针对可能发生的因自然灾害或系统故障等导致信息系统无法运行,系统管理方应制定切实可行的应急处理计划,以确保系统能尽快恢复服务,可采取包括但不限于下列具体措施:

a) 配置好备份系统,当正式系统无法在短期内恢复时,尽快迁移到新的系统;

b) 从制度设计、人员安排等方面建立系统应急管理预案;

c) 宜每年组织至少1次灾难应急演练。

参 考 文 献

[1] 国家基本公共卫生服务规范(第三版)(2017).
[2] 《中华人民共和国人类遗传资源管理条例》(2019).

ICS 11.020
CCS C 05

团 体 标 准

T/CPMA 016—2020

数字化预防接种门诊基本功能标准

Basic guideline of the function for digital vaccination clinic

2020-12-30 发布

2021-05-01 实施

中华预防医学会 发 布

T/CPMA 016—2020

前　言

　　本文件按照 GB/T 1.1—2020《标准化工作导则　第 1 部分:标准化文件的结构和起草规则》的规定起草。

　　本文件由中华预防医学会归口。

　　本文件起草单位:中国疾病预防控制中心、湖北省疾病预防控制中心、山东省疾病预防控制中心、吉林省疾病预防控制中心、天津市疾病预防控制中心、浙江省疾病预防控制中心、安徽省疾病预防控制中心、宁夏回族自治区疾病预防控制中心、广西壮族自治区疾病预防控制中心。

　　本文件主要起草人:曹玲生、尹遵栋、蔡碧、张伟燕、林琳、陈伟、胡昱、陆志坚、甘明、马金宇、曹雷、葛辉。

数字化预防接种门诊基本功能标准

1 范围

本文件给出了数字化预防接种门诊的定义,规定了预防接种门诊数字化管理的基本功能。
本文件适用于承担预防接种的各级各类医疗卫生机构实施数字化预防接种门诊建设参考。

2 规范性引用文件

下列文件中的内容通过文中的规范性引用而构成本文件必不可少的条款。其中,注日期的引用文件,仅该日期对应的版本适用于本文件;不注日期的引用文件,其最新版本(包括所有的修改版)适用于本文件。

WS 375.12 疾病控制基本数据集 第 12 部分:预防接种
WS 375.19 疾病控制基本数据集 第 19 部分:疫苗管理

3 术语和定义

下列术语和定义适用于本文件。

3.1
预防接种门诊 vaccination clinic;VC

经县级卫生健康主管部门批准,具有《医疗机构执业许可证》和经预防接种专业培训并考核合格的专业技术人员、固定的预防接种场所、符合疫苗储存和运输管理规范的冷藏设施、设备以及相应的储运保管制度,按照预防接种工作规范、免疫程序、疫苗使用指导原则和接种方案,承担预防接种工作的医疗机构。

3.2
数字化预防接种门诊 digital vaccination clinic;DVC

将计算机技术、网络技术、互联网、物联网和人工智能等信息技术应用于预防接种的预约、取号、健康询问、登记、候种、接种、留观等环节,实现全流程综合信息管理与服务的预防接种门诊。

4 基本功能

4.1 预约

4.1.1 预约方式

支持利用互联网预约平台或移动终端等技术手段进行接种疫苗的预约;支持受种者主动预约和接种单位被动预约;支持预约查询和结果反馈。

4.1.2 预约配置

支持自定义接种时段、接种人数、疫苗种类等预约配置;支持预约时段内优先排队;支持优先预约免疫规划疫苗或可替代免疫规划疫苗的非免疫规划疫苗。

4.2 取号

4.2.1 取号方式

支持受种者/监护人通过自助取号机、移动终端等方式完成现场取号确认。

4.2.2 取号显示

支持受种者/监护人查看排队序号、取号时间、受种者姓名、预约疫苗、当前等待人数、门诊开始时间和结束时间等信息,支持取号查询和结果反馈。

4.2.3 取号控制

支持接种门诊通过自定义时段、人数安排等方式进行取号管理,支持暂停或恢复取号服务。

4.3 健康询问

4.3.1 健康询问台显示

支持显示排队序号、受种者姓名、服务台号等信息。

4.3.2 健康询问结果确认

支持对健康状况问题集进行定义与维护,支持受种者/监护人通过电子签名或指纹、人脸等生物特征识别方式对健康询问结果进行确认。

4.3.3 健康询问结果保存

支持健康询问和医学建议情况的保存。支持健康询问、医学建议情况与疫苗接种记录的关联和查询。

4.4 登记

4.4.1 登记台显示

支持显示排队序号、受种者姓名、服务台号等信息。

4.4.2 登记处理

支持受种者接种疫苗信息的登记,内容应包括疫苗名称、剂次、接种日期、疫苗属性和预防接种类型,数据元应符合 WS 375.12 的要求。支持非免疫规划疫苗选择疫苗生产企业和批号。

4.4.3 知情同意

支持为每种疫苗定制知情同意书模板,支持受种者/监护人通过显示终端获取知情同意书,支持通过电子签名或指纹、人脸等生物特征识别方式对知情同意书进行确认。支持知情同意书的导出和打印。

4.5 候种

支持候种显示屏幕显示一个或者多个服务台的服务信息,内容应包括当前候种人数、排队序号、等待列表、受种者姓名等信息。支持显示内容个性化设置。

4.6 接种

4.6.1 接种台设置

支持按接种疫苗种类对接种台进行设置,并通过屏幕显示接种台号、排队序号、受种者姓名、受种者待接种疫苗名称等信息。

4.6.2 受种者分配

支持根据可接种的疫苗或当前排队人数将受种者自动分配到相应的接种台。

4.6.3 受种者信息识别

支持扫描身份识别介质获取受种者信息,并显示受种者基本信息和疫苗接种信息。

4.6.4 疫苗信息采集

支持扫描疫苗追溯码采集疫苗名称、疫苗追溯码、疫苗生产企业、疫苗批号、有效期等信息数据元应符合 WS 375.19 的要求。支持本次接种疫苗与登记台疫苗信息核对。

4.6.5 电子验证

支持受种者/监护人对接种疫苗的名称、有效期等信息进行验证,并通过电子签名或指纹、人脸等生物特征识别技术对验证过程进行确认。支持验证记录与疫苗接种记录的关联和查询。

4.6.6 接种记录保存

支持记录疫苗的接种部位和接种人员,并保存本次接种信息。

4.7 留观

支持通过显示屏、移动终端等设备显示受种者留观信息,支持受种者留观时间提示和受种者当日留观情况查询。

4.8 凭证输出

4.8.1 预防接种证输出

支持识别预防接种证版本,自动调用相应设置完成疫苗接种后预防接种证打印。

4.8.2 接种凭证输出

支持自动调用相应设置完成疫苗接种后接种凭证打印。

4.8.3 电子凭证输出

支持预防接种证查验单、电子票据等电子凭证的导出或打印。

4.9 综合管理

4.9.1 疫苗信息管理

支持移动扫码设备完成门诊疫苗存储和使用电子追溯信息采集;支持疫苗低库存和近效期等情况预警;支持多剂次疫苗开启时间、扫码剂次数和有效期控制,支持疫苗扫码使用后自动核销库存。

4.9.2 冷链自动监测

支持冷链设备温度与其储存疫苗信息关联;支持自动采集、记录冷链设备温度,对温度异常情况以电话、短信、微信等形式向移动终端等设备进行报警。

4.9.3 接种引导

支持在取号、健康询问、登记、候种、接种和留观等环节通过语音、大屏幕、移动终端显示引导受种者/监护人进入下一流程。

4.9.4 健康宣教

支持取号、健康询问、登记、候种、接种和留观等环节提供预防接种和疫苗相关知识的多媒体、移动终端等宣传展示和管理功能。

4.9.5 查询和统计

支持预约、取号、健康询问、知情同意书电子核签、疫苗接种电子验证、接种、留观、接种日志、工作量、疫苗出入库等信息查询、统计和结果导出。

4.9.6 功能设置

支持接种门诊基本信息及人员设置、支持人员与用户及权限、角色的相互关联;支持门诊流程设置、显示信息内容和格式设置、显示屏设置。

4.9.7 数据交互与共享

支持预防接种、疫苗管理、冷链设备、温度监测等数据与区域免疫规划信息平台进行同步及异步交互与利用。

4.9.8 信息安全

4.9.8.1 权限管理

支持基于角色的访问授权与控制;角色配置及个人隐私保护授权。

4.9.8.2 身份认证

支持信息系统业务用户与运维管理用户身份认证;支持密码、手机短信验证口令、CA 数字证书及指纹、人脸等生物特征识别方式认证。

4.9.8.3 数据安全

支持本地数据加密;支持本地数据备份及异地数据备份。

参 考 文 献

[1]　周谦,邱媛.数字化预防接种门诊建设探讨[J].教育教学研究与卫生事业管理,2017,4(20):358.

[2]　杨静.数字化预防接种门诊系统的应用体会[J].医药前沿,2013(27):316.

[3]　曾凡,史森中,罗贤斌,等.数字医疗门诊信息系统的建设与应用[J].中国医学装备,2014,11(12):68-70.

[4]　樊光辉,赵育新,姚国庆,等.医院数字化门诊系统的设计与构建[J].华南国防医学杂志,2013,27(5):344-346.

[5]　张子烨.智能手机 APP 辅助数字化门诊的设计[J].科技创新导报,2015,22:112-113.

[6]　万黎.规范化预防接种门诊工作制度提高预防接种安全性[J].中国药物经济学,2014(s2):134-135.

[7]　沈笛,刘丽华,高博,等.基于大数据的数字化门诊流程再造探讨[J].中国医院管理,2017,37(6):44-47.

[8]　胡敏,王鹏,于京杰.基于移动互联网和数据挖掘技术的门诊排队流程设计[J].医学研究生学报,2015,28(2):192-194.

[9]　陈霖祥,马茂,林喜乐,等.深圳市"互联网＋预防接种模式"的应用推广及问题探讨[J].中国疫苗和免疫,2017,23(5):589-592,583.

[10]　樊光辉,肖飞.数字化医院建设中存在的问题及构建模式[J].中国医院管理,2013,33(10):57-58.

[11]　刘美燕,陈少冰,周俭.数字化预防接种门诊对基层儿童免疫不良反应信息管理质量影响研究[J].护理实践与研究,2016,13(18):96-98.

[12]　周春宁,张静.江苏省数字化预防接种门诊应用与实践[J].江苏卫生事业管理,2018,29(10),1212-1214.

[13]　高琳,罗红艳.预防接种门诊数字化和全程信息化在基层接种门诊的应用[J].中国社区医师,2020,36(23),179-180.

[14]　任莎莎,尹莉.强化数字化门诊应用对导医流程顺畅性及患者满意度的影响[J].中国数字医学,2020,15(4),52-54.

ICS 11.020
CCS C 05

团 体 标 准

T/CPMA 017—2020

中国高龄老年人血压水平适宜范围指南

Guideline on optimal blood pressure range for Chinese oldest old

2020-12-30 发布 2021-05-01 实施

中华预防医学会 发 布

前　言

本文件按照 GB/T 1.1—2020《标准化工作导则　第 1 部分:标准化文件的结构和起草规则》的规定起草。

请注意本文件的某些内容可能涉及专利。本文件的发布机构不承担识别专利的责任。

本文件由中华预防医学会归口。

本文件起草单位:中国疾病预防控制中心环境与健康相关产品安全所、北京医院/国家卫生健康委北京老年医学研究所、南方医科大学。

本文件主要起草人:施小明、杨泽、毛琛、吕跃斌、陈沛良、孙亮、王政和。

引　言

人口老龄化已成为我国重大国情。预计 2020 年至 2050 年间,高龄老年人(≥80 岁)将成为增长最快的群体,为我国健康老龄化工作关注的重点人群。高血压为脑卒中、心肌梗死等心血管疾病发病和死亡的重要危险因素,是危害高龄老年人健康的重大公共卫生问题。

现行的高血压管理指南对老年人的高血压诊断标准不统一,且对一般老年人和高龄老年人的血压水平适宜范围未加以区分。现行指南中高血压诊断与分级主要以血压与心血管疾病风险的研究作为依据,对高龄老年人健康寿命和生活质量关注不足,以心血管疾病为主要结局制定的高龄老年人的标准或指南适用性有待评估。在确定高龄老年人血压水平的适宜范围时,需考虑高龄老年人血压水平与非心血管疾病、功能状态受损和全因死亡的关系。不同于一般成人,高龄老年人动脉硬化加重、血管弹性降低、血压波动大,血压过低或过高都可能会增加不良健康结局的发生风险,在制定高龄老年人血压适宜范围时应考虑其特有的生理或病理状态。

本文件运用循证医学决策方法,开展高龄老年人血压水平适宜范围的循证研究,制定高龄老年人血压水平的适宜范围标准,指导该人群高血压风险评估与危险分层、筛选高危个体,从一级预防和二级预防的角度积极采取针对性预防措施,对提高我国高龄老年人血压管理和决策水平具有重要指导意义。

中国高龄老年人血压水平适宜范围指南

1 范围

本文件给出了中国高龄老年人血压水平适宜范围的指导建议。

本文件适用于全国各级医疗卫生机构工作人员评价高龄老年人血压水平。

2 规范性引用文件

下列文件中的内容通过文中的规范性引用而构成本文件必不可少的条款。其中,注日期的引用文件,仅该日期对应的版本适用于本文件;不注日期的引用文件,其最新版本(包括所有的修改单)适用于本文件。

JJG 692   无创自动测量血压计

WS/T 484   老年人健康管理技术规范

3 术语和定义

下列术语和定义适用于本文件。

3.1

高龄老年人   the oldest old

实足年龄大于等于 80 岁的人。

3.2

血压   blood pressure;BP

血液在血管中流动,流动的血液对单位面积血管壁的作用力,即流动血液的测压。一般以毫米汞柱(1 mmHg＝0.133 kPa)为动脉压的单位。

注:在实际临床和研究中,常将动脉压简称为"血压",本文件血压亦指动脉压。

3.3

血压水平适宜范围   optimal blood pressure range

人体血压水平在某一特定范围内时不良健康结局发生风险相对较低。

3.4

界值点   cut-offs

血压水平适宜范围的下限值和/或上限值,用来判断某个体血压水平是否处在血压水平适宜范围内。

4 总体原则

4.1 预防为主原则

4.1.1 树立高龄老年人血压水平适宜范围的理念。

4.1.2 通过筛查评估高龄老年人血压水平,对于血压水平不在适宜范围者,早发现、早诊断、早治疗,尽早开展综合健康评估、纳入健康管理;确保个体安全和有效治疗。

4.1.3 重视血压水平监测。开展以家庭为支持、社区为基础、机构为依托的血压健康管理体系,针对高龄老年人建立健康档案,参照高龄老年人血压水平适宜范围定期随访与监测血压水平。

4.1.4 积极开展高龄老年人血压水平适宜范围的公众宣传,提高人群知晓程度;充分利用以社区卫生服务中心为主的预防保健网络和社区居委会等资源,实施以社区为基础的健康教育、健康管理与综合干预,加强对高龄老年人群的健康支持与保障。

4.2 个体化原则

高龄老年人群是特殊人群,血压水平的评估需考虑其特有的生理或病理状态及多种健康危险因素,综合个体健康状态、伴发疾病、营养状况、生活方式、经济条件等情况,针对其危险因素进行干预指导,制定个体化健康管理方案,满足其健康管理与提高生活质量的需求。

4.3 适用原则

对于高龄老年人,血压水平适宜范围可作为指标或参考范围纳入健康管理体系,用于血压水平评价与健康管理、公共卫生宣传与决策,不适用于临床诊断、治疗指导。

5 血压水平适宜范围评价方法和标准

5.1 年龄的计算

采用实足年龄的整数年龄。

注:实足年龄=调查年月日-出生年月日。

5.2 血压水平适宜范围

根据附录A和附录B中国高龄老年人血压水平适宜范围指南必要性论证和研究证据检索结果,遵循"可推广性"原则,推荐中国高龄老年人的血压水平适宜范围:收缩压为110 mmHg~150 mmHg,舒张压为70 mmHg~90 mmHg(文献详见附录C)。

6 测量条件保障

6.1 测量机构

6.1.1 测量机构应为具备有效医疗机构执业许可证的医疗机构和疾病预防控制部门,并具备符合6.2要求的测量人员。

6.1.2 测量机构包括医院、疾病预防控制中心、基层医疗卫生机构(社区卫生服务中心、社区卫生服务站、乡镇卫生院、村卫生室)和老年卫生保健机构(老年医院、康复医院、护理院)。

6.2 测量人员

6.2.1 测量人员应为持有国家执业医师、技师、护士资格证书的人员,或经相关规范化培训的专业技术人员可协助开展工作。

6.2.2 测量人员包括家庭医生、社区护士、公共卫生医师(含助理公共卫生医师)、临床医师(含助理医师)、护理及其他从事相关医学服务的人员。

6.3 测量场所

6.3.1 测量场所应干净、整洁,并保持安静。

6.3.2　测量场所温度、湿度应符合电子血压计对工作环境的要求。

6.4　测量仪器设备

测量所使用的电子血压计应通过相关部门的审批和检测,并定期接受计量检定和校准。

7　血压测量规范

7.1　血压的测量方法

血压测量方法按照 WS/T 484 的要求进行。电子血压计应符合 JJG 692 的规定,在测量前需要与汞柱式血压计进行比对,比对合格方可使用。要求如下:

- a)　受检者体位:受检者取坐位,双足平放在地面上,手臂放在桌面上与心脏位置平齐,支撑应舒适,手掌向上;不能坐位者可平卧,全身放松。
- b)　血压计及袖带:使用血压计测量时,血压计放在受检者上臂侧,大约心脏水平部位。袖带紧贴皮肤,松紧以能放进一个手指为宜,袖带下缘在肘关节前自然皱褶上方的 2 cm～3 cm 处,使袖带气囊中心正好位于肱动脉的部位。袖带大小不合适或隔着衣服测量都会影响血压测量的准确性。
- c)　读数:待电子血压计显示稳定后,直接读取血压计显示器上的数值,记录收缩压与舒张压。
- d)　重复测量:应相隔 2 min 后同一臂重复测量,取 2 次读数的平均值记录。如果 2 次测量的收缩压或舒张压读数相差大于 5 mmHg,则相隔 2 min 后再次测量,取 3 次读的平均值。

7.2　血压测量的注意事项

7.2.1　测试前 2 h 内,受检者不应进行剧烈的身体活动。

7.2.2　测试前受检者静坐 10 min～15 min,稳定情绪,精神放松,测量前 30 min 内不饮酒、茶、咖啡等饮料。

7.2.3　需要重测时,血压重测者应再休息 10 min～15 min 后方能进行测量,测量结果取其最低值。

7.2.4　室内应保持安静,温度在 21 ℃ 左右为宜。

7.2.5　第一次检查时建议测量左右上臂血压。当左、右上臂血压收缩压差值大于 20 mmHg 时,进行四肢血压测量。

8　实施途径

8.1　健康管理

8.1.1　建立以家庭为支持、社区为基础、机构为依托的血压健康管理体系。

8.1.2　针对高龄老年人,基层医疗卫生机构应建立健康档案并参照高龄老年人血压水平适宜范围、依托家庭医生制度组建管理团队,开展公共卫生宣传及长期筛查、随访管理工作,识别出不适合在基层管理的高龄老年人个体并及时转诊。

8.1.3　对纳入健康管理的高龄老年人,参照《中国高血压防治指南(2018 年修订版)》,根据高龄老年人危险因素进行个体化干预指导,开展公共卫生宣传。

8.1.4　管理目标是预防不良健康结局事件的发生和减少或延缓相关疾病及其并发症。

8.2　血压水平筛查

8.2.1　检查被筛查对象(群体或个体)及其指标值是否符合高龄老年人、血压水平适宜范围的定义。

8.2.2 对于高龄老年人,宜根据血压水平适宜范围的界值,评价个体血压水平是否处于适宜范围。对于处于血压水平适宜范围之外者,建议纳入健康管理。

8.2.3 对于高龄老年人群,宜报告血压水平适宜范围的人群检出率。开展以社区为单位的健康教育,开展血压水平适宜范围概念知晓率的跟踪调查,定期评估健康教育效果。

8.3 健康教育与促进

8.3.1 健康教育与促进内容宜通俗易懂,并确保其科学性、时效性。宣传材料可委托专业机构统一设计、制作,有条件的地区可利用互联网、手机短信等新媒体开展公共卫生宣传。加强与乡镇政府、街道办事处、村(居)委会、社会团体等辖区其他单位的沟通和协作,共同做好公共卫生宣传工作。

8.3.2 各级医疗卫生机构及疾病预防控制部门应配备专职人员开展公共卫生宣传工作,应每年接受健康教育专业知识和技能培训,根据高龄老年人生理、心理的特殊性,对高龄老年人开展有针对性的公共卫生宣传。

8.3.3 健康教育与促进服务形式包括:提供血压水平管理健康教育资料、设立血压水平管理健康教育宣传栏;举办高龄老年人血压管理健康教育讲座;开展高龄老年人健康咨询活动等。

8.3.4 乡镇卫生院、社区卫生服务中心(站)及其他医疗机构的医务人员在提供门诊医疗、上门访视等医疗卫生服务时,应开展有针对性的个体化健康知识和健康技能教育。

附　录　A
（资料性）
中国高龄老年人血压水平适宜范围指南必要性论证

人口老龄化已经成为我国经济社会发展中的重大国情,与老龄相关的疾病问题给个人、家庭、社会带来巨大痛苦与经济负担。为积极应对人口老龄化带来的挑战,国家坚持"预防为主"的原则,统筹制定《国家积极应对人口老龄化中长期规划》,并将"老年健康促进行动"列入《健康中国行动（2019—2030 年）》。高龄老年人群体在未来 30 年将成为增长最快的群体,也将是我国健康老龄化工作关注的重点之一。

高血压是老年人罹患脑卒中、心肌梗死等心血管疾病乃至心血管死亡的重要危险因素,威胁老年人健康,为亟待解决的重大公共卫生问题。根据现行标准指南,高龄老年人血压管理与防治工作形势严峻。血压水平监测是心血管疾病早发现、早诊断、早治疗的重要环节,对于减少高龄老年人血压相关不良结局的发生、提高生活质量具有重要价值。不同于一般成人,高龄老年人处于动脉硬化加重、血管弹性降低等特有的生理或病理状态,然而国内外尚未制定专门针对高龄老年人血压水平适宜范围的标准,现行标准指南对于高龄老年人血压管理的适用性有待进一步探讨。

现行指南主要对 60 岁或 65 岁以上老年人推荐了正常血压范围,对一般老年人和高龄老年人的血压适宜范围未加以区分,例如《中国老年人高血压管理指南（2019）》《中国高血压防治指南（2018）》、美国 ACC/AHA 指南（2017）、美国 ACP/AAFP 指南（2017）、欧洲 ESH/ESC（2018）等（表 A.1）。同时,现行指南所推荐的老年高血压诊断分级及治疗相关切点多以血压与心血管疾病的研究为主要依据,基于临床治疗与管理的目的,对于高龄老年人多突出降压治疗并提出启动治疗的血压阈值或目标血压水平,所依据的证据属于 B 级,证据不一致、观点存在分歧,且这些证据极少纳入高龄老年人。综上,现行指南尚未对高龄老年人提出有充分证据支撑的血压水平适宜范围,不足以为高龄老年人血压相关不良事件的预防提供有力的科学依据和决策支持,无法满足各级医疗机构实现高龄老年人血压水平管理的客观需求。

因此,为合理评估高龄老年人的血压水平、指导相关健康管理与公共卫生决策,建立科学、统一、规范的高龄老年人血压水平适宜范围的标准具有重要意义。本标准拟以中国老年健康影响因素跟踪调查的系列高质量研究成果为基础,运用循证医学决策方法,全面总结高龄老年人血压水平与功能指标、心血管疾病、全因死亡等结局的研究证据,科学制定高龄老年人血压水平适宜范围标准,从一、二级预防的角度指导该人群高血压风险评估与危险分层、筛检发现高危个体,为我国养老服务体系、"医养结合"提供科学指导,最大限度地支持高龄老年人群血压管理的决策与实践,响应《"健康中国 2030"规划纲要》,建立满足特殊老年人群需求的改善措施,促进"健康老龄化"事业的发展。

表 A.1　各国高血压指南老年人正常血压范围及治疗切点

指南	目标老年人群	推荐正常血压范围	启动药物治疗血压切点/高血压诊断标准	
			<80 岁	≥80 岁
中国老年高血压管理指南（2019）	≥65 岁	<120/80 mmHg	≥140/80 mmHg（Ⅰ,A）	≥150/90 mmHg（Ⅱa,B）
中国高血压防治指南（2018）	≥65 岁	<120/80 mmHg	≥150/90（Ⅰ,A）；≥140/80 mmHg（Ⅱa,B）	SBP≥160 mmHg（Ⅱa,B）
欧洲 ESH/ESCª 指南（2018）	>65 岁	<120/80 mmHg	≥140/90 mmHg	≥160/90 mmHg

表 A.1 各国高血压指南老年人正常血压范围及治疗切点（续）

指南	目标老年人群	推荐正常血压范围	启动药物治疗血压切点/高血压诊断标准	
			<80 岁	≥80 岁
美国 ACC/AHA[b] 指南（2017）	≥65 岁	<120/80 mmHg	≥130/80 mmHg（ASCVD[c]<10%）；≥140/90 mmHg（ASCVD>10%）	
美国 ACP/AAFP[d] 指南（2017）	≥60 岁	—	≥150 mmHg；≥140 mmHg（有脑卒中和 TIA[e] 病史，CVD[f] 高风险）	

[a] ESH/ESC 表示欧洲心脏病学会/欧洲高血压学会（European Society of Cardiology/European Society of Hypertension）。

[b] ACC/AHA 表示美国心脏病学学会/美国心脏协会（American College of Cardiology/American Heart Association）。

[c] ASCVD 表示动脉粥样硬化性心血管疾病（arteriosclerotic cardiovascular disease）。

[d] ACP/AAFP 表示美国医师协会/美国家庭医师学会（American College of Physicians/American Academy of Family Physicians）。

[e] TIA 表示缺血性卒中（Transient Ischemic Attack）。

[f] CVD 表示心血管疾病（cardiovascular disease）。

附　录　B

（资料性）

中国高龄老年人血压研究证据的系统综述

B.1　系统综述问题

本附录给出了以系统综述为基础的中国高龄老年人血压水平适宜范围。

本系统综述检索的研究因素为血压值或血压值范围，结局指标为死亡/全因死亡/心血管疾病死亡、心血管疾病/心血管事件、认知功能受损、衰弱/虚弱、日常生活自理能力，研究对象为高龄老年人，研究设计类型为队列研究、随机对照试验等原始研究以及专家共识、指南等。

B.2　文献检索

本次系统综述对有关高龄老年人血压与死亡、心血管疾病/死亡、认知功能、衰弱/虚弱、日常生活自理能力等的文献进行了系统的收集和评估，检索了中国知网、万方资源数据库、维普期刊数据库、PubMed 数据库、Web of Science 数据库自创建之日起到 2019 年 12 月 31 日的全部相关文献。检索式如表 B.1 所示。文章类型包括原始研究、指南、专家共识等。血压值或血压范围为研究因素，结局指标为死亡、心血管疾病、认知功能受损、衰弱/虚弱、日常生活自理能力等。

表 B.1　高龄老年人血压与死亡、心血管疾病/死亡、认知功能的检索式

数据库	检索式
中国知网（CNKI）	SU＝（'高龄老年人'＋'高龄老年人群'＋'高龄老人'）＊（'血压'＋'收缩压'＋'舒张压'）＊（'死亡'＋'全因死亡'＋'心血管事件'＋'心血管疾病'＋'心血管死亡'＋'认知功能'＋'认知功能下降'＋'认知功能受损'＋'认知障碍'＋'虚弱'＋'衰弱'＋'日常生活自理能力'）
万方资源数据库	主题:（高龄老年人 OR 高龄老年人群 OR 高龄老人）＊ 主题:（血压 OR 收缩压 OR 舒张压）＊ 主题:（死亡 OR 全因死亡 OR 心血管事件 OR 心血管疾病 OR 心血管死亡 OR 认知功能 OR 认知功能下降 OR 认知功能受损 OR 认知障碍 OR 衰弱 OR 虚弱 OR 日常生活自理能力）
维普期刊数据库	（M＝高龄老年人 OR 高龄老年人群 OR 高龄老人）AND（M＝血压 OR 收缩压 OR 舒张压）AND（M＝死亡 OR 全因死亡 OR 心血管事件 OR 心血管疾病 OR 心血管死亡 OR 认知功能 OR 认知功能下降 OR 认知功能受损 OR 认知障碍 OR 衰弱 OR 虚弱 OR 日常生活自理能力）
PubMed 数据库	((("oldest old") AND ("blood pressure" OR "systolic pressure" OR "diastolic pressure" OR (hypertension[MeSH Terms]) AND ("mortality" OR "all-cause mortality" OR "cardiovascular mortality" OR "cardiovascular death" OR "cardiovascular diseases" OR "cardiovascular events" OR "cognitive decline" OR "cognitive impairment" OR "frailty" OR "activities of daily living" OR "ADL"[Title/Abstract]))
Web of Science 数据库	TS＝("oldest old") AND TS＝("blood pressure" OR "systolic pressure" OR "diastolic pressure" OR hypertension) AND TS＝("mortality" OR "all-cause mortality" OR "cardiovascular mortality" OR "cardiovascular death" OR "cardiovascular diseases" OR "cardiovascular events" OR "cognitive decline" OR "cognitive impairment" OR "frailty" OR "activities of daily living" OR "ADL")

B.3　文献的纳入排除标准

B.3.1　纳入标准

检索文献纳入标准参照以下 4 项：

a) 研究人群为高龄老年人；

b) 结局指标为死亡、心血管疾病死亡/疾病/事件、认知功能受损、衰弱/虚弱、日常生活自理能力等；

c) 公开独立发表的关于高龄老年人血压与相关结局指标的原始研究、系统综述、Meta 分析、专家共识、指南等；

d) 文献语言限中英文。

B.3.2 排除标准

检索文献排除标准参照以下 6 项：

a) 重复文献记录；

b) 研究对象非亚洲高龄老年人；

c) 主要研究因素非血压值或血压范围的文献；

d) 研究设计为病例对照研究及病例报告、病例系列分析、个案研究、生态学研究、现况研究等描述性研究的文献；

e) 说明类、管理类、科普类文献；

f) 其他明显与研究目的无关的文献，如研究进展类文献、动物实验研究、分子机制研究等。

B.4 检索过程及结果

B.4.1 文献检索及筛选过程

本次文献检索及筛选过程见图 B.1。

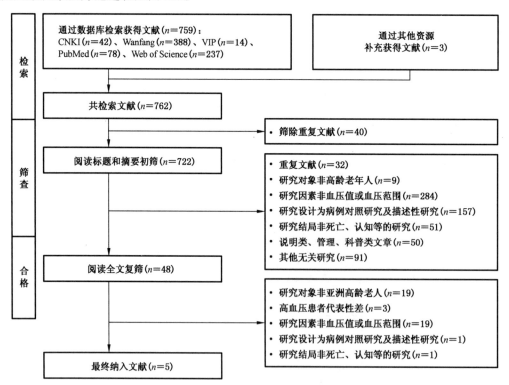

图 B.1 文献检索及筛选流程图

B.4.2 检索结果

根据表 B.1 检索式,于中国知网、万方资源数据库、维普期刊数据库、PubMed 数据库、Web of Science 数据库分别检索到 42、388、14、78、237 条记录,合计检索记录 759 条。根据以上纳入、排除标准,由两名成员独立通过电子数据库进行检索,对所有检索的文献的标题和摘要进行筛选,并对筛选结果进行比较,审查可能符合条件的研究的全文;此外为了避免遗漏,还额外通过检索相似及参考文献的方法手工检索并补充了部分相关文献 3 篇;最终纳入符合条件的文献共 5 篇,2 篇为前瞻性队列研究文献,2 篇为高血压管理指南,1 篇为专家共识。纳入文献的基本情况见表 B.2。

表 B.2 纳入文献的基本情况

文献	研究设计/文献类型	暴露	结局	样本量	年龄(岁)	血压界值点、血压范围相关证据
中国老年医学学会高血压分会(2015)	专家共识	—	—	—	—	首先降至 150/90 mmHg,耐受性良好则进一步降至 140/90 mmHg 以下
中国高血压防治指南修订委员会(2018)	指南	—	—	—	—	SBP≥160 mmHg 时开始药物治疗,降至 150/90 mmHg 以下
中国老年医学学会高血压分会(2019)	指南	—	—	—	—	血压≥150/90 mmHg 时启动降压治疗,首先降至 150/90 mmHg,耐受性良好则进一步降至 140/90 mmHg 以下
Lv et al.(2018)	前瞻性队列研究	血压	死亡	4 658	92.1	SBP 与死亡风险间存在 U 型关联,SBP 为 129 mmHg 时,死亡风险最低,与 SBP 为 129 mmHg 相比,SBP<107 mmHg 时,死亡风险随 SBP 的升高而降低,SBP>154 mmHg 时,死亡风险随 SBP 的升高而升高。与中等水平 SBP(107 mmHg～154 mmHg)相比,SBP>154 mmHg 与心血管疾病死亡风险升高相关联,SBP<107 mmHg 与非心血管疾病死亡风险升高相关联
Kagiyama et al.(2009)	前瞻性队列研究	舒张压	死亡	639	≥80 岁	DBP<70 mmHg 者死亡风险高于 DBP≥90 mmHg 者

注:SBP 表示收缩压(systolic pressure);DBP 表示舒张压(diastolic pressure)。

B.5 纳入文献概述

总共纳入文献 5 篇,2 篇为原始研究,1 篇为高龄老年人血压管理中国专家共识,2 篇为高血压管理指南。其中 2 篇原始研究设计均为前瞻性队列研究,研究结局均为死亡风险。

《高龄老年人血压管理中国专家共识》中对高龄高血压的定义为:年龄大于等于 80 岁,血压持续或 3 次以上非同日坐位 SBP≥140 mmHg 和(或)DBP≥90 mmHg;若 SBP≥140 mmHg,DBP<90 mmHg,定义为单纯收缩期高血压(isolated systolic hypertension,ISH)。推荐血压≥160/90 mmHg 时启动药物治疗,对于不合并临床并存疾病的高龄患者(如慢性脑血管病、冠心病、心力衰竭、糖尿病和慢性肾功能不全等),降压目标值小于 145～150/90 mmHg。合并心、脑、肾并存疾病的患者,首先将血压

降低至 150/90 mmHg 以下,若耐受性良好,则进一步降到 140/90 mmHg 以下。且高龄患者血压不宜低于 130/60 mmHg。

《中国高血压防治指南(2018)》中提到,大于等于 80 岁的老年人 SBP≥160 mmHg 时开始药物治疗,降压目标值为 150/90 mmHg,患者如 SBP<130 mmHg 且耐受良好,可继续治疗而不必回调血压水平。

《中国老年高血压管理指南(2019)》推荐年龄大于等于 80 岁,血压≥150/90 mmHg,即启动降压药物治疗,首先应将血压降至 150/90 mmHg,若耐受性良好,则进一步将血压降至 140/90 mmHg 以下;经评估确定为衰弱的高龄高血压患者,血压≥160/90 mmHg,应考虑启动降压药物治疗,收缩压控制目标为 150 mmHg 以下,但尽量不低于 130 mmHg。

Lv et al.(2018)研究纳入 4 658 名高龄老年人(平均年龄为 92.1 岁),是目前纳入高龄老年人最多的前瞻性队列研究,发现收缩压 SBP 与死亡风险间存在 U 型关联,收缩压为 129 mmHg 时,死亡风险最低。与 SBP 为 129 mmHg 相比,SBP<107 mmHg 时,死亡风险随 SBP 的升高而降低,SBP>154 mmHg 时,死亡风险随 SBP 的升高而升高。在死因别死亡风险分析中,与中等水平 SBP(107 mmHg~154 mmHg)相比,高水平的 SBP(>154 mmHg)引起心血管疾病死亡风险升高 51%,低水平的 SBP(<107 mmHg)引起非心血管疾病死亡风险升高 58%。目前"越低越好"的血压管理理念可能并不适用于高龄老年人,80 岁以上高龄老年人的血压适宜单位有待重新探讨。

Kagiyama et al.(2009)研究纳入 639 名日本高龄老年人,根据基线时舒张压 DBP 对研究对象分组(<70 mmHg 组、70 mmHg~79 mmHg 组、80 mmHg~89 mmHg 组、≥90 mmHg 组),随访 4 年后发现,DBP<70 mmHg 的参与者死亡风险高于 DBP≥90 mmHg 的参与者,较低的 DBP 与日本高龄老年人较高的死亡率有关。

B.6 总结

目前亚洲高龄老年人血压管理相关的研究证据尚不多见,相关研究主要关注收缩压与不良健康结局之间的联系,而对舒张压关注较少,关注的不良健康结局主要为死亡、心血管事件等,而较少考虑血压与认知功能等功能指标之间的关联。现有高龄老年人血压管理指南主要突出高血压的降压治疗,且指南纳入的亚洲高龄老年人样本有限。综上,现有证据不足以为预防高龄老年人血压相关不良事件提供有力的决策支持。

B.7 推荐意见

本文件血压水平适宜范围的确定主要依据 Lv et al.(2018)、Kagiyama et al.(2009)的研究结果,同时参考《高龄老年人血压管理中国专家共识》《中国高血压防治指南(2018)》《中国老年高血压管理指南(2019)》,综合考虑现有研究证据,推荐中国高龄老年人血压水平适宜范围为:收缩压 107 mmHg~154 mmHg,舒张压 70 mmHg~90 mmHg。

附　录　C

（资料性）

高龄老年人血压与死亡风险之间的关系

C.1　概述

目前的血压管理中"越低越好"的理念并不适用于老年人,80 岁以上高龄老人正常血压的范围可能需要再重新定义。本附录收录了一项中国老年健康影响因素跟踪调查,探讨高龄老年人血压与死亡风险之间的关系,提示高龄老年人目前的血压管理理念有待重新评估,作为针对这一特殊人群制定特定的血压指南的依据之一。

C.2　高龄老年人血压与死亡的关系

C.2.1　高龄老年人血压与全因死亡

高龄老年人收缩压(SBP)、平均动脉压(mean arterial pressure,MAP)、脉压差(pulse pressure,PP)与死亡风险间呈 U 型关系,SBP、MAP 和 PP 在 143.5 mmHg、101 mmHg 和 66 mmHg 时死亡风险最低。调整混杂因素后,仅 SBP 与死亡风险的 U 型关系存在,死亡风险最低点为 129 mmHg。与 129 mmHg 相比,SBP<107 mmHg 时,死亡风险随 SBP 的升高而降低[风险比(HR)从 1.47(1.01～2.17)到 1.08(1.01～1.17)];SBP>154 mmHg 时,死亡风险随 SBP 的升高而增加[HR 从 1.08(1.01～1.17)到 1.27(1.02～1.58)](表 C.1、表 C.2、图 C.1、图 C.2、图 C.3)。

表 C.1 为以中等血压值范围为参照进行 Cox 比例风险模型分析,探索高龄老年人血压与死亡风险之间的关系。与中等水平的 SBP、PP 组相比,低、高 SBP 或 PP 组的研究对象死亡风险显著升高。低、高 SBP 组及低、高 PP 组的 HR 和 95%CI 分别为 1.30(1.11～1.53)和 1.16(1.02～1.30),1.13(1.02～1.25)和 1.15(1.02～1.29)。在敏感性分析中,删除失访者或将失访者的删失时间定义在随访中点、排除第一年死亡的老人,SBP 以及 PP 与死亡风险的 U 型关系保持稳定。

C.2.2　高龄老年人血压与死因别死亡

在死因别分析中,与中等水平 SBP(107 mmHg～154 mmHg)相比,高水平 SBP(>154 mmHg)与心血管疾病死亡风险升高相关联[调整 HR 1.51(1.12～2.02)];低水平 SBP(<107 mmHg)与非心血管疾病死亡风险升高相关联[调整 HR 1.58(1.26～1.98)]。在敏感性分析与亚组分析中血压与死亡风险的 U 型关系保持不变(图 C.3)。

SBP 每增加 10 mmHg,心血管疾病死亡率增加 11%[调整 HR 1.11(1.05～1.18)],非心血管疾病死亡风险下降 5%[调整 HR 0.95(0.92～0.99)](表 C.2)。

表 C.1 高龄老年人血压水平与 3 年全因死亡风险

变量	死亡人数	死亡率 (%;95%CI)	粗 HR (95%CI)	调整后的 HR(95%CI)†	失访者删失时间 定义在随访中点	删除所有 失访者	删除首年 死亡老人
SBP(mmHg)							
低(<107)	176	58.4(52.6~64.2)	1.57(1.35~1.84)**	1.30(1.11~1.53)**	1.27(1.08~1.48)**	1.27(1.08~1.48)**	1.38(1.14~1.67)**
中(107~154)	1 484	42.9(41.3~44.6)	1.00 参照	1.00 参照	1.00 参照	1.00 参照	1.00 参照
高(>154)	337	44.6(41.0~48.1)	1.04(0.93~1.17)	1.16(1.02~1.30)*	1.15(1.02~1.29)*	1.15(1.02~1.29)*	1.17(1.02~1.36)*
DBP(mmHg)							
低(<70)	367	48.5(44.9~52.1)	1.17(1.04~1.31)*	1.02(0.90~1.14)	1.04(0.94~1.16)	1.07(0.96~1.19)	0.99(0.88~1.14)
中(70~90)	1 254	43.3(41.5~45.1)	1.00 参照	1.00 参照	1.00 参照	1.00 参照	1.00 参照
高(>90)	376	43.7(40.3~47.1)	1.02(0.90~1.14)	1.01(0.90~1.13)	1.02(0.91~1.15)	1.03(0.92~1.16)	0.96(0.83~1.11)
MAP(mmHg)							
低(<80)	165	52.3(46.5~58.1)	1.28(1.08~1.51)**	1.08(0.89~1.30)	1.13(0.97~1.34)	1.13(0.98~1.33)	1.13(0.92~1.40)
中(80~100)	1 041	46.0(42.4~49.6)	1.00 参照	1.00 参照	1.00 参照	1.00 参照	1.00 参照
高(>100)	791	43.9(41.6~46.1)	1.02(0.93~1.11)	1.08(0.95~1.23)	1.07(0.98~1.18)	1.09(0.99~1.19)	1.08(0.97~1.22)
PP(mmHg)							
低(<50)	810	48.3(45.9~50.7)	1.21(1.10~1.34)**	1.13(1.02~1.25)*	1.13(1.02~1.25)*	1.14(1.03~1.26)*	1.14(1.01~1.29)*
中(50~65)	731	41.5(39.1~43.9)	1.00 参照	1.00 参照	1.00 参照	1.00 参照	1.00 参照
高(>65)	456	42.2(39.4~45.3)	1.03(0.92~1.16)	1.15(1.02~1.29)*	1.15(1.02~1.29)*	1.14(1.01~1.28)*	1.15(1.00~1.32)*

注：*:$P<0.05$;**:$P<0.01$;†:采用 Cox 比例风险模型,调整性别;年龄(线性);BMI(线性);中心性肥胖;视力下降;ADL 受损;婚姻状态;教育背景;经济收入;居住地;年龄(线性);现在吸烟状况;现在饮酒;认知功能受损;糖尿病;CVD;脑卒中和其他脑血管疾病;呼吸系统疾病;癌症以及虚弱。SBP:收缩压;DBP:舒张压;MAP:平均动脉压;PP:脉压差;HR:风险比;CI:置信区间。

表 C.2 高龄老年人不同血压水平与死因别死亡风险

变量	CVD 死亡风险		非 CVD 死亡风险		全因死亡风险	
	粗 HR (95%CI)	调整后的 HR(95%CI)	粗 HR (95%CI)	调整后的 HR(95%CI)	粗 HR (95%CI)	调整后的 HR(95%CI)
SBP(mmHg)作为连续变量						
每增加 10	1.10(1.04~1.116)**	1.11(1.05~1.18)**	0.91(0.88~0.94)**	0.95(0.92~0.99)*	0.97(0.95~0.99)**	1.01(0.98~1.03)
SBP(mmHg)作为分类变量						
低(<107)	0.96(0.56~1.67)	0.91(0.54~1.56)	1.93(1.55~2.41)†	1.58(1.26~1.98)†	1.57(1.35~1.84)**	1.30(1.11~1.53)**
中(107~154)	1.00 参照	1.00 参照	1.00 参照	1.00 参照	1.00 参照	1.00 参照
高(>154)	1.47(1.10~1.96)†	1.51(1.12~2.02)†	0.84(0.69~1.03)	0.97(0.79~1.19)	1.04(0.93~1.17)	1.16(1.02~1.30)*

注：*：$P<0.05$；**：$P<0.01$；†：采用 Cox 比例风险模型，调整性别；年龄（线性）；婚姻状态；教育背景（线性）；居住地；经济收入；现在吸烟状况；现在饮酒；认知功能受损；ADL 受限；视力下降；BMI（线性）；中心性肥胖；糖尿病；脑卒中和其他脑血管疾病；呼吸系统疾病；癌症以及虚弱。SBP:收缩压；DBP:舒张压；MAP:平均动脉压；PP:脉压差；HR:风险比；CI:置信区间。

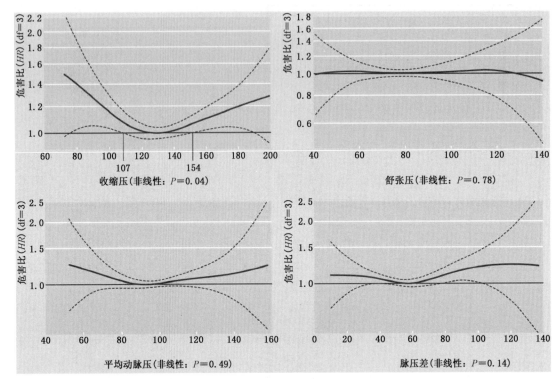

图 C.1 校正后的惩罚样条 Cox 模型中，高龄老年人血压与 3 年全因死亡风险的关联关系
［实线为收缩压、舒张压、平均动脉压、脉压差的危险比估计值（分别以血压 129、80、90、
57.5 mmHg 为参照）；虚线为 95％置信区间；df 为自由度］

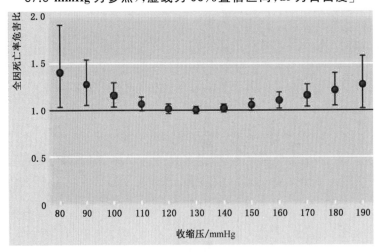

图 C.2 校正后的惩罚样条 Cox 模型中（以血压 129 mmHg 为参照）高龄老年人
不同收缩压水平（80 mmHg～190 mmHg）［3 年全因死亡的风险比（95％置信区间）］

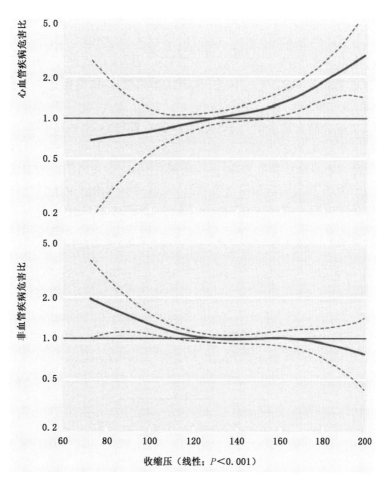

图 C.3　在校正后的惩罚样条 Cox 模型中,高龄老年人收缩压与 3 年心血管和非心血管死亡
风险的关系[实线为 3 年心血管和非心血管死亡率的收缩压(以血压 129 mmHg 为参照)的
估计危险比;虚线为 95%置信区间]

参 考 文 献

[1]　中华医学会老年医学分会,中华老年医学杂志编辑部.中国健康老年人标准(2013)[J].中华老年医学杂志,2013,32(8):801.

[2]　中国老年医学学会高血压分会,高龄老年人血压管理中国专家共识[J].中国心血管杂志,2015,20(6):401-409.

[3]　中国高血压防治指南修订委员会,高血压联盟(中国),中华医学会心血管病学分会中国医师协会高血压专业委员会,等.中国高血压防治指南(2018)[J].中国心血管杂志,2019,24(1):24-56.

[4]　中国老年医学学会高血压分会,国家老年疾病临床医学研究中心中国老年心血管病防治联盟.中国老年高血压管理指南(2019)[J].中华老年病研究电子杂志,2019,6(2):1-27.

[5]　Lv Y B,Gao X,Yin Z X,Chen H S,Luo J S,Brasher M S,Kraus V B,Li T T,Zeng Y,Shi X M. Revisiting the association of blood pressure with mortality in oldest old people in China: community based,longitudinal prospective study[J]. BMJ,2018. 361:p. k2158.

[6]　Kagiyama S,Takata Y,Ansai T,Matsumura K,Soh I,Awano S,Sonoki K,Yoshida A,Torisu T,Hamasaki T,Nakamichi I,Takehara T,Iida M. Does decreased diastolic blood pressure associate with increased mortality in 80-year-old Japanese[J]. Clin Exp Hypertens,2009. 31(8):p. 639-47.

ICS 11.020
CCS C 05

团 体 标 准

T/CPMA 018—2020

老年健康与老年服务 术语

Elderly health and service—terminology

2020-12-30 发布

2021-05-01 实施

中华预防医学会 发 布

前　言

本文件按照 GB/T 1.1—2020《标准化工作导则　第 1 部分:标准化文件的结构和起草规则》的规定起草。

请注意本文件的某些内容可能涉及专利。本文件的发布机构不承担识别专利的责任。

本文件由中华预防医学会归口。

本文件起草单位:北京医院、国家老年医学中心、国家卫生健康委北京老年医学研究所、国家卫健委老年医学重点实验室、中国医学科学院老年医学研究院、中国疾病预防控制中心老年保健中心、国家老年病临床研究中心、《中国老年保健医学》杂志社、中华预防医学会老年健康与医养结合工作委员会、北京老年医院北京市老年健康服务指导中心、北京小汤山医院。

本文件主要起草人:杨泽、宋岳涛、单鸣华、张鹏俊、张弼、孙亮、武亮、周起、杨吉涛、李斌。

老年健康与老年服务 术语

1 范围

本文件界定了国内老年健康与老年服务通用术语、健康管理术语、社会与机构术语、宜居环境术语和科普术语的定义和/或释义。

本文件适用于从事老年健康和老年服务及相关领域的人员和老年健康与老年服务的标准制订及需要引用该文件参考的人士，对本文件中老年健康与老年服务名词术语的定义和/或释义参考和引用。

2 规范性引用文件

本文件没有规范性引用文件。

3 通用术语

3.1

老年人 the elderly
60 周岁及以上的人。

3.2

健康 health
没有疾病和虚弱，且身体、心理和社会各方面都处于相互协调的和谐状态。

3.3

健康特征 health characteristics
健康特征包括年龄相关性变化、健康相关的行为、生理性的危险因素（如高血压）、疾病、损伤、稳态的变化以及广义上的老年病综合征等多种潜在性因素；上述因素的相互作用将最终决定老年人个体的内在能力。

3.4

躯体健康 physical health
指维持人体生命活动的细胞、组织、器官和系统的结构完整，协调一致，维持正常的生理功能。

3.5

心理健康 mental health
有利于个体身心发展，工作、学习有效率，维持良好生活质量的适宜的心理状态。

3.6

环境健康 environmental health
清新、舒适、安全的生存环境。

3.7

道德健康 morality health
人们在社会生活实践中形成的关于善恶、是非的观念、情感和行为习惯，并依靠社会舆论和良心指导的人格完善与调节人与人、人与社会、人与自然关系的规范体系。

3.8

饮食健康　eat healthy

合理的膳食结构与科学的饮食习惯,尤其强调自然、均衡的饮食原则,饮食应回归自然,以自然植物性食物为主。

3.9

社会适应健康　good social adaptation

拥有广博的科技文化知识与工作才能,能适应开放社会生活中各种职业角色的转换和复杂的人际关系,能献身社会,卓有成效。

3.10

养生　health maintenance

以中、西医学理论为指导,用健康科学的图文、音乐、行为、活动、药械、饮食等等,通过调节个人生活习惯、生活环境及心理状态,来调理身心,达到未病先防、不适消除、已病促愈、病后复原的保健目的。

3.11

保健　health care

保持和增进人们的身心健康而采取的有效措施。包括预防由工作、生活、环境等引起的各种精神病或由精神因素引起的各种躯体疾病的发生。

3.12

老年健康服务体系　elderly health service system

为老年人提供健康管理、疾病预防、医疗救治、慢性病管理、急性病亚急性期及后期的康复、老人失能状态的长期照护及临终时期的安宁疗护等连续性服务的总称,主要包括健康教育、预防保健、疾病诊治、康复护理、长期照护、安宁疗护共6个方面。

3.13

健康服务业　health services

以维护和促进人民群众身心健康为目标,主要包括医疗服务、健康管理与促进、健康保险以及相关服务,涉及药品、医疗器械、保健用品、保健食品、健身产品等支撑产业。

3.14

可及性　accessibility

能够为尽可能多的人提供客观环境、公共卫生服务或产品的程度。

3.15

健康问题　health condition

急慢性疾病、机能异常、损伤或创伤的统称。

3.16

健康不平等　health inequality

用于描述个体或群体在健康方面的差异,或者更正式的是用于描述某人群个体间在健康方面存在的总体差异,通常考虑社会经济水平或其他的人口学特征。

3.17

健康不公平　health inequity

非必要、可避免、不公平、不公正的健康差异。

3.18

健康老龄化　healthy ageing

发展和维护老年健康生活所需的功能发挥的过程。

3.19

人口老龄化　population ageing

社会人口结构偏移,朝向老年人口比例增加,即60岁以上人口比例等于或超过总人口的10%。

3.20

积极老龄化 active ageing

为提高老年人的生活质量,尽可能优化其健康、社会参与和保障机会的过程。

3.21

年龄(实龄) age

个体从出生到计算当时,按年度计数的生存时间长度。

3.22

60 岁时的平均期望寿命 life expectancy at age 60

一个 60 周岁的人,在特定阶段按照该年龄组的死亡概率,其平均存活的预期年数。

3.23

出生时的平均期望寿命 life expectancy at birth

新生儿在特定阶段按照该年龄组的死亡概率,其平均存活的预期年数。

3.24

少子化 declining birthrate

生育率下降,造成幼年人口逐渐减少的现象。少子化代表未来人口可能逐渐变少,对于社会结构、经济发展等各方面都会产生重大影响。如果新一代增加的速度远低于上一代自然死亡的速度,更会造成人口不足。

3.25

长寿 longevity

人类的生存年限。年龄大于 90 岁的长者称为长寿。

3.26

衰老 ageing

在生物学水平上,衰老是由于随着时间推移,发生的多种分子和细胞损伤的累积作用所致。

3.27

功能 functioning

机体功能、人体结构、活动和参与的总称;代表个体(健康状况)与其背景因素(环境和个人因素)相互作用的积极方面。

3.28

功能能力 functional ability

使老年人能够按照自身观念和偏好来生活和行动的健康相关因素;由个人的内在能力、个体所处的环境特征及两者的相互作用构成。

3.29

退行性变 decrepit

成熟期后出现的生理性退行性变化过程,机体对环境的生理和心理适应能力退行性降低、逐渐趋向死亡的现象。

3.30

复原力 resilience

面临逆境时通过抵抗、恢复或适应来维持或提高功能发挥水平的能力。

3.31

内在能力 intrinsic capacity

个体在任何时候都能动用的全部体力和脑力的组合。

3.32

生命全程方法 life-course approach

在人的一生中,由个体特征和周围环境共同塑造的基本生物、行为和心理过程。

3.33

危险因素　risk factor

与疾病或损伤发生概率增加有一定因果关系的因素或暴露条件。

3.34

衰弱（或衰弱的老年人）　frailty（or frail older person）

因对外界压力或内在打击的抵抗性极差，导致个体更容易出现健康相关不良结局的状态。

3.35

损伤　impairment

身体结构或生理机能的丧失或异常（包括精神功能）；在本文件中，异常特偏离既定统计标准的显著的偏差（即偏离人口平均测量标准范围）。

3.36

老年综合征　geriatric syndromes

多在晚年发生的，难以具体诊断为某种疾病的复杂健康状况；通常是由于多系统器官功能异常和病变共同导致的临床综合征。

3.37

移动　mobility

个体完成一项任务或一个动作。通过改变身体的姿势或位置，空间位移，搬运、移动或操纵物体，行走、奔跑或攀爬，应用交通工具等途径来实现移动。

3.38

失能　disability

老年人损伤、活动受限和社交能力受限疾患的总称，代表个体（健康状况）与其背景因素（环境和个人因素）相互作用的消极方面。

3.39

工具性日常生活活动　instrumental activities of daily living；IADLs

帮助实现独立生活的活动，包括打电话、服药、管理钱财、购物、备餐及使用地图。

3.40

国际功能、残疾和健康分类　international classification of functioning，disability and health

健康及相关领域的一个描述人体结构和功能、活动和参与情况的分类系统；该分类系统是基于身体、个体和社会水平等不同角度建立；由于个体的功能和失能均不能独立存在，故本分类中包含了一系列环境因素。

3.41

非传染性疾病　noncommunicable diseases

这类疾病不会在人际间传播；主要的4类非传染性疾病包括：心血管疾病（例如心脏病发作和中风）、肿瘤、慢性呼吸系统疾病（如慢性阻塞性肺疾病和哮喘）和糖尿病。

3.42

共患疾病　multimorbidity

个体同时患有2种或以上慢性疾病。

3.43

老年人的疾患诊断　diagnosis of diseases in the elderly

从医学角度对老年人的精神和体质状态作出的判断，做出识别疾病的诊断是疾病治疗、预后和预防的基础。

3.44

老年人的疾病治疗　disease treatment for the elderly

包括对症治疗和对因治疗。

对症治疗(symptomatic treatment)用药目的在于改善症状,或称治标。对症治疗虽然不能根除病因,但是在诊断未明或病因暂时未明时无法根治的疾病却是必不可少的。在临床上,某些重危急症如休克、惊厥、心力衰竭、高热、剧痛时,对症治疗可能比对因治疗更为迫切。在可能的情况下,应当对因治疗和对症治疗同时进行。

对因治疗(etiological treatment)用药目的在于消除原发致病因子,彻底治愈疾病,或称治本。

3.45

老年人康复 geriatric rehabilitation

康复医学的一个分支,针对 65 岁以上的老年人群功能障碍的预防、评定和治疗的方法。涉及的范围很广,既有正常衰老的功能退变,又有伴随疾病造成的功能障碍,针对老年期患病后的康复,及中青年残疾患者进入老年期后的康复。

3.46

康复治疗 rehabilitation

通过一系列措施,帮助已残疾或可能残疾的患者与环境互动时,达到并维持最佳功能发挥。

3.47

老年人康复护理 aged rehabilitation nursing

针对老年人生理特点采取的康复护理措施。如预防跌倒、助行器的应用、心肺疾病的预防及定时复诊和治疗、大小便自理的方法、骨关节疼痛的处理等。

3.48

多重用药 polypharmacy

同时应用多种药物治疗同一患者。

3.49

院前救护 pre-hospital care

老年人出现突发疾病或意外时由医护人员完成的转院前的医疗救助工作。

3.50

生前预嘱 living will

个人采用书面生前预嘱或他人授权委托书的形式呈现的某种医护手段的机制。

3.51

老年学 gerontology

研究人类衰老规律的学科,以自然科学、社会科学和自然科学、社会科学相互交叉渗透的科学的理论和方法,研究人的个体衰老和群体衰老及由此而引起的社会的经济和自然的诸问题,以及衰老现象本身规律的一门综合学科。

3.52

老年医学 geriatrics

聚焦在老年人健康和疾病及相应医疗服务手段的医学分支,是临床医学中的一个新的分支学科,不仅研究老年病,而且涉及人类衰老的基础理论研究以及老年医学教育的研究。

3.53

老年康复医学 geriatric rehabilitation medicine

研究将功能评定和康复治疗应用于老年人的一门老年医学学科。旨在针对老年人残疾和功能障碍进行康复,从而最大限度地恢复和发挥其潜在的能力和残存功能。

4 健康管理术语

4.1

老年综合评估 comprehensive geriatric assessment

从医疗、躯体、认知、社会和精神等多个维度测量老年人整体健康水平的一种方法;评估过程可能涉及使用标准化评估工具并借助于跨学科专业团队。

4.2

健康促进 health promotion

促使人们提高、维护和改善自身健康的过程,和一切能促使行为和生活条件向有益于健康改变的教育、环境与支持的综合行动。

4.3

老年健康促进 health promotion for the elderly

对老年人膳食营养、体育锻炼、定期体检、慢病管理、精神健康以及用药安全等方面,给出个人和家庭行动建议,并分别提出促进老有所医、老有所养、老有所为的社会和政府主要举措。

4.4

社会支持 social support

个体从其所拥有的社会关系中获得的精神上和物质上的支持,包括工具性支持、情感支持、信息支持和同伴支持,这些支持能减轻个体的心理应激反应,缓解精神紧张状态,提高社会适应能力。

4.5

健康管理 health management

对个体和群体的健康进行全面监测、分析和评估,提供健康咨询和指导,以及对健康危险因素进行干预的全过程。

4.6

老年健康管理服务 elderly health management services

服务对象为辖区内 65 岁及以上常住居民。每年为老年人提供 1 次健康管理服务,包括生活方式和健康状况评估、体格检查、辅助检查和健康指导。

4.7

安宁疗护 hospice care

专注于在老年患者将要逝世前的几个星期甚至几个月的时间内,减轻其疾病的症状、延缓疾病发展的医疗护理。

4.8

长期照护 long term care

为内在能力持续严重损失的个体提供帮助,确保将其功能发挥维持在一定水平,使被照护者享有基本权利、基本自由和做人的尊严。

4.9

长期护理保险 long-term care insurance

为被保险人在丧失日常生活能力、年老患病或身故时,侧重于提供护理保障和经济补偿的制度安排,有社会保险和商业保险两种形式。

4.10

社区老年人日间照料 community elderly day care

为社区内自理老年人、半自理老年人提供膳食供应、个人照料、保健康复、精神文化、休闲娱乐、教育咨询等日间服务。

4.11

医养结合 combination of medical treatment and maintenance

医疗卫生与养老服务相结合,是对资源的一种优化配置,目的是通过建设医疗养老联合体等多种方式,整合医疗、康复、养老和护理资源,为老年人持续提供服务。

4.12

居家养老服务 home based elderly care services

以家庭为基础,在政府主导下,以城乡社区为依托,以社会保障制度为支撑,由政府提供基本公共服务,企业、社会组织提供专业化服务,基层群众性自治组织和志愿者提供公益互助服务,满足居住在家老年人社会化服务需求的养老服务模式。

4.13

日常生活活动 activities of daily living;ADLs

维持日常生活所必需的活动,包括沐浴、穿衣、进食、上下床或起坐、上厕所和室内走动。

4.14

个案管理 case management

通过与个体及健康服务提供者进行交流和资源协调,以满足个体的健康需求的规划服务的协同过程。

4.15

慢性疾病 chronic condition

老年人患有的长期或永久性的疾病、功能异常、损伤或创伤。

4.16

以人为本的健康服务 people-centred services

将老年人个体、家庭和社区视为卫生保健和长期照护体系的参与者和得益者,有意识的采纳其观点,并根据其需求和喜好,提供全面的人性化服务;能够提供以人为本的健康服务的前提是人们具有参与决策和自我管理所需的知识,并能获得所需支持;该服务体系并非围绕疾病,而是以人们的健康需求和期望为核心而建立。

4.17

自我照护(或自我管理) self-care(or self-management)

个人为促进、维持个人健康,治疗疾病而进行的活动,也包括参与制定影响个人健康的决策。

4.18

社会照护(服务) social care(services)

协助日常生活活动(如个人护理、维持家务)。

4.19

全生命周期 life cycle

人从出生、成长、成熟、衰退到死亡的全部过程。为人体的阶段性变化及其规律。

5 社会与机构术语

5.1

养老机构 pension institutions

依法办理登记,为老年人提供全日集中住宿和照料护理服务,床位数在 10 张以上的机构。包括营利性养老机构和非营利性养老机构。

5.2

社区养老服务驿站 community pension service station

充分利用社区资源,就近为有需求的居家老年人提供生活照料、陪伴护理、心理支持、社会交流等服务,由法人或具有法人资质的专业团队运营的为老服务机构。

5.3

安宁疗护中心 hospice

为疾病终末期患者在临终前通过控制痛苦和不适症状,提供身体、心理、精神等方面的照护和人文关怀等服务,以提高生命质量,帮助患者舒适、安详、有尊严离世的医疗机构。

5.4

社区老年人日间照料中心 community day-care centers for the elderly

为社区内自理老年人、半自理老年人提供膳食供应、个人照料、保健康复、精神文化、休闲娱乐、教育咨询等日间服务的养老服务设施。

5.5

非正式照顾 informal care

由家庭成员、朋友、邻里或志愿者提供的免费照顾服务。

5.6

机构照护 institutional care setting

由公共机构提供长期照护服务;公共机构可包括社区服务中心、辅助生活设施、护理院、医院和其他卫生设施;机构照护不限定机构的规模。

5.7

综合卫生服务 integrated health services

根据人一生中不同阶段的需要,通过在不同地点,提供不同水平的健康促进、疾病预防、诊断治疗、疾病管理、康复治疗和姑息治疗等医疗服务,以确保人们得到连续性的综合卫生服务。

5.8

社交网络 social network

个体的亲属关系、交友和社会关系网络。

5.9

社会保护 social protection

为了减少因贫困、失业、年老和残疾产生的剥夺而建立的规划。

5.10

社会保障 social security

为实现社会保护而提供的所有福利措施,包括现金和实物。

5.11

获得支持的决策 supported decision-making

人们接受协助以行使其法定能力;可表现为多种形式,包括支持网络的应用、个人督察员、社区服务、同伴支持、私人助理和预先计划。

5.12

通用设计 universal design

尽最大可能面向所有使用者的设计,无须改良或特别设计就能为所有人使用的环境、产品及系统。

5.13

福祉 well-being

涵括人类生活所有领域,包括人类身体、心理和社会等方面,这些共同构成的所谓美好生活。

6 宜居环境术语

6.1

社区　community

居住在一定区域内的人们所组成的社会生活共同体。

6.2

老年宜居环境　livable environment for the elderly

适合老年人居住、出行、就医、养老等的物质环境和包容、支持老年人融入社会的文化环境的总称。

6.3

老年友好城市和社区　age-friendly cities and communities

提倡健康老龄化和积极老龄化的城市或社区。

6.4

关爱老年人的环境　age-friendly environments

通过建立和维持贯穿整个生命周期的内在能力，并使个体在能力范围内获得更好的功能发挥，从而促进健康老龄化和积极老龄化的环境（包括居家和社区）。

6.5

障碍　barriers

老年人所处环境中存在或缺少某些因素而导致其功能受限。

6.6

社区建筑环境　community Built environment

由建筑物、道路、公用设施、住宅、体育活动设施、公园和其他一切人造实体景观共同构成的环境，形成一个社区的物理特征。

6.7

环境因素　environments factors

构成老年人生活背景的外部世界中的所有因素；包括家庭、社区和更广阔的社会；包括建筑环境、个体及人际关系、人们的态度和价值观、健康及社会政策、系统和服务。

6.8

住宅适老改造　home modifications for elderly

为改善老年人住宅的安全性、物理可及性和舒适性，对居住环境的永久物理特性进行的更换或改造。

6.9

（在适宜的地方）就地养老　ageing in（the right）place

无论人们的年龄、收入或能力水平如何，均能安全、独立、舒适的居住在自己的家和社区中的能力。

6.10

人与环境和谐　person-environment fit

个体与环境之间的关系。人与环境达到和谐需要：

a) 虑及个人状况（即老年人健康特征和能力）、对社会的需求和资源；

b) 意识到人与环境之间的关系是动态和相互作用的；

c) 注意到老年人与环境随时间推移而发生的变化。

6.11

痴呆症友好社区　dementia-friendly community

在有痴呆症患者的社区里，树立理解、尊重和支持痴呆症患者的理念，建设令痴呆症患者感到自己被纳入其中,并对自己的日常生活有选择和控制,使他们对社区生活有信心的环境生态。

7 科普术语

7.1

健康教育 health education

通过信息传播和行为干预,帮助个人和群体掌握保健知识、树立健康观念,实施健康生活方式的教育活动。

7.2

老年健康教育 health education for the elderly

运用多学科的理论方法,通过有计划、有组织、有系统的社会活动和教育活动,帮助老年人掌握健康知识,树立健康观念,合理利用资源,自愿实行有利于健康的行为和生活方式,以达到最佳健康状态的过程。

7.3

老年人预防保健 preventive care for the elderly

以老年人群为对象,按环境—人群—健康模式,运用生物医学、环境医学和社会医学的理论和方法,探讨疾病在老年人群中发生发展以及自然和社会环境因素对老年人群健康和疾病作用的规律,以制定防治对策,并通过卫生干预等措施,达到预防疾病、促进健康和提高生命质量的目的。

7.4

健康素养 health literacy

个人获取和理解基本健康信息和服务,并运用这些信息和服务做出正确决策,以维护和促进自身健康的能力。健康素养包括了三方面内容:基本知识和理念、健康生活方式与行为、基本技能。

7.5

健康生活方式 healthy lifestyle

有益于健康的习惯化的行为方式。主要表现为生活有规律,没有不良嗜好,讲求个人卫生、环境卫生、饮食卫生,讲科学、不迷信,平时注意保健、生病及时就医,积极参加健康有益的文体活动和社会活动等。

7.6

年龄歧视 ageism

对老年人个体或群体持有偏见和歧视。年龄歧视有多种表现形式,如:偏见、歧视性做法以及机构制定的政策和实施的措施延续了刻板的观念。

7.7

辅助技术(辅具) assistive technologies(or assistive device)

所有为辅助个体完成特定任务而设计、制造或改造的装置;有些装置为大众通用,有些则专为存在某种能力缺失的群体设计;辅助医疗技术是其中一个分支,其主要目的是为维持或促进机体功能和安康。

7.8

照护依赖 care dependence

个体功能发挥下降至必须依赖他人的帮助以完成最基本日常生活的水平。

7.9

照护人员 caregiver

为有需求老年人提供照护和支持服务的人员。

7.10

虐待老人 elder abuse

造成老人受到伤害或感到痛苦的某种单一或重复行为,或由于未能采取适当行为导致老人受到伤害或感到痛苦,两种情况均称为虐待老人。

7.11

个人现金卫生支出 out-of-pocket expenditure

个人需支付的产品或服务。

7.12

参与 participation

老年人个体融入生活情境;反映出个体所扮演的社会角色。

7.13

表现 performance

老年人个体在当前环境下的行为,包括其融入生活情境的行为。

7.14

合理便利 reasonable accommodation

为使功能发挥下降的老年人可以平等的行使所有人权和享受基本自由,在不增加不均衡或不必要的负担的前提下,对社会卫生服务采取的一些必要的修改和适当的调整。

索　引

汉语拼音索引

A

安宁疗护 ……………………………… 4.7
安宁疗护中心 ………………………… 5.3

B

保健 …………………………………… 3.11
表现 …………………………………… 7.13

C

参与 …………………………………… 7.12
痴呆症友好社区 ……………………… 6.11
出生时的平均期望寿命 ……………… 3.23
长期护理保险 ………………………… 4.9
长期照护 ……………………………… 4.8
长寿 …………………………………… 3.25

D

道德健康 ……………………………… 3.7
多重用药 ……………………………… 3.48

F

非传染性疾病 ………………………… 3.41
非正式照顾 …………………………… 5.5
福祉 …………………………………… 5.13
辅助技术（辅具）……………………… 7.7
复原力 ………………………………… 3.3

G

个案管理 ……………………………… 4.14
个人现金卫生支出 …………………… 7.11
工具性日常生活活动 ………………… 3.39
功能 …………………………………… 3.27
功能能力 ……………………………… 3.28
共患疾病 ……………………………… 3.42
关爱老年人的环境 …………………… 6.4

国际功能、残疾和健康分类 ………… 3.4

H

合理便利 ……………………………… 7.14
环境健康 ……………………………… 3.6
环境因素 ……………………………… 6.7
获得支持的决策 ……………………… 5.11

J

机构照护 ……………………………… 5.6
积极老龄化 …………………………… 3.2
健康 …………………………………… 3.2
健康不公平 …………………………… 3.17
健康不平等 …………………………… 3.16
健康促进 ……………………………… 4.2
健康服务 ……………………………… 3.13
健康管理 ……………………………… 4.5
健康教育 ……………………………… 7.1
健康老龄化 …………………………… 3.18
健康生活方式 ………………………… 7.5
健康素养 ……………………………… 7.4
健康特征 ……………………………… 3.3
健康问题 ……………………………… 3.15
居家养老服务 ………………………… 4.12
康复治疗 ……………………………… 3.46

K

科普术语 ……………………………… 7
可及性 ………………………………… 3.14

L

老年健康促进 ………………………… 4.3
老年健康服务体系 …………………… 3.12
老年健康管理服务 …………………… 4.6
老年健康教育 ………………………… 7.2
老年康复医学 ………………………… 3.53

老年人 ···················· 3.1
老年人的疾病治疗 ············ 3.44
老年人的疾患诊断 ············ 3.43
老年人康复 ················ 3.45
老年人康复护理 ············· 3.47
老年人预防保健 ············· 7.3
老年学 ··················· 3.51
老年医学 ················· 3.52
老年宜居环境 ·············· 6.2
老年友好城市和社区 ·········· 6.3
老年综合评估 ·············· 4.1
老年综合征 ················ 3.36

M

慢性疾病 ················· 4.15

N

内在能力 ················· 3.31
年龄(实龄) ··············· 3.21
年龄歧视 ················· 7.6
虐待老人 ················· 7.1

Q

躯体健康 ················· 3.4
全生命周期 ················ 4.19

R

人口老龄化 ················ 3.19
人与环境和谐 ·············· 6.1
日常生活活动 ·············· 4.13

S

少子化 ··················· 3.24
社会保护 ················· 5.9
社会保障 ················· 5.1
社会适应健康 ·············· 3.9
社会照护(服务) ············· 4.18
社会支持 ················· 4.4
社交网络 ················· 5.8
社区 ···················· 6.1

社区建筑环境 ·············· 6.6
社区老年人日间照料 ·········· 4.1
社区老年人日间照料中心 ······· 5.4
社区养老服务驿站 ··········· 5.2
生命全程方法 ·············· 3.32
生前预嘱 ················· 3.5
失能 ···················· 3.38
衰老 ···················· 3.26
衰弱(或衰弱的老年人) ········· 3.34
损伤 ···················· 3.35

T

通用设计 ················· 5.12
退行性变 ················· 3.29

W

危险因素 ················· 3.33

X

心理健康 ················· 3.5

Y

养老机构 ················· 5.1
养生 ···················· 3.1
医养结合 ················· 4.11
移动 ···················· 3.37
以人为本的健康服务 ·········· 4.16
饮食健康 ················· 3.8
院前救护 ················· 3.49

Z

障碍 ···················· 6.5
照护人员 ················· 7.9
照护依赖 ················· 7.8
住宅适老改造 ·············· 6.8
自我照护(或自我管理) ········· 4.17
综合卫生服务 ·············· 5.7
(在适宜的地方)就地养老 ······· 6.9
60 岁时的平均期望寿命 ········ 3.22

英文对应词索引

A

accessibility ·· 3.14
active ageing ··· 3.2
activities of daily living ·· 4.13
ADLs ··· 4.13
age ··· 3.21
aged rehabilitation ·· 3.47
age-friendly cities and communities ··· 6.3
age-friendly environments ··· 6.4
ageing in the right place ·· 6.9
ageing ··· 3.26
ageism ·· 7.6
assistive technolog（or assistive device） ·· 7.7

B

barriers ··· 6.5

C

care dependence ··· 7.8
caregiver ·· 7.9
case management ·· 4.14
chronic condition ··· 4.15
combination of medical treatment and maintenance ·· 4.11
community ··· 6.1
community Built environment ·· 6.6
community day-care centers for the elderly ··· 5.4
community elderly day care ··· 4.10
community pension service station ·· 4.2
comprehensive geriatric assessment ··· 4.1

D

declining birthrate ·· 3.24
decrepit ··· 3.29
dementia-friendly community ·· 6.11
diagnosis of disea ·· 3.43
disability ·· 3.38
disease treatment ··· 3.44

E

eat healthy ·· 3.8

elder abuse ·· 7.1

elderly health management services ··· 4.6

elderly health service system ··· 3.12

environmental health ·· 3.6

environments factors ··· 6.7

F

frailty（or frail older person）·· 3.34

functional ability ·· 3.28

functioning ··· 3.27

G

geriatric rehabilitation ··· 3.45

geriatric rehabilitation medicine ··· 3.53

geriatric syndromes ··· 3.36

geriatrics ··· 3.52

gerontology ·· 3.51

good social adaptation ··· 3.9

H

health ··· 3.2

healthy ageing ·· 3.18

health care ··· 3.11

health characteristics ··· 3.3

health condition ·· 3.15

health education for the elderly ·· 7.2

health education ·· 7.1

health inequality ··· 3.16

health inequity ·· 3.17

healthy lifestyle ·· 7.5

health literacy ··· 7.4

health maintenance ··· 3.1

health management ·· 4.5

health promotion ·· 4.2

health promotion for the elderly ··· 4.3

health services ·· 3.13

home based elderly care services ··· 4.12

home modifications for elderly ··· 6.8

hospice care ·· 4.7

hospice ··· 5.3

I

IADLs ··· 3.39

impairment ··· 3.35

informal care ··· 5.5

institutional care setting ··· 5.6

instrumental activities of daily living ··· 3.39

integrated health service ··· 5.7

international classification of functioning,disability and health ························· 3.4

intrinsic capacity ··· 3.31

L

life expectancy(at age 60) ·· 3.22

life expectancy(at birth) ·· 3.23

life-course approach ··· 3.32

lifecycle ·· 4.19

livable environment for the elderly ·· 6.2

living will ··· 3.5

longevity ·· 3.25

long term care ·· 4.8

long-term care insurance ··· 4.9

M

mental health ··· 3.5

mobility ··· 3.37

morality health ··· 3.7

multimorbidity ··· 3.42

N

noncommunicable diseases ··· 3.41

O

out-of-pocket expend ··· 7.11

P

participation ·· 7.12

pension institutions ··· 5.1

people-centred services ·· 4.16

performance ··· 7.13

person-environment fit ··· 6.1

physical health ··· 3.4

polypharmacy ··· 3.48

population ageing ·· 3.19

pre-hospital care ··· 3.49

preventive care for the elderly ··· 7.3

R

reasonable accommodation ··· 7.14

rehabilitation ··· 3.46

resilience ·· 3.3

risk factor ·· 3.33

S

self-care（or self-management） ·· 4.17

social care（services） ·· 4.18

social network ··· 5.8

social protection ·· 5.9

social security ··· 5.1

social support ··· 4.4

supported decision-making ·· 5.11

T

the elderly ·· 3.1

U

universal design ·· 5.12

W

well-being ·· 5.13

ICS 11.020
CCS C 04

团　体　标　准

T/CPMA 019—2020

新型冠状病毒样本保藏要求

Requirements for preservation of SARS-CoV-2 samples

2020-12-30 发布

2021-05-01 实施

中华预防医学会　发 布

前　　言

本文件按照 GB/T 1.1—2020《标准化工作导则　第 1 部分:标准化文件的结构和起草规则》的规定起草。

请注意本文件的某些内容可能涉及专利。本文件的发布机构不承担识别专利的责任。

本文件由中国疾病预防控制中心提出。

本文件由中华预防医学会归口。

本文件起草单位:中国疾病预防控制中心、中国疾病预防控制中心传染病预防控制所、中国疾病预防控制中心病毒病预防控制所、首都医科大学附属北京地坛医院、北京市疾病预防控制中心。

本文件主要起草人:姜孟楠、武桂珍、魏强、王多春、侯雪新、王衍海、赵莉、王雅杰、陈丽娟、崔淑娟、李振军。

新型冠状病毒样本保藏要求

1 范围

本文件规定了新型冠状病毒样本(简称"新冠样本")保藏的基本要求、保藏信息与保藏条件。

本文件适用于各级病原微生物菌(毒)种保藏中心、保藏专业实验室等保藏机构,病原微生物菌(毒)种及样本的保存、保管和使用等机构规范内部新冠样本的保藏与保存,也适用于相关监管部门评价该机构保藏/保存新冠样本的能力。

2 规范性引用文件

下列文件中的内容通过文中的规范性引用而构成本文件必不可少的条款。其中,注日期的引用文件,仅该日期对应的版本适用于本文件;不注日期的引用文件,其最新版本(包括所有的修改单)适用于本文件。

WS 315　人间传染的病原微生物菌(毒)种保藏机构设置技术规范

T/CPMA 011—2020　病原微生物菌(毒)种保藏数据描述通则

3 术语和定义

下列术语和定义适用于本文件。

3.1

病原微生物　pathogenic microorganisms

可以侵犯人、动物,引起其感染甚至传染病的微生物。

注:主要包括病毒、细菌、真菌、立克次体、寄生虫等。

3.2

菌(毒)种　microorganism strain

可培养的病毒、细菌、真菌、立克次体等具有保存价值的,经过鉴定、分类并给予固定编号的病原微生物。

3.3

样本　samples

可能含有病原微生物,具有保存价值的人和动物的体液、组织、排泄物等物质,以及环境样本等。

3.4

新型冠状病毒　severe acute respiratory syndrome coronavirus 2;SARS-CoV-2

引起新型冠状病毒肺炎的病原体,为冠状病毒属的一个种。

注:2020 年 2 月 11 日,国际病毒分类委员会将新型冠状病毒命名为严重急性呼吸综合征冠状病毒 2(severe acute respiratory syndrome coronavirus 2,SARS-CoV-2)。

3.5

新型冠状病毒肺炎　coronavirusdisease 2019;COVID-19

由新型冠状病毒引起的以发热、乏力、干咳、肺炎为主要临床表现的传染性疾病,少数患者有鼻塞、流涕等表现。约半数患者多在一周后出现呼吸困难,严重者快速进展为急性呼吸窘迫综合征、脓毒症休克、难以纠正的代谢性酸中毒和凝血功能障碍。

注 1:临床将新型冠状病毒肺炎分为轻型、普通型、重型、危重型。

注 2:2020 年 2 月 11 日,世界卫生组织将该疾病命名为 2019 冠状病毒病(COVID-19),2020 年 2 月 21 日,我国国家卫生健康委员会统一命名的中文名称为新型冠状病毒肺炎,英文与世界卫生组织一致采用 COVID-19。

3.6

保藏　preservation

保藏机构以适当的方式收集、鉴定、编目、储存菌(毒)种或样本,维持其活性和生物学特性,并向合法从事病原微生物相关实验活动的单位提供菌(毒)种或样本的活动。

3.7

保藏机构　preservation organization

按照规定接收、集中储存与管理菌(毒)种或样本,并能向合法从事病原微生物实验活动的实验室供应菌(毒)种或样本的机构。

3.8

保存单位　preservation institution

按照国家有关法律法规要求,以保存为目的的保存、保管、使用病原微生物菌(毒)种或样本的机构,包括被省级卫生健康行政部门指定的新冠样本保存机构。

4　基本要求

4.1　具有保存高致病性病原微生物样本的设施设备条件,并符合 WS 315 中的高致病性病原微生物保藏区域的相关规定。

4.2　保藏/保存新冠样本的机构应有符合要求并经备案的生物安全二级(BSL-2)实验室,满足样本的接收、分装和制备等工作需要。应有符合操作新冠样本的个人防护装备,并能保障人员健康安全。

4.3　原则上应经省级卫生健康行政部门指定。

4.4　从业人员应获得相关的培训、技能证明,具有一定工作经验,通过生物安全培训,并获得培训有效性证明。

4.5　应制定新冠样本保藏/保存相关工作制度,主要包括人员准入要求、出入库、个人防护、消毒、样本接收、提供与运输审批等。

4.6　新冠样本出入库、制备、销毁等应有记录,归档管理并符合相关规定。

4.7　应建立生物安全风险评估报告、意外事故应急预案与应对措施。

4.8　新冠样本处理、运输、废物管理以及实验室生物安全操作失误或意外的处理等参见《新型冠状病毒实验室生物安全指南》。

4.9　新冠相关数据描述信息,应符合 T/CPMA 011—2020 的规定。

5　新冠样本保藏信息

5.1　临床样本信息

临床样本信息应符合表 1 的规定,临床样本描述示例参见附录 A,动物样本信息可参考使用。

表 1 临床样本信息

信息			说明
基本信息[a]	中文名称		新型冠状病毒临床样本
	外文名称		SARS-CoV-2 clinical samples
样本描述信息	样本编号[a]		描述该样本在保存单位内部的唯一编号
	原始编号		描述该样本在采集或保存单位内部的最原始的编号
	样本名称[a]		包括但不限于患者鼻拭子、咽拭子、肺泡灌洗液、血液、粪便、尿液等
	样本量[a]		描述每份样本的量,液体,单位为毫升(mL);固体,单位为克(g)
	来源历史		描述该样本在保存单位之间的转移情况。保存单位前以左指向箭头"←"开头,保存单位之间用左指向箭头连接,如没有转移情况,填写"无"
	保存时间[a]		样本入库保存时间描述。格式均为 YYYY-MM-DD,其中 YYYY 为年,MM 为月,DD 为日
病例信息	患者基本信息	患者姓名	描述患者的姓名,如"张三""李四""Tom Cruce"等
		患者性别[a]	描述患者的性别,如"男""女"
		患者年龄[a]	描述患者的周岁年龄,如"50""不详"
		病例类型[a]	按照《新型冠状病毒感染的肺炎疫情防控工作方案》(现行版本)对于病例类型的描述,包括疑似病例、确诊病例、无症状感染者等。若为确诊病例请注明:轻型、普通型、重型和危重型
		发病时间[a]	患者发病时间描述。格式均为 YYYY-MM-DD,其中 YYYY 为年,MM 为月,DD 为日
		就诊时间	患者就诊时间描述。格式均为 YYYY-MM-DD,其中 YYYY 为年,MM 为月,DD 为日
	采集信息	采集时间[a]	样本采集时间描述。格式均为 YYYY-MM-DD,其中 YYYY 为年,MM 为月,DD 为日
		采集地址[a]	描述样本采集地点,指明采集的国家、省份、市、区县。如有采集点海拔[单位为米(m)]、经纬度[东经(E),北纬(N),单位为度(°)]、采集时温度[单位为摄氏度(℃)],则注明
		采集区域	描述样本采集的具体地理位置或单位名称,如武汉金银潭医院、武汉体育中心方舱医院、北京地坛医院等
		采集单位	描述实施样本采集的具体单位名称,如武汉金银潭医院、北京地坛医院、北京市疾病预防控制中心等
	检测信息	检测时间[a]	对该样本进行检测的时间描述。格式均为 YYYY-MM-DD,其中 YYYY 为年,MM 为月,DD 为日
		检测方法	对该样本检测方法的描述,包括但不限于核酸检测、抗体检测等
		检测结果	对应检测方法而得到的结果,如阴性/阳性、CT 值或滴度等
		检测单位	对该样本实施检测的单位名称,如武汉金银潭医院、北京地坛医院、北京市疾病预防控制中心等

表 1 临床样本信息（续）

信息		说明
保存单位联系信息[a]	联系人	描述保存单位的具体联系人姓名
	联系电话	描述保存单位联系电话
	联系人邮箱	描述保存单位具体联系人的电子邮箱
	联系人所在单位	描述保存单位的具体名称
[a] 样本保藏必要信息，其余为非必要信息。		

5.2 环境样本信息

环境样本信息应符合表 2 的规定，环境样本描述示例参见附录 B。

表 2 环境样本信息

信息		说明
基本信息[a]	中文名称	新型冠状病毒环境样本
	外文名称	SARS-CoV-2 environmental samples
样本信息	样本编号[a]	描述该样本在保存单位内部的唯一编号
	原始编号	描述该样本在采集或保存单位内部的最原始的编号
	样本名称[a]	描述样本采集地的环境位置，如水产品、肉食品、活禽、果蔬涂抹物/拭子样本以及污水样本等
	采集样本数量	描述样本采集的每个样本的具体份数，如水产品涂抹物，5 管
	采集样本量	描述每份样本的量：液体，单位为毫升（mL）；固体，单位为克（g）
	保存时间[a]	样本入库保存时间描述。格式均为 YYYY-MM-DD，其中 YYYY 为年，MM 为月，DD 为日
采集信息[a]	采集时间	样本采集时间描述。格式均为 YYYY-MM-DD，其中 YYYY 为年，MM 为月，DD 为日
	采集地址	描述样本采集地点，指明采集的国家、省份、市、区县。如有采集点海拔［单位为米（m）］、经纬度［东经（E），北纬（N），单位为度（°）］、采集时温度［单位为摄氏度（℃）］，则注明
	采集区域	描述样本采集的具体地理位置，如华南海鲜市场、新发地农产品批发市场、京深海鲜市场等
检测信息[a]	检测时间	对该样本进行检测的时间描述。格式均为 YYYY-MM-DD，其中 YYYY 为年，MM 为月，DD 为日
	检测方法	包括但不限于核酸检测、抗体检测等
	检测结果	对应检测方法而得到的结果，如阴性/阳性、CT 值或滴度等
联系信息	联系人[a]	描述保存单位的具体联系人姓名
	联系电话[a]	描述保存单位联系电话
	联系人邮箱	描述保存单位具体联系人的电子邮箱
	联系人所在单位[a]	描述保存单位的具体名称
[a] 样本保藏必要信息，其余为非必要信息。		

6 新冠样本保藏条件

6.1 新冠样本保存应选择容量适宜、安全可靠并满足要求的容器,应充分考虑容器反复冻融安全性对样本质量的影响。

6.2 新冠样本至少分装两份,备份保存。

6.3 保存不同类型新冠样本,应符合表3的规定。

表 3 不同类型新冠样本保存要求

样本类型	样本量	保藏条件
血清、血浆	不少于200 μL	长期保存于－80 ℃冰箱
鼻咽拭子、咽拭子、肛拭子	不少于200 μL	长期保存于－80 ℃冰箱
支气管灌洗液、肺泡灌洗液、尿液	不少于1 mL	长期保存于－80 ℃冰箱
痰液、粪便[a]	不少于200 μL	长期保存于－80 ℃冰箱
外周血细胞	不少于1 mL	保存于－196 ℃液氮
人体组织(含尸检样本)	—	固定后室温保存,未经固定的保存于－80 ℃冰箱
环境样本[b]	不少于1 mL	长期保存于－80 ℃冰箱
动物样本组织	—	固定后室温保存,未经固定的保存于－80 ℃冰箱
[a] 新冠痰液、粪便样本,应先进行处理,其样本采集及处理程序参见附录 C。		
[b] 新冠环境样本采集及处理程序参见附录 D。		

6.4 新冠实验室检测临床样本的采集程序参见《新型冠状病毒肺炎实验室检测技术指南》,因痰液及粪便样本需要制备及处理,因此,将新冠痰液、粪便样本采集及处理程序与环境样本采集及处理程序单独介绍,参见附录 C 和附录 D。

附 录 A

（资料性）

临床样本描述示例

临床样本描述示例见表 A.1。

表 A.1 临床样本信息示例

	信息		说明
基本信息[a]	中文名称		新型冠状病毒临床样本
	外文名称		SARS-CoV-2 clinical samples
样本描述信息	样本编号[a]		FZ20LG0179
	原始编号		Fk0001
	样本名称[a]		咽拭子
	样本量[a]		咽拭子,1 mL
	来源历史		←福建省疾病预防控制中心←福州市疾病预防控制中心←福建省福州肺科医院
	保存时间[a]		2020-02-05
病例信息	患者基本信息	患者姓名	张一
		患者性别[a]	男
		患者年龄[a]	50
		病例类型[a]	确诊病例;轻型
		发病时间[a]	2020-01-22
		就诊时间	2020-01-26
	采集信息	采集时间[a]	2020-01-27
		采集地址[a]	中国福建省福州市仓山区
		采集区域	福建省福州肺科医院
		采集单位	福建省福州肺科医院
	检测信息	检测时间[a]	2020-01-28
		检测方法	核酸检测
		检测结果	阳性
		检测单位	福州市疾病预防控制中心
保存单位联系信息[a]	联系人		李××
	联系电话		0591-××××
	联系人邮箱		××××
	联系人所在单位		福州市疾病预防控制中心
[a] 为样本保藏必要信息,其余为非必要信息。			

附　录　B

（资料性）

环境样本描述示例

环境样本描述示例见表 B.1。

表 B.1　环境样本信息示例

信息		说明
基本信息[a]	中文名称	新型冠状病毒环境样本
	外文名称	SARS-CoV-2 environmental samples
样本信息	样本编号[a]	XFD.1
	原始编号	XFD.1
	样本名称[a]	水产品涂抹物
	采集样本数量	3 管
	采集样本量	1 mL
	保存时间[a]	2020-02-20
采集信息[a]	采集时间	2020-02-15
	采集地址	北京市丰台区
	采集区域	新发地农产品批发市场
检测信息[a]	检测时间	2020-02-15
	检测方法	核酸检测
	检测结果	阳性
联系信息	联系人[a]	张××
	联系电话[a]	010-××××
	联系人邮箱	××××
	联系人所在单位[a]	北京市疾病预防控制中心
[a]　为样本保藏必要信息，其余为非必要信息。		

附 录 C

（资料性）

新冠痰液、粪便样本采集及处理程序

C.1 痰液样本

要求将病人咳出的痰液收集于含 3 mL 采样液的采样管中。如果痰液未收集于采样液中,可在检测前,加入 2 mL～3 mL 采样液,或加入痰液等体积的痰液消化液。痰液消化液的储存液配方见表 C.1（可使用商品化储存液）。

表 C.1 痰液消化液的储存液配方

成分	质量/体积
二硫苏糖醇	0.100 g
氯化钠	0.780 g
氯化磷	0.020 g
磷酸氢二钠	0.112 g
磷酸二氢钾	0.020 g
水	7.500 mL
pH 值 7.4±0.2（25 ℃）	

使用时将储存液用去离子水稀释至 50 mL,与痰液等体积混合使用,或者参照试剂说明进行使用,也可采用痰液等体积的含 1 g/L 蛋白酶 K 的磷酸盐缓冲液将痰液消化。

C.2 粪便样本

取 1 mL 样本处理液,挑取黄豆粒大小的粪便样本加至管中,轻轻吹吸 3 次～5 次,室温静置 10 min,以 8 000 r/min 离心 5 min,吸取上清液进行检测。粪便样本处理液可自行配制,配方见表 C.2。

表 C.2 粪便样本处理液配方

成分	质量/体积
Tris	1.211 g
氯化钠	8.500 g
无水氯化钙（或含结晶水的氯化钙）	1.100 g（1.470 g）
水	800 mL
用浓盐酸调节 pH 为 7.5,以去离子水补充至 1 000 mL	

也可使用 HANK'S 液或其他等渗盐溶液、组织培养液或磷酸盐缓冲液溶解粪便样本制备粪便悬液。如患者出现腹泻症状,则留取粪便样本 3 mL～5 mL,轻轻吹打混匀后,以 8 000 r/min 离心 5 min,吸取上清液备用。

附　录　D

（资料性）

新冠环境样本采集及处理程序

D.1 从事新冠环境样本采集的技术人员应经生物安全培训并考核，且具备相应的专业技能。

D.2 采集前，按要求准备好个人防护用品，并做好样本标识、记录以及运输等准备。

D.3 样本采集时，应使用病毒采样管配套用棉拭子，手指握住棉拭子杆上部，蘸取病毒采样液，使棉拭子充分湿润，在需要采集的环境样本适当部位来回均匀擦拭，同时转动棉拭子。

D.4 将擦拭过的棉拭子的棉签部分放入病毒采样管中，去除棉拭子手接触部分，盖好病毒采样管管帽，在采样管上贴标签，标注样本编号。

D.5 将病毒采样管分别放入相应分类级别的运输包装容器当中，填写信息记录等。

D.6 采样过程中，应避免其他因素对样本的污染，采样人员应勤更换手套。

D.7 环境样本分装及灭活等处理程序应至少在生物安全二级实验室的生物安全柜中进行，人员应按照规定配备个人防护装备，将样本从辅助容器取出时应注意样本主容器包装完整性，在确保编号等信息完全的情况下，进行外表面擦拭消毒。

D.8 进行样本分装，应选择适当容量的螺口内有垫圈的冻存管，如进行分离培养操作应及时冻存，如进行核酸检测应在核酸提取前进行灭活处理。

参 考 文 献

[1] 中华人民共和国生物安全法(中华人民共和国主席令第 56 号).

[2] 病原微生物实验室生物安全管理条例(中华人民共和国国务院令第 424 号).

[3] 人间传染的病原微生物菌(毒)种保藏机构管理办法(中华人民共和国卫生部令第 68 号).

[4] 国家卫生健康委办公厅关于印发新型冠状病毒实验室生物安全指南(第二版)的通知(国卫办科教函〔2020〕70 号).

[5] 刘剑君,魏强.病原微生物保藏管理与技术手册[M].北京:北京大学医学出版社,2019.

[6] 关于修订新型冠状病毒肺炎英文命名事宜的通知(国卫医函〔2020〕70 号).

[7] 中国疾病预防控制中心关于印发新型冠状病毒肺炎防控方案相关技术文件的通知(中疾控传防发〔2020〕20 号).

[8] 关于印发农贸(集贸)市场新型冠状病毒环境监测技术规范的通知(联防联控机制综发〔2020〕221 号).

ICS 11.080
CCS C 50

团 体 标 准

T/CPMA 020—2020

游泳池水中氰尿酸的测定 比浊法

Analysis standard for cyanuric acid in swimming pool water—Turbidimetry

2020-12-30 发布

2021-05-01 实施

中华预防医学会 发 布

前　　言

本文件按照 GB/T 1.1—2020《标准化工作导则　第 1 部分:标准化文件的结构和起草规则》的规定起草。

请注意本文件的某些内容可能涉及专利。本文件的发布机构不承担识别专利的责任。

本文件由中华预防医学会归口。

本文件起草单位:昆山市疾病预防控制中心、江苏省疾病预防控制中心、吴江区疾病预防控制中心。

本文件主要起草人:梁晓军、王媛、张锋、霍宗利、罗晓明、施健、钱国华、唐雪明、周菊平。

游泳池水中氰尿酸的测定　比浊法

1　范围

本文件规定了游泳池水中氰尿酸的三聚氰胺氰尿酸盐比浊测定法。

本文件适用于使用二氯异氰尿酸钠和三氯异氰尿酸消毒的游泳池水中氰尿酸的测定。

注：本方法最低检测质量浓度为 5.0 mg/L，检测范围为 5.0 mg/L～50.0 mg/L，质量浓度超过 50.0 mg/L 的水样须经稀释后方可测定。

2　规范性引用文件

下列文件中的内容通过文中的规范性引用而构成本文件必不可少的条款。其中，注日期的引用文件，仅该日期对应的版本适用于本文件；不注日期的引用文件，其最新版本（包括所有的修改单）适用于本文件。

GB/T 6682　分析实验室用水规格和试验方法

3　术语和定义

本文件没有需要界定的术语和定义。

4　原理

在 pH 6.0～7.0 条件下，游泳池水中氰尿酸与三聚氰胺反应生成三聚氰胺氰尿酸盐沉淀，形成浑浊，其浑浊程度与水中氰尿酸含量成正比。

5　试剂和材料

除非另有说明，本方法所用试剂均为分析纯，水为 GB/T 6682 规定的二级水。

5.1　冰乙酸。

5.2　乙酸铵。

5.3　氰尿酸标准品（$C_3H_3N_3O_3$，纯度≥99.5%）。

5.4　三聚氰胺（$C_3H_6N_6$，纯度≥99.5%）。

5.5　氰尿酸标准溶液（$\rho=1\,000$ mg/L）：经计算，准确称取氰尿酸标准品 0.100 0 g，用 70 ℃左右的水溶解，冷却至室温，转移至 100 mL 容量瓶，用水定容至刻度，配制成 1 000 mg/L 氰尿酸标准溶液，临用现配，或采用有证标准物质。

5.6　三聚氰胺溶液（$\rho=3.0$ g/L）：称取 0.3 g 三聚氰胺试剂，用 70 ℃左右的水溶解，冷却至室温，转移至 100 mL 容量瓶中，用水定容至刻度，配制成 3.0 g/L 三聚氰胺溶液，临用现配。

5.7　乙酸-乙酸铵缓冲液：称取乙酸铵 100 g，溶于 300 mL 水中，加入冰乙酸 6.0 mL，混匀备用。

5.8　水相微孔滤膜：0.45 μm。

6 仪器

6.1 分光光度计。

6.2 分析天平:感量 0.1 mg。

6.3 容量瓶:100 mL。

6.4 具塞玻璃比色管:100 mL。

6.5 玻璃或聚乙烯采样瓶:250 mL。

7 样品采集与储存

用玻璃或聚乙烯采样瓶采集游泳池水,密封后常温(10 ℃～30 ℃)保存,7 d 内完成分析测定。

8 分析步骤

8.1 若水样浑浊,经微孔滤膜过滤后测定。

8.2 准确移取氰尿酸标准溶液 0 mL、0.50 mL、1.00 mL、2.00 mL、3.00 mL、4.00 mL 和 5.00 mL,至 100 mL 容量瓶,用水定容至刻度,氰尿酸标准使用溶液质量浓度分别为 0 mg/L、5.0 mg/L、10.0 mg/L、20.0 mg/L、30.0 mg/L、40.0 mg/L 和 50.0 mg/L。

8.3 分别准确移取水样和氰尿酸标准使用溶液各 50 mL 至 100 mL 比色管中,加入 2.0 mL 乙酸-乙酸铵缓冲液,混匀。然后加入 2.0 mL 三聚氰胺溶液,混匀,静置反应 15 min。

8.4 再次混匀后,立即用 2 cm 比色皿,于 480 nm 波长下,以水为参比,测量吸光度。

8.5 绘制标准曲线,从曲线上查出样品管中氰尿酸的质量浓度。

9 计算

样品中氰尿酸的质量浓度按式(1)计算:

$$\rho = \rho_0 \times f \quad\quad\quad\quad\quad\quad\quad\quad\quad (1)$$

式中:

ρ ——样品中氰尿酸的质量浓度,单位为毫克每升(mg/L);

ρ_0 ——从标准曲线上查得的样品管中氰尿酸的质量浓度,单位为毫克每升(mg/L);

f ——样品稀释倍数。

10 质量控制

同一批样品至少一个质控样品,持续监测样品量超过 20 份时,适当增加质控样品的数量。

11 精密度和准确度

4 个实验室测定氰尿酸含量为 10.0 mg/L、20.0 mg/L、40.0 mg/L 的水样,相对标准偏差范围为 0.4％～3.7％,回收率范围为 87.2％～107％。

参 考 文 献

[1] CJ/T 244—2016 游泳池水质标准

ICS 13.060.50
CCS C 51

团 体 标 准

T/CPMA 021—2020

生活饮用水中氨氮现场检测仪法
水杨酸法

Method of on-site detection of ammonia nitrogen in drinking water—
Salicylic acid method

2020-12-30 发布

2021-05-01 实施

中华预防医学会 发 布

T/CPMA 021—2020

前　言

本文件按照 GB/T 1.1—2020《标准化工作导则　第 1 部分：标准化文件的结构和起草规则》的规定起草。

请注意本文件的某些内容可能涉及专利。本文件的发布机构不承担识别专利的责任。

本文件由中华预防医学会归口。

本文件起草单位：北京市疾病预防控制中心、国家卫生健康委卫生健康监督中心、天津市疾病预防控制中心、天津市卫生计生综合监督所、中国疾病预防控制中心环境与健康相关产品安全所、火箭军疾病预防控制中心、北京市朝阳疾病预防控制中心、浙江省疾病预防控制中心、北京市自来水集团水质监测中心、英国百灵达公司、深圳市清时捷科技有限公司、哈希水质分析仪器（上海）有限公司。

本文件主要起草人：张锐、张永、田佩瑶、翟廷宝、王春梅、刘国云、张维、贾珉、李婷、王昊阳、闫军、赵灿、赵霞、李沛镡、陶晶、张念华、张建伟、宋博、黄晓平、阮建明、李浩然。

生活饮用水中氨氮现场检测仪法
水杨酸法

1 范围

本文件规定了用水杨酸法现场检测仪法直接测定生活饮用水中的氨氮。

本文件适用于生活饮用水及其水源水中氨氮的检测。

注：本方法氨氮最低检测质量浓度为 0.17 mg/L(以 N 计)，测定范围为 0.17 mg/L～1.0 mg/L。

2 规范性引用文件

下列文件中的内容通过文中的规范性引用而构成本文件必不可少的条款。其中，注日期的引用文件，仅该日期对应的版本适用于本文件；不注日期的引用文件，其最新版本(包括所有的修改单)适用于本文件。

GB/T 5750.2—2006 生活饮用水标准检验方法 水样的采集与保存

GB/T 5750.3 生活饮用水标准检验方法 水质分析质量控制

3 术语和定义

本文件没有需要界定的术语和定义。

4 原理

在亚硝基铁氰化钠存在下，氨氮在碱性溶液中与水杨酸盐-次氯酸盐生成蓝色化合物，其颜色深浅与氨氮含量成正比。

5 试剂

5.1 检测用水：纯水。

5.2 氨氮试剂：选择仪器配套试剂。

试剂 1：主要成分有水杨酸钠、亚硝基铁氰化钠和柠檬酸钠等。

试剂 2：主要成分有氢氧化锂、酒石酸钠和次氯酸钙等。

5.3 氨氮标准溶液：100 mg/L(有证标准物质)。

5.4 氨氮标准使用溶液(0.5 mg/L)：准确吸取 0.5 mL 氨氮标准溶液(5.3)于 100 mL 容量瓶中，用纯水稀释至标线，摇匀。

6 仪器

6.1 便携式比色计：内置标准曲线，质量浓度(mg/L)。仪器显示最小浓度值应满足该方法检出限要求。

6.2　比色管：10 mL 仪器配套。

7　样品采集

按照 GB/T 5750.2—2006 中第 7、9、12 章的相关规定操作，直接取水样检测。

8　分析步骤

8.1　开机，选择测定项目［氨氮］，再选择适宜量程，预热。

8.2　现场样品测定：同时取两只比色管(6.2)A 管(空白管)和 B 管(样品管)，按照仪器说明书 A 管加纯水、B 管加待测水样至刻度，分别向两管中按顺序加入试剂 1 和试剂 2，混匀，按说明书要求放置一定时间后，先用 A 管进行仪器空白管调零；B 管再进行样品比色测定，直接读取水中氨氮浓度(mg/L)。

8.3　如样品测量值超过仪器内置标准曲线上限，需重新再取待测样品，用纯水(5.1)稀释后按(8.2)步骤重新测定，测定结果乘以相应稀释倍数。

9　质量控制

9.1　平行双样法：每次样品测定，现场需采取平行双样检测，其测定值相对偏差最大允许值满足 GB/T 5750.3 中相关规定。

9.2　测定样品前，需在实验室用有证标准物质或氨氮标准使用溶液(5.4)进行准确度核查，当测定值超出标准值允差时，应对仪器内置曲线进行修正。

9.3　试剂防潮，常温下保存，应在产品有效期内使用。

9.4　便携式比色计应在有效的校准周期内使用。

10　干扰

10.1　0.3 mg/L 铁离子、1 mg/L 锌离子、1 mg/L 铜离子、0.02 mg/L 硫化物、450 mg/L 碳酸钙、5 mg/L 亚硝酸盐、0.002 mg/L 挥发酚、20 mg/L 磷酸盐、10 mg/L 硝酸盐、250 mg/L 氯化物、250 mg/L 硫酸盐和 0.75 mg/L 余氯对测定结果相对偏差小于 10%，不干扰氨氮测定结果。

10.2　当水样中的色度、浊度超过国家标准限值时，不能用此法现场测定水中氨氮；可将水样带回实验室经蒸馏或过滤、离心等前处理方式去除色度、浊度干扰，再用此法测定。

11　测量范围、精密度和准确度

11.1　测量范围

本法检出限为 0.04 mg/L，最低检测质量浓度为 0.17 mg/L，测定范围为 0.17 mg/L～1.0 mg/L，若大于 1.0 mg/L 时，应稀释样品后再测定。

11.2　精密度

用纯水和实际水样进行精密度实验，0.25 mg/L、0.50 mg/L、0.90 mg/L 浓度对应的 RSD 分别为 0%～15.5%、0.93%～5.6%、0.82%～8.5% 和 1.5%～11.7%、0.8%～10.1%、0.77%～5.8%。

11.3 准确度

在实际水样中加入氨氮 0.25 mg/L 平均加标回收率为 98%、范围为 70%～130%；0.50 mg/L 平均加标回收率为 106%、范围为 90%～122%；0.80 mg/L 平均加标回收率为 104%、范围为 95%～112%。

ICS 13.060
CCS C 05

团 体 标 准

T/CPMA 022—2020

生活饮用水中 13 种四环素类药物残留的
测定　高效液相色谱-串联质谱法

Determination of 13 tetracycline residues in drinking water—
High performance liquid chromatagraphy-tandem mass spectrometry

2020-12-30 发布　　　　　　　　　　　　　　　　2021-05-01 实施

中华预防医学会　　发 布

T/CPMA 022—2020

前　言

本文件按照 GB/T 1.1—2020《标准化工作导则　第 1 部分：标准化文件的结构和起草规则》的规定起草。

请注意本文件的某些内容可能涉及专利。本文件的发布机构不承担识别专利的责任。

本文件由江苏省疾病预防控制中心提出。

本文件由中华预防医学会归口。

本文件起草单位：江苏省疾病预防控制中心、中国疾病预防控制中心环境与健康相关产品安全所、无锡市疾病预防控制中心、南京大学、湖北省疾病预防控制中心、宿迁市疾病预防控制中心、江苏国创环保科技有限公司。

本文件主要起草人：朱峰、吉文亮、张岚、孟元华、李爱民、周庆、潘旸、李文涛、张昊、刘德晔、刘华良、霍宗利、程士、李永刚、吕佳、刘小红、雍宗锋、朱伟光、刘文卫、姚志建、吴宇伉、焦伟。

生活饮用水中 13 种四环素类药物残留的
测定　高效液相色谱-串联质谱法

1　范围

本文件规定了生活饮用水中 13 种四环素类药物残留的高效液相色谱-串联质谱测定方法。

本文件适用于生活饮用水中差向四环素、米诺环素、差向土霉素、四环素、土霉素、氯四环素、地美环素、差向金霉素、金霉素、甲烯土霉素、强力霉素、4-差向脱水四环素和脱水四环素的测定,进样量为 10.0 μL 时,13 种四环素类药物的最低检测质量浓度分别为差向四环素 1.95 ng/L、米诺环素 4.89 ng/L、差向土霉素 1.65 ng/L、四环素 1.61 ng/L、土霉素 1.77 ng/L、氯四环素 1.91 ng/L、地美环素 4.88 ng/L、差向金霉素 1.78 ng/L、金霉素 1.56 ng/L、甲烯土霉素 4.91 ng/L、强力霉素 4.98 ng/L、4-差向脱水四环素 1.89 ng/L、脱水四环素 1.79 ng/L。

2　规范性引用文件

下列文件中的内容通过文中的规范性引用而构成本文件必不可少的条款。其中,注日期的引用文件,仅该日期对应的版本适用于本文件;不注日期的引用文件,其最新版本(包括所有的修改单)适用于本文件。

GB/T 6682　分析实验室用水规格和试验方法

3　术语和定义

本文件没有需要界定的术语和定义。

4　原理

水样过滤后,用盐酸溶液调节 pH 至 3.0±0.2,用非极性固相萃取柱富集净化,甲醇洗脱待测物,氮气吹干后用甲醇-水溶液(2∶8,体积比)重新溶解,高效液相色谱-串联质谱法测定,内标法定量。

5　试剂与材料

除非另有说明,本方法所用试剂均为分析纯,水为 GB/T 6682 规定的一级水。

5.1　试剂

5.1.1　甲酸(HCOOH):色谱纯。

5.1.2　甲醇(CH$_3$OH):色谱纯。

5.1.3　抗坏血酸(C$_6$H$_8$O$_6$)。

5.1.4　乙二胺四乙酸二钠(C$_{10}$H$_{14}$N$_2$Na$_2$O$_8$)。

5.1.5　浓盐酸(HCl):1.19 g/mL。

5.1.6　0.1%甲酸水溶液:取 1.0 mL 甲酸,用水定容至 1 000 mL,混匀。

5.1.7 甲醇-水溶液(2∶8,体积比):取 200 mL 甲醇加入 800 mL 水中,混匀。

5.1.8 1 mol/L 盐酸溶液:取 83 mL 浓盐酸加适量水稀释并定容至 1 000 mL,混匀。

5.2 标准品

5.2.1 盐酸差向四环素($C_{22}H_{24}N_2O_8$·HCl,CAS:23313-80-6)。

5.2.2 盐酸米诺环素($C_{23}H_{27}N_3O_7$·HCl,CAS:13614-98-7)。

5.2.3 差向土霉素($C_{22}H_{24}N_2O_9$,CAS:14206-58-7)。

5.2.4 盐酸四环素($C_{22}H_{24}N_2O_8$·HCl,CAS:64-75-5)。

5.2.5 土霉素($C_{22}H_{24}N_2O_9$,CAS:79-57-2)。

5.2.6 盐酸氯四环素($C_{22}H_{23}ClN_2O_8$·HCl,CAS:514-53-4)。

5.2.7 盐酸地美环素($C_{21}H_{21}ClN_2O_8$·HCl,CAS:64-73-3)。

5.2.8 盐酸差向金霉素($C_{22}H_{23}ClN_2O_8$·HCl,CAS:101342-45-4)。

5.2.9 盐酸金霉素($C_{22}H_{23}ClN_2O_8$·HCl,CAS:64-72-2)。

5.2.10 盐酸甲烯土霉素($C_{22}H_{22}N_2O_8$·HCl,CAS:3963-95-9)。

5.2.11 强力霉素($C_{22}H_{26}N_2O_9$,CAS:24390-14-5)。

5.2.12 盐酸 4-差向脱水四环素($C_{22}H_{22}N_2O_7$·HCl,CAS:4465-65-0)。

5.2.13 盐酸脱水四环素($C_{22}H_{22}N_2O_7$·HCl,CAS:13803-65-1)。

5.2.14 米诺环素-D_6($C_{23}H_{21}D_6N_3O_7$)。

5.2.15 四环素-D_6($C_{22}H_{18}D_6N_2O_8$)。

5.2.16 强力霉素-D_3($C_{22}H_{23}D_3N_2O_9$)。

5.3 标准溶液的配制

5.3.1 单一四环素类化合物标准储备液($\rho=100\ \mu g/mL$):分别准确称取差向四环素、米诺环素、差向土霉素、四环素、土霉素、氯四环素、地美环素、差向金霉素、金霉素、甲烯土霉素、强力霉素、4-差向脱水四环素、脱水四环素 10.0 mg,用甲醇溶解并定容至 100 mL,配成质量浓度为 100 $\mu g/mL$ 的标准储备液(盐酸盐以非盐酸盐计),在 -18 ℃~-16 ℃冰箱中避光保存,有效期为 1 个月。

注:各标准品纯度大于 97%,或采用有证标准溶液。

5.3.2 混合四环素类化合物标准使用液:分别准确移取差向四环素、差向土霉素、四环素、土霉素、氯四环素、差向金霉素、金霉素、4-差向脱水四环素、脱水四环素标准储备液 1.00 mL 及米诺环素、地美环素、甲烯土霉素、强力霉素标准储备液 2.50 mL 于 100 mL 容量瓶中,用甲醇稀释至刻度,配成质量浓度为 1.00 $\mu g/mL$(米诺环素、地美环素、甲烯土霉素、强力霉素为 2.50 $\mu g/mL$)的混合标准使用液。临用现配。

5.3.3 单一四环素类内标化合物储备液($\rho=100\ \mu g/mL$):分别准确称取米诺环素-D_6、四环素-D_6、强力霉素-D_3 10.0 mg,用甲醇溶解并定容至 100 mL,配成质量浓度为 100 $\mu g/mL$ 的内标储备液,在 -18 ℃~-16 ℃冰箱中避光保存。

注:各标准品纯度大于 97%,或采用有证标准溶液。

5.3.4 混合四环素类内标化合物使用液($\rho=1.00\ \mu g/mL$):分别准确移取 1.00 mL 米诺环素-D_6、四环素-D_6、强力霉素-D_3 内标储备液于 100 mL 容量瓶中,用甲醇稀释至刻度,配成质量浓度为 1.00 $\mu g/mL$ 的混合内标使用液。临用现配。

5.4 材料

5.4.1 固相萃取柱:非极性二乙烯基苯基吸附剂填料(6 mL,500 mg),或相当产品。

5.4.2 微孔滤膜:尼龙材质,0.22 μm。

5.4.3 玻璃纤维滤膜。

6 仪器与设备

6.1 高效液相色谱-串联质谱仪：配有电喷雾离子源（ESI）。

6.2 分析天平：感量为 0.1 mg。

6.3 涡旋混合器。

6.4 超声波清洗器。

6.5 氮吹仪。

6.6 固相萃取仪。

6.7 pH 计。

7 水样的采集及保存

7.1 采样瓶准备

采样前，先用纯水冲洗 1 L 螺口棕色玻璃采样瓶 3 次，再用甲醇冲洗 2 遍，最后用纯水冲洗 3 遍，晾干备用。

7.2 水样的采集

采集水样前，先添加 30 mg 抗坏血酸于采样瓶中，采集水样至满瓶，盖上瓶塞适当振摇，使抗坏血酸溶解。采样时需佩戴一次性手套。采集末梢水时应先打开龙头放水数分钟后再采样。

7.3 水样的保存

采集到的水样应标明标记，密封避光冷藏（2 ℃～8 ℃）保存，在 48 h 内完成检测。

8 分析步骤

8.1 水样处理

8.1.1 水样经玻璃纤维滤膜过滤后，量取 500 mL 水样，用盐酸溶液调节水样 pH 至 3.0±0.2，依次加入 0.25 g 乙二胺四乙酸二钠和 10 μL 混合四环素类内标化合物使用液（1.0 μg/mL），充分混匀后，用非极性固相萃取柱（上样前依次用 5.0 mL 甲醇和 5.0 mL 纯水活化平衡）进行富集净化，上样流量为 20 mL/min。上样结束后，先用 5.0 mL 的纯水以 2 mL/min 的流量进行淋洗，再用真空泵抽干固相萃取柱，最后用 6.0 mL 甲醇以 2 mL/min 的流量洗脱待测物于试管中。

8.1.2 将洗脱液置于氮吹仪中，35 ℃浓缩至近干，用 0.5 mL 甲醇-水溶液（2∶8，体积比）复溶，涡旋溶解 1 min，微孔滤膜过滤，供仪器测定。

8.2 液相色谱参考条件

8.2.1 色谱柱：C₁₈填料色谱柱（柱长 100 mm，内径 2.1 mm，粒径 1.8 μm），或等效色谱柱。

8.2.2 流动相：A 相为 0.1％甲酸水溶液；B 相为甲醇。

8.2.3 流速：0.3 mL/min。

8.2.4 洗脱梯度：见表 1。

8.2.5 柱温：40 ℃。

8.2.6 进样体积:10.0 μL。

表 1 液相色谱梯度洗脱程序

时间/min	流动相 A/%	流动相 B/%
0.0	95	5
0.5	95	5
3.0	70	30
5.0	60	40
8.0	20	80
10.0	5	95
10.1	95	5
12.0	95	5

8.3 质谱参考条件

8.3.1 电离方式:正离子电喷雾离子源(ESI$^+$)。

8.3.2 离子源温度:550 ℃。

8.3.3 喷雾电压:5.5 kV。

8.3.4 气帘气:35 psi(1 psi≈6.89 kPa)。

8.3.5 雾化气:55 psi。

8.3.6 辅助气:65 psi。

8.3.7 检测方式:多反应离子监测模式,四环素类化合物质谱参数见附录 A。

8.4 标准曲线的制作

分别准确移取混合四环素类化合物标准使用液 20.0 μL、50.0 μL、100 μL、200 μL、500 μL、1 000 μL 至 10 mL 容量瓶中,加入 100 μL 混合四环素类内标化合物使用液(1.00 μg/mL),用甲醇-水溶液(2∶8,体积比)定容至刻度,配成差向四环素、差向土霉素、四环素、土霉素、氯四环素、差向金霉素、金霉素、4-差向脱水四环素和脱水四环素质量浓度为 2.00 μg/L、5.00 μg/L、10.0 μg/L、20.0 μg/L、50.0 μg/L、100 μg/L 的标准系列溶液,米诺环素、地美环素、甲烯土霉素和强力霉素质量浓度为 5.00 μg/L、12.5 μg/L、25.0 μg/L、50.0 μg/L、125 μg/L、250 μg/L 的标准系列溶液,各系列溶液中内标化合物的质量浓度均为 10.0 μg/L。临用现配。将 10.0 μL 标准系列溶液,浓度由低到高依次注入高效液相色谱-串联质谱仪中,测得相应的峰面积,以被测组分的定量离子峰面积 A_i 与内标物定量离子峰面积 A_{is} 之比 A_i/A_{is} 对被测组分的质量浓度绘制标准曲线。米诺环素、4-差向脱水四环素、脱水四环素以米诺环素-D_6 为内标,四环素、土霉素、氯四环素、金霉素以四环素-D_6 为内标,差向四环素、差向土霉素、地美环素、差向金霉素、甲烯土霉素、强力霉素以强力霉素-D_3 为内标。目标化合物的标准色谱图见附录 B。

9 试验数据处理

9.1 定性分析

在同样测试条件下,试样溶液与标准溶液中 13 种四环素类化合物的保留时间之比,偏差在±2.5% 以内,且检测到的离子的相对丰度,应当与浓度相近的标准溶液中离子的相对丰度一致,其丰度比偏差应符合表2要求。

表 2　定性测定时相对离子丰度的最大允许偏差

相对离子丰度/％	＞50	＞20～50	＞10～20	≤10
允许的相对偏差/％	±20	±25	±30	±50

9.2　定量分析

以样品中被测组分的定量离子峰面积 A_i 与内标物定量离子峰面积 A_{is} 之比 A_i/A_{is} 从标准曲线上查出被测组分的质量浓度,按式(1)计算样品的浓度,单位为微克每升(μg/L)。

$$\rho = \frac{\rho_i \times \rho_{is2} \times V_1}{\rho_{is1} \times V_2} \quad\quad\quad\quad\quad\quad\quad\quad\quad (1)$$

式中:

ρ　——实际样品被测组分的质量浓度,单位为微克每升(μg/L);

ρ_i　——从标准曲线上得到的被测组分的质量浓度,单位为微克每升(μg/L);

ρ_{is1}　——标准系列中内标化合物的质量浓度,单位为微克每升(μg/L);

ρ_{is2}　——样品测定溶液中内标化合物的质量浓度,单位为微克每升(μg/L);

V_1　——复溶体积,单位为毫升(mL);

V_2　——样品体积,单位为毫升(mL)。

10　精密度和准确度

4 家实验室进行加标测定,差向四环素、差向土霉素、四环素、土霉素、氯四环素、差向金霉素、金霉素、4-差向脱水四环素和脱水四环素在加标浓度为 2.00 ng/L、10.0 ng/L 和 50.0 ng/L 时,米诺环素、地美环素、甲烯土霉素和强力霉素加标浓度为 5.00 ng/L、25.0 ng/L 和 125 ng/L 时,相对标准偏差范围为 1.3％～12％,平均回收率范围为 70.6％～119％。

附　录　A

（资料性）

质谱参考条件

13 种四环素类化合物和 3 种内标化合物的质谱参数见表 A.1。

表 A.1　13 种四环素类化合物和 3 种内标化合物的质谱参数

检测物质	CAS 号	母离子	子离子	去簇电压 V	碰撞电压 V	保留时间 min
差向四环素	23313-80-6	445.0	410.0[a]	125	28	3.99
		445.0	391.9	125	35	
米诺环素	13614-98-7	458.1	441.1[a]	70	27	4.24
		458.1	352.1	70	41	
差向土霉素	14206-58-7	461.0	444.0	105	24	4.37
		461.0	426.0[a]	105	29	
四环素	64-75-5	445.0	410.0[a]	120	27	4.56
		445.0	154.1	120	40	
土霉素	79-57-2	461.1	443.1	63	18	4.71
		461.1	426.0[a]	63	26	
氯四环素	514-53-4	479.0	462.0[a]	120	28	5.01
		479.0	197.1	120	58	
地美环素	64-73-3	465.0	430.0	80	31	5.31
		465.0	154.1[a]	80	38	
差向金霉素	101342-45-4	479.0	444.0	73	31	5.41
		479.0	154.0[a]	73	38	
金霉素	64-72-2	479.0	444.1[a]	100	29	6.36
		479.0	154.2	100	38	
甲烯土霉素	3963-95-9	443.1	226.0	90	33	7.11
		443.1	200.9[a]	90	47	
强力霉素	24390-14-5	445.1	410.0[a]	114	33	7.42
		445.1	154.1	114	39	
4-差向脱水四环素	4465-65-0	427.0	410.1[a]	140	24	7.43
		427.0	321.0	140	40	
脱水四环素	13803-65-1	427.1	269.1[a]	100	41	8.03
		427.1	154.1	100	36	
米诺环素-D6		464.1	447.1[a]	50	27	4.24
四环素-D6		451.3	416.0[a]	100	28	4.52
强力霉素-D3		448.2	413.0[a]	100	34	7.40
[a] 定量离子。						

附　录　B

（资料性）

标准色谱图

13种四环素类化合物和3种内标化合物的标准色谱图见图B.1。

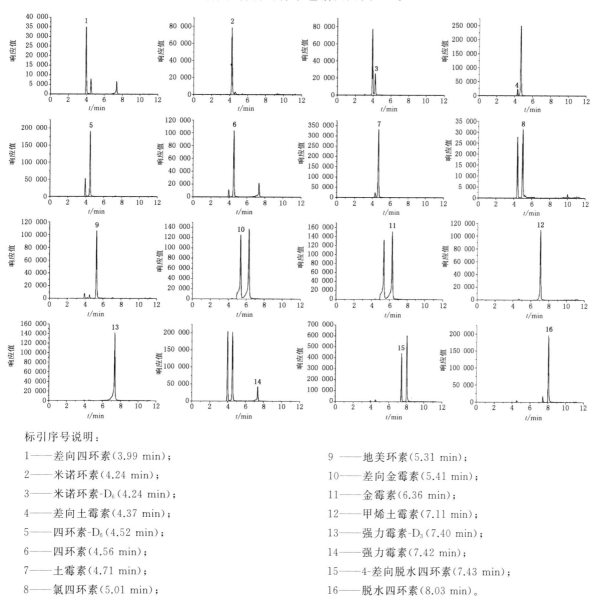

标引序号说明：

1——差向四环素（3.99 min）；

2——米诺环素（4.24 min）；

3——米诺环素-D$_6$（4.24 min）；

4——差向土霉素（4.37 min）；

5——四环素-D$_6$（4.52 min）；

6——四环素（4.56 min）；

7——土霉素（4.71 min）；

8——氯四环素（5.01 min）；

9——地美环素（5.31 min）；

10——差向金霉素（5.41 min）；

11——金霉素（6.36 min）；

12——甲烯土霉素（7.11 min）；

13——强力霉素-D$_3$（7.40 min）；

14——强力霉素（7.42 min）；

15——4-差向脱水四环素（7.43 min）；

16——脱水四环素（8.03 min）。

图 B.1　13种四环素类化合物和3种内标化合物的标准色谱图

ICS 13.100
CCS C 52

团 体 标 准

T/CPMA 023—2020

血中 N-甲基氨甲酰血红蛋白加合物的测定 液相色谱-串联质谱法

Determination of N-methylcarbamoylatedhaemoglobin in blood—
Liquid chromatography-tandem mass spectrometry

2020-12-30 发布　　　　　　　　　　　　　　　　　　　2021-05-01 实施

中华预防医学会　　　发布

前　言

本文件按照 GB/T 1.1—2020《标准化工作导则　第 1 部分:标准化文件的结构和起草规则》的规定起草。

请注意本文件的某些内容可能涉及专利。本文件的发布机构不承担识别专利的责任。

本文件由中华预防医学会提出并归口。

本文件起草单位:苏州市疾病预防控制中心、杭州医学院、江苏省疾病预防控制中心、无锡市疾病预防控制中心、江苏康达检测技术股份有限公司。

本文件主要起草人:王春民、吴春霞、张秋萍、刘强、钱亚玲、唐红芳、阮征、刘华良、朱峰、吴宇伉、刘文卫、付杰、李军、李建、沈强、杨海兵。

血中 N-甲基氨甲酰血红蛋白加合物的测定
液相色谱-串联质谱法

1 范围

本文件规定了血中 N-甲基氨甲酰血红蛋白加合物的液相色谱串联质谱检测方法。

本文件适用于接触二甲基甲酰胺的职业人群血中 N-甲基氨甲酰血红蛋白加合物的测定。

2 规范性引用文件

下列文件中的内容通过文中的规范性引用而构成本文件必不可少的条款。其中,注日期的引用文件,仅该日期对应的版本适用于本文件;不注日期的引用文件,其最新版本(包括所有的修改单)适用于本文件。

GBZ/T 295　职业人群生物监测方法　总则

3 术语和定义

本文件没有需要界定的术语和定义。

4 原理

血红蛋白中的 N-甲基氨甲酰血红蛋白加合物(NMHb)经酸水解转化为 3-甲基-5-异丙基乙内酰脲(MVH)后,经蛋白沉淀净化,液相色谱串联质谱(LC-MS/MS)测定,以保留时间和特征离子及其丰度比定性,以定量特征离子的峰面积,用内标工作曲线法进行定量。

5 仪器及材料

5.1 肝素或乙二胺四乙酸(EDTA)抗凝采血管:5 mL。

5.2 具塞圆底离心管:15 mL。

5.3 离心机:4 000 r/min。

5.4 真空离心浓缩仪。

5.5 涡旋混合器。

5.6 电热恒温水浴锅,±2 ℃。

5.7 96 孔板减压提取装置。

5.8 96 孔蛋白沉淀板(配收集板及盖板):复合吸附型(40 mg/2 mL/well)或相当者。

5.9 天平:感量 1 mg 和 0.1 mg。

5.10 液相色谱串联质谱仪(配电喷雾离子源)。

6 试剂

6.1 超纯水。

6.2 甲醇(CH₃OH):色谱纯。

6.3 乙腈(C₂H₃N):色谱纯。

6.4 盐酸(HCl,ρ=1.18 g/cm³):优级纯。

6.5 冰醋酸(CH₃COOH):优级纯。

6.6 甲酸(HCOOH):色谱纯。

6.7 氯化钠(NaCl):分析纯。

6.8 氯化钾(KCl):分析纯。

6.9 十二水磷酸氢二钠(Na₂HPO₄·12H₂O):分析纯。

6.10 磷酸二氢钾(KH₂PO₄):分析纯。

6.11 磷酸盐缓冲溶液:称取 80 g 氯化钠、2 g 氯化钾、35.8 g 十二水磷酸氢二钠、2.4 g 磷酸二氢钾溶于 1 000 mL 水中。或可直接购买成品(PBS,10×)。

6.12 3-甲基-5-异丙基乙内酰脲(MVH,CAS:74310-99-9):标准物质或色谱纯试剂(纯度≥99.0%)。

6.13 3-甲基-异丁基海因(MIH,CAS:675854-31-6):标准物质或色谱纯试剂(纯度≥99.0%)。

6.14 甲醇溶液(1:1,体积比):量取 100 mL 甲醇加入到 100 mL 水中。

6.15 盐酸醋酸溶液(2:1,体积比):量取 100 mL 冰醋酸加入到 200 mL 盐酸中。

6.16 甲酸乙腈溶液(1:99,体积比):吸取 1 mL 甲酸加入到 99 mL 乙腈中。

6.17 MVH 标准储备溶液:称取 0.015 6 g MVH,用甲醇溶液溶解并定容至 50 mL,该储备液浓度为 2.0 mmol/L。此溶液可在 4 ℃冰箱中保存 14 d。

6.18 MIH 内标储备液:称取 0.017 0 g MIH,用甲醇溶液溶解并定容至 50 mL,该内标储备液浓度为 2.0 mmol/L。此溶液可在 4 ℃冰箱中保存 14 d。

6.19 MIH 内标工作液:临用前准确吸取 MIH 内标储备液 1.0 mL 于 50 mL 容量瓶中,用甲醇溶液定容至刻度,该内标溶液浓度为 40.0 nmol/mL。

7 样品的采集、运输、制备和保存

7.1 样品采集、运输

按 GBZ/T 295 要求采集职业人群静脉全血 2.5 mL 于采血管中,立即轻轻摇匀;采集未暴露于二甲基甲酰胺的健康人群血样,立即轻轻摇匀,作为空白血样。样品冷藏运输。

7.2 血红蛋白提取

取 2 mL 血样于 15 mL 离心管中,以 2 000 r/min 离心 15 min。弃去上层,加入 7.0 mL 水,轻轻振荡 10 s,立即加入 1.0 mL 磷酸盐缓冲溶液,摇匀,以 1 000 r/min 离心 5 min。吸取上清液于另一 15 mL 离心管中,得血红蛋白提取液。提取液在真空离心浓缩仪中(45 ℃)干燥至干,制成松散、无结块的血红蛋白粉末约 300 mg。

未暴露于二甲基甲酰胺的健康人群血样,按上方法制备成空白血红蛋白。

血液中血红蛋白提取应在 24 h 内完成。

7.3 样品保存

血红蛋白提取液密封后在 4 ℃可保存 3 d,在 -18 ℃可保存 5 d。干燥后血红蛋白粉末在 -18 ℃可保存 14 d,在 -80 ℃可保存 30 d。

8 分析步骤

8.1 仪器操作参考条件

8.1.1 液相色谱参考条件

液相色谱参考条件如下：

a) 色谱柱：Bonshell C$_{18}$ Plus(3.0 mm×50 mm,2.7 μm,100 Å)或相当者；

b) 柱温：35 ℃；

c) 流动相：A 为 0.1％甲酸溶液,B 为 0.1％甲酸乙腈溶液；

d) 流速：0.25 mL/min；

e) 进样量：5 μL；

f) 流动相梯度洗脱条件见表1。

表 1 流动相梯度洗脱条件

时间/min	流动相 A/％	流动相 B/％
0.00	90	10
1.20	10	90
3.00	10	90
3.50	90	10
4.00	90	10

8.1.2 质谱参考条件

质谱参考条件如下：

a) 电离方式：电喷雾电离(ESI),正离子模式；

b) 毛细管电压：3.5 kV；

c) 源温度：150 ℃；

d) 脱溶剂气温度：350 ℃；

e) 脱溶剂气流速：800 L/h；

f) 检测方式：多反应监测(MRM),监测参数见表2。

表 2 多反应监测(MRM)参数

化合物	母离子	子离子	锥孔电压/V	碰撞能量/V
3-甲基-5-异丙基乙内酰脲	157.1	72.0[a]	32	15
		129.1	32	11
3-甲基-异丁基海因	171.1	86.0[a]	30	15
[a] 定量离子。				

8.2 工作曲线制备与测定

各取适量 MVH 标准储备溶液,用甲醇溶液将其稀释成 0 nmol/mL～400 nmol/mL 的标准系列溶液。依次取 100 μL 以上标准系列溶液,加入到各含有 0.100 g 空白血红蛋白粉末的 15 mL 圆底离心管中,然后各加入 250 μL MIH 内标工作液,再各加入盐酸醋酸溶液 4.65 mL,立即涡旋混匀 30 s,将以上离心管置于 95 ℃ 水浴中加热降解 1 h,取出冷却至室温,混匀后净化。

取降解后溶液 200 μL 上样到 96 孔蛋白沉淀板,加入 600 μL 甲酸乙腈溶液,混匀后盖上盖板。控制真空泵压力使液滴流出速度不超过 1 mL/min,收集流出液,混匀;制备得到内标 MIH 含量为 10.0 nmol/mL 的 MVH 含量为 0 nmol/mL～40 nmol/mL 标准工作系列溶液。

参照仪器操作条件,分别测定标准工作系列溶液;以标准工作系列溶液中 MVH 的含量为横坐标,以测得的 MVH 峰面积与内标 MIH 峰面积比值为纵坐标,绘制内标工作曲线。

8.3 样品处理

称取 0.1 g(精确至 0.001 g)血红蛋白粉末置于 15 mL 具塞圆底离心管中,加入 250 μL MIH 内标工作液,再加入盐酸醋酸溶液 4.75 mL,立即涡旋混匀 30 s。将离心管置于 95 ℃ 水浴中加热降解 1 h,取出冷却至室温,混匀后待净化。

注:降解反应过程可能产生气泡,小心操作。

取降解后溶液 200 μL 上样到 96 孔蛋白沉淀板,加入 600 μL 甲酸乙腈溶液,混匀后盖上盖板。控制真空泵压力使液滴流出速度不超过 1 mL/min,收集流出液,混匀后待测。

8.4 样品测定

用测定标准系列溶液的操作条件测定样品和样品空白溶液。样品中待测组分保留时间与标准工作溶液中对应组分保留时间相同,定性离子的相对丰度与相当浓度标准工作溶液中定性离子相对丰度一致,且相对丰度允许偏差不超过表 3 规定的范围,则可判定样品中存在对应的化合物。

表 3　定性确证相对离子丰度最大允许偏差

相对离子丰度/%	>50	>20～50	>10～20	≤10
允许相对偏差/%	±20	±25	±30	±50

根据得到的目标物峰面积,采用内标工作曲线法进行定量。若 MVH 的浓度超过测定范围,则应减少取样量重新处理后再进样测定。

8.5 质量控制

检测过程质量控制按照 GBZ/T 295 进行。

9　计算

N-甲基氨甲酰血红蛋白加合物(NMHb)转化成 3-甲基-5-异丙基乙内酰脲(MVH)为等摩尔反应,故样品中 N-甲基氨甲酰血红蛋白加合物(NMHb)的浓度可按式(1)计算:

$$c = \frac{n}{m} \quad\quad\quad\quad\quad\quad\quad\quad\quad\quad\quad\quad (1)$$

式中:

c ——样品中 N-甲基氨甲酰血红蛋白加合物(NMHb)的浓度,单位为纳摩尔每克血红蛋白(nmol/gHb);

n ——根据工作曲线计算得到的样品中 MVH 的含量,单位为纳摩尔(nmol);

m ——称取血红蛋白样品的重量,单位为克(g)。

10 说明

10.1 本法的检出限为 0.05 nmol/mL,定量下限为 0.168 nmol/mL,测定范围为 0.168 nmol/mL~8.0 nmol/mL(以 0.1 g 血红蛋白粉末量计)。血中 N-甲基氨甲酰血红蛋白加合物(NMHb)的最低检出浓度为 2.5 nmol/gHb,最低定量浓度为 8.4 nmol/gHb。方法批内精密度为 1.4%~8.3%,批间精密度为 0.8%~7.4%,回收率为 82.1%~104.9%。

10.2 供仪器测定用样品溶液不宜低温冷藏(低温会有物质析出,影响测定结果),应当天完成检测。

10.3 空白血红蛋白中 N-甲基氨甲酰血红蛋白加合物(NMHb)浓度应低于最低检出浓度。

10.4 空白血红蛋白多反应监测色谱图见图 1,血红蛋白样品多反应监测色谱图见图 2。

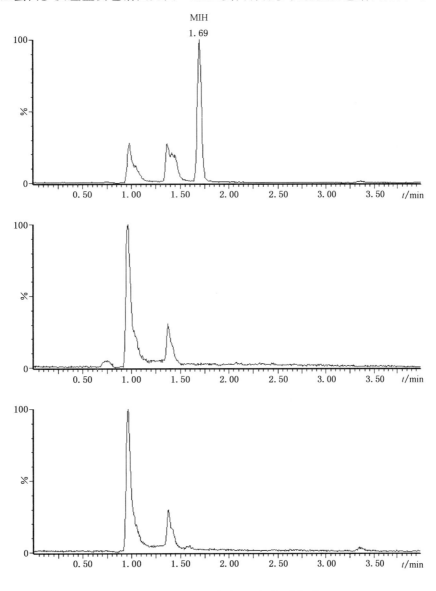

图 1 空白血红蛋白多反应监测色谱图

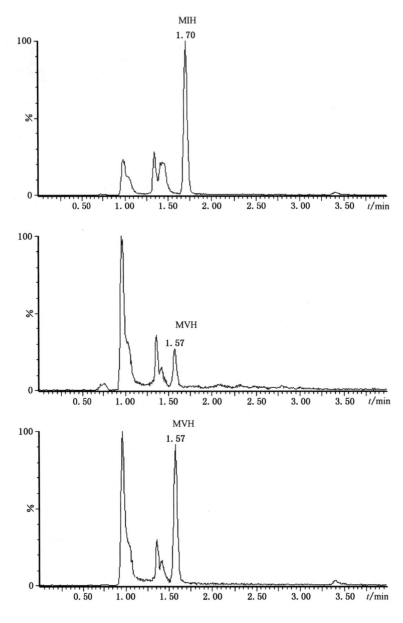

图 2 血红蛋白样品多反应监测色谱图

ICS 11.020
CCS C 05

团　体　标　准

T/CPMA 024—2020

新型冠状病毒疫苗预防接种凭证
基本技术要求

Basic technical requirements of vaccination records for COVID-19 vaccine

2020-12-31 发布　　　　　　　　　　　　　　　　　2021-01-01 实施

中华预防医学会　　发 布

前　言

本文件按照 GB/T 1.1—2020《标准化工作导则　第 1 部分:标准化文件的结构和起草规则》的规定起草。

请注意本文件的某些内容可能涉及专利。本文件的发布机构不承担识别专利的责任。

本文件由中华预防医学会归口。

本文件起草单位:山东省疾病预防控制中心、中国疾病预防控制中心、天津市疾病预防控制中心、威海市疾病预防控制中心。

本文件主要起草人:许青、张伟燕、徐爱强、张丽、王华庆、陈伟、于洋。

新型冠状病毒疫苗预防接种凭证
基本技术要求

1 范围

本文件规定了新型冠状病毒疫苗预防接种凭证的基本技术要素,包括描述要素及其解释,由预防接种凭证内容、预防接种凭证样式和预防接种凭证输出方式组成。

本文件适用于承担新型冠状病毒疫苗预防接种的各级各类医疗卫生机构对新型冠状病毒疫苗预防接种凭证的设计和使用,以及不同地区、不同机构对新型冠状病毒疫苗接种情况的查询和查验。也可为成人接种其他疫苗提供接种凭证范本。

2 规范性引用文件

下列文件中的内容通过文中的规范性引用而构成本文件必不可少的条款。其中,注日期的引用文件,仅该日期对应的版本适用于本文件;不注日期的引用文件,其最新版本(包括所有的修改单)适用于本文件。

GB/T 2261.1 个人基本信息分类与代码 第1部分:人的性别代码

GB/T 2659 世界各国和地区名称代码

3 术语和定义

下列术语和定义适用于本文件。

3.1

新型冠状病毒疫苗 COVID-19 vaccine

为预防新型冠状病毒感染性疾病的发生、流行,用于人体免疫接种的预防性生物制品。

3.2

预防接种凭证 vaccination records

受种者接种疫苗的记录文书,用于对受种者实际接种疫苗信息的真实、有效记录。预防接种凭证内容主要包括受种者基本信息和接种信息。

3.3

预防接种信息系统 immunization information system

由计算机硬件、软件、网络和通讯设备、信息资源、信息用户等组成,遵循统一的制度、标准和规范,对预防接种信息进行采集、存储、处理、传输、交换、输出等操作的有机整体。

4 凭证内容

4.1 受种者个人信息

4.1.1 姓名(Name)

受种者在公安管理部门正式登记注册的姓氏和名字,或姓名拼音,并与本人身份证件姓名一致。使用预防接种信息系统记录时,格式为字符型,受种者姓名为汉字、姓名拼音或英文字母,汉字不超过25个,姓名拼音或英文字母不超过50个。姓名拼音格式为姓在前,名在后,姓和名的首字母大写,姓与名之间空一格。

4.1.2 性别(Gender)

受种者生理性别。使用预防接种信息系统记录时,格式为字符型,值域为性别代码,符合GB/T 2261.1 的规定,接种凭证中输出内容为值含义。

4.1.3 国籍(Nationality)

受种者个人属于某一国家的国民或公民的法律资格。使用预防接种信息系统记录时,格式为字符型,值域为国籍代码,符合 GB/T 2659 的规定,接种凭证中输出内容为中英文简称。

4.1.4 身份证件号码(Identity number,ID NO.)

受种者身份证件上唯一的法定标识符,包括身份证号、护照证件号等。使用预防接种信息系统记录时,格式为字符型,长度不超过 32 位的数字或(和)字母,并能够区分居民身份证号或护照证件号等。

4.2 疫苗接种信息

4.2.1 疫苗名称(Vaccine)

疫苗上市许可持有人疫苗使用说明书上载明的疫苗名称。使用预防接种信息系统记录时,格式为字符型,值域为疫苗类型代码,见附录 A,接种凭证中输出内容为药品通用名称。

4.2.2 接种剂次(Dose)

受种者接种新型冠状病毒疫苗的剂次顺序。使用预防接种信息系统记录时,格式为字符型,值域为代码,标识"1"表示第一剂次,"2"表示第二剂次,依次类推。

4.2.3 接种日期(Date)

受种者接种当天的公元纪年日期。使用预防接种信息系统记录时,格式为日期型,值域为 YYYY-MM-DD,其中 YYYY 为年,MM 为月,DD 为日。

4.2.4 生产企业(Manufacturer)

受种者所接种新型冠状病毒疫苗的生产企业名称,使用预防接种信息系统记录时,格式为字符型,值域为疫苗生产企业代码,见附录 A,接种凭证中输出内容为企业全称。

4.3 发证信息

4.3.1 发证单位(Certifying Authority)

受种者出具预防接种凭证的单位,应为提供疫苗接种的单位、疫苗接种点所属法人单位,或经省卫生健康主管部门授权的其他具有发证资格的查询单位。使用预防接种信息系统记录时,格式为字符型,值域为汉字或(和)英文字母,长度汉字不超过 25 个,英文字母不超过 50 个。

4.3.2 发证日期(Issued Date)

发证单位为受种者出具接种凭证的日期。使用预防接种信息系统记录时,格式为日期型,值域为 YYYY-MM-DD,其中 YYYY 为年,MM 为月,DD 为日。

4.4 二维码

用于接种凭证真伪及内容查验的终端设备识别标识。使用时应当符合国家相关技术标准和安全、隐私保护要求。

5 凭证样式

5.1 尺寸

210 mm×297 mm。

5.2 颜色

5.2.1 底色

个人基本信息和疫苗接种信息所在栏目设置底色,要求 C:60 M:0 Y:0 K:0;其余部分不设底色。

5.2.2 字体颜色

K:100。

5.3 字体和字号

5.3.1 标题

中文标题采用黑体,三号;英文标题采用黑体,四号。

5.3.2 正文

"个人基本信息 Personal information"和"疫苗接种信息 Vaccination records"采用黑体,小四号;其他内容采用仿宋,小四号。

5.3.3 落款

采用仿宋,小四号。

5.4 段落和行高

5.4.1 标题

段前:0 行,段后:0 行;行距:1.5 倍。

5.4.2 正文

行距:最小值,0 磅;行高:1 cm。

5.4.3 落款

行距:1.5 倍。

5.5 版式

见附录 B。

6 输出方式

6.1 手书凭证

未实施预防接种信息化的单位,可按照上述要素和凭证样式印制接种凭证后,通过手书方式生成预防接种凭证,加盖发证单位公章后交给受种者保存。

6.2 打印凭证

通过预防接种信息系统数据采集端或移动应用终端等方式采集受种者基本信息和疫苗接种信息后,按照上述要素和凭证样式,自动生成预防接种凭证,打印并加盖发证单位公章后交给受种者保存。

6.3 电子凭证

通过预防接种信息系统采集的数据可按本凭证样式生成电子凭证,与居民电子健康卡、健康码等关联,或嵌入移动应用终端,供受种者查询或其他机构查验。

附　录　A
（规范性）
数据元值域代码表

A.1　疫苗生产企业代码表

疫苗生产企业代码应符合表 A.1 的规定。

表 A.1　疫苗生产企业代码

代码	值含义	企业全称
02	北京生物	北京生物制品研究所有限责任公司
10	武汉生物	武汉生物制品研究所有限责任公司
12	医科院生物	中国医学科学院医学生物学研究所
80	北京科兴中维	北京科兴中维生物技术有限公司
81	康希诺生物	康希诺生物股份公司
82	安徽智飞	安徽智飞龙科马生物制药有限公司

A.2　疫苗类型代码表

疫苗类型代码应符合表 A.2 的规定。

表 A.2　疫苗类型代码

代码	值含义	药品通用名称
56	新型冠状疫苗	新型冠状病毒疫苗
5601	新冠疫苗（Vero 细胞）	新型冠状病毒灭活疫苗（Vero 细胞）
5602	新冠疫苗（腺病毒载体）	重组新型冠状病毒疫苗（腺病毒载体）
5603	新冠疫苗（CHO 细胞）	重组新型冠状病毒疫苗（CHO 细胞）

附　录　B

（规范性）

新型冠状病毒疫苗预防接种凭证版式

新型冠状病毒疫苗预防接种凭证版式见图 B.1。

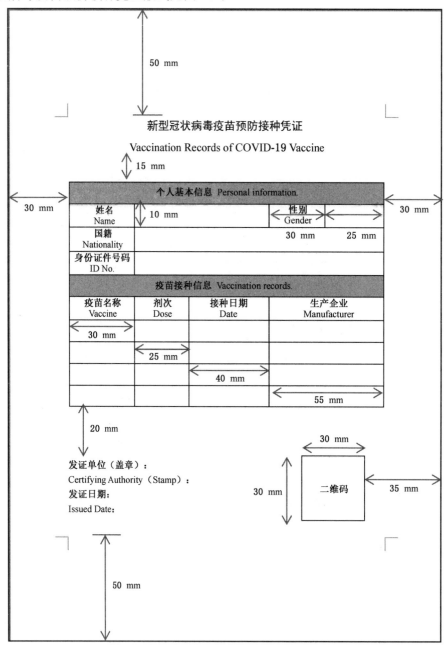

图 B.1　新型冠状病毒疫苗预防接种凭证版式

参 考 文 献

[1] 国家卫生和计划生育委员会.预防接种工作规范(2016年版).

[2] 张伟燕,刘少楠,栾桂杰,等.以免疫规划工作信息化为抓手助力全面小康社会建设[J].预防医学论坛,2020,26(10):721-724.

[3] 李健思,闫肃,方兴.儿童健康卡在公共卫生领域应用的研究[J].中国卫生信息管理,2019,6(2):188-191.

ICS 11.020
CCS C 05

团 体 标 准

T/CPMA 025—2021

预防接种车基本功能标准

Basic guideline of the function for vaccination vehicle

2021-06-01 发布

2021-06-01 实施

中华预防医学会 发 布

前　言

本文件按照 GB/T 1.1—2020《标准化工作导则　第1部分:标准化文件的结构和起草规则》的规定起草。

请注意本文件的某些内容可能涉及专利。本文件的发布机构不承担识别专利的责任。

本文件由中华预防医学会归口。

本文件起草单位:中国疾病预防控制中心、湖北省疾病预防控制中心、天津市疾病预防控制中心、广西壮族自治区疾病预防控制中心、河南省疾病预防控制中心、青岛市疾病预防控制中心、青岛海尔生物医疗股份有限公司、深圳市金卫信信息技术有限公司、郑州宇通客车股份有限公司。

本文件主要起草人:曹玲生、尹遵栋、蔡碧、陈伟、甘明、王长双、余文周、管境、雷红、刘占杰、巩燚、李宗雨、李璞、张凯、臧传亮、崔节慧。

预防接种车基本功能标准

1 范围

本文件给出了预防接种车的定义,规定了预防接种车(以下简称"接种车")的整车要求、功能要求和技术要求。

本文件适用于采用已定型汽车整车或二类、三类底盘上制造的预防接种车,实施免疫规划疫苗和非免疫规划疫苗的预防接种。

2 规范性引用文件

下列文件中的内容通过文中的规范性引用而构成本文件必不可少的条款。其中,注日期的引用文件,仅该日期对应的版本适用于本文件;不注日期的引用文件,其最新版本(包括所有的修改单)适用于本文件。

GB 1589 汽车、挂车及汽车列车外廓尺寸、轴荷及质量限值

GB 7258 机动车运行安全技术条件

GB 40050—2021 网络关键设备安全通用要求

YD/T 1970.4 通信局(站)电源系统维护技术要求 第4部分:不间断电源(UPS)系统

YD/T 1970.10 通信局(站)电源系统维护技术要求 第10部分:阀控式密封铅酸蓄电池

YY/T 0086—2020 医用冷藏箱

T/CPMA 016—2020 数字化预防接种门诊基本功能标准

3 术语和定义

下列术语和定义适用于本文件。

3.1

预防接种车 vaccination vehicle

配备疫苗存储、预防接种、异常反应处置等相关设备,用于免疫规划疫苗和非免疫规划疫苗接种的专用车辆。能够实现预防接种取号、叫号、预检登记、电子告知、疫苗扫码、受种者验证确认、接种、凭证打印和异常反应处置等功能,并可通过信息技术对预防接种进行全流程管理。

3.2

大型预防接种车 large vaccination vehicle

车辆长度不小于 6 m,车内配备有 2 个及以上接种台的预防接种车,以下简称"大型接种车"。

3.3

小型预防接种车 small vaccination vehicle

车辆长度为 6 m 以下,车内配备有 1 个接种台的预防接种车,以下简称"小型接种车"。

4 缩略语

下列缩略语适用于本文件。

UPS：不间断电源（Uninterruptible Power Supply）

WiFi：无线通信技术（Wireless Fidelity）

PM：颗粒物（Particulate Matter）

1 080i：隔行扫描达到 1 920×1 080 分辨率的显示格式（1 080Interlace）

720p：逐行扫描达到 1 280×720 分辨率的显示格式（720Progressive）

1 080p：逐行扫描达到 1 920×1 080 分辨率的显示格式（1 080Progressive）

5 整车要求

5.1 接种车由原厂设计和制造，应符合人体工程学要求，能满足安全、可靠、舒适、简捷的要求，能够保障开展接种活动的基本需求。

5.2 接种车内接种台、空调、疫苗存储等设备应固定，与车辆连接为一体。设备安装后，车辆应符合 GB 1589、GB 7258 的要求。

5.3 接种车应能在海拔 3 000 m 以下、气温−35 ℃～45 ℃范围内正常启动、行驶；在海拔与温度超出以上条件时，接种车应使用满足相应环境条件的专用配件。

5.4 接种车应具备使用免疫规划信息系统的设备及网络环境。

5.5 接种车内应具备登记区、接种区、疫苗存储区、异常反应处置区、待报废/破损疫苗存放区、耗材存放区和医疗废弃物存放区。

5.6 接种车应设置明显标识，标识样式应符合预防接种相关要求，突出预防接种主体。车身标识宜位于车身中部排列，标注"国家免疫规划　智慧移动平台"字样，字体大小可根据车辆大小适当调整。

5.7 接种车内照度应不小于 300 lx。

5.8 接种车应具备智能网关控制功能，能够连接所有接入智能网关的智能设备，能够智能交互疫苗存储设备、空调系统、空气消毒机等所有接入设备。

5.9 接种车应能接入免疫规划信息系统，实现接种车的疫苗种类及库存情况、疫苗存储设备温度等实时监测。

5.10 接种车应具备大数据分析和预警功能，实现接种车内设备运行状态、疫苗存储设备温度、电量功耗、车辆油耗、接种车行车轨迹等实时监测及可视化展示。

6 功能要求

6.1 疫苗存储

应满足疫苗的冷藏和冷冻存储要求，支持疫苗存储设备温度与其存储的疫苗信息关联，实现疫苗的出库、入库、接种、盘点、报损、统计等功能，支持自动采集、记录冷链设备温度，对温度异常情况以短信等形式向移动终端等设备进行报警。疫苗接种冰箱应具备疫苗分类存储功能。

6.2 预防接种

应具备预防接种管理、疫苗管理、疑似预防接种异常反应处置和报告、疫苗存储设备管理、公众服务等子模块，实现从取号、叫号、预检登记、电子告知、疫苗扫码、验证确认、接种、接种凭证打印等数字化预防接种门诊相关功能。

6.3 异常反应处置

应配备处理异常反应的设备设施，如急救床、急救箱、供氧装置等。

6.4 综合管理

6.4.1 远程会诊

应具备视频会诊远程协助功能。

6.4.2 视频监控

视频监控应满足：
a) 应能通过车内外采集设备实现车内外语音、图像信息采集；
b) 应能实现对接种车现场采集的音视频信息进行播放、显示、存储、检索。

6.4.3 网络通信

网络通信应满足：
a) 应能通过无线通信设备实现车辆网络接入，实现疫苗接种信息实时传输至省/市免疫规划信息平台；
b) 应具备 WiFi 功能，实现内部设备联网。

6.4.4 温度调节

在所有车载设备开启状态下，应保证车内温度 18 ℃～26 ℃。

6.4.5 消毒清洁

应具备空气消毒功能及车内接种设施设备物体表面消毒能力，并可实时监测接种车内温湿度、CO_2、$PM_{2.5}$ 数据。

6.4.6 健康宣教

应符合 T/CPMA 016—2020 中 4.9.4 的要求。

6.4.7 电源

电源应满足：
a) 接种车应配备独立的电源供电模块和 UPS；
b) 接种车除车载供电功能模块外，还应具备市电接入供电接口，宜配备太阳能发电系统。

7 技术要求

7.1 疫苗存储

疫苗存储满足以下要求：
a) 接种台应配备疫苗接种冰箱，用于疫苗的存放和疫苗的接种。接种冰箱应有多个存储抽屉，总容积不小于 50 L，集成扫码验证功能；
b) 疫苗接种冰箱，应符合 YY/T 0086—2020 的要求；
c) 应至少配备一台疫苗存储冰箱。冷藏区应满足温度在 2 ℃～8 ℃，容积不小于 100 L，完全断电后在环温 43 ℃下保温时间在 72 h 以上；冷冻区温度在 −20 ℃以下，冷冻区容积不小于 10 L；
d) 疫苗存储设备应支持交/直流供电；

e) 应配备独立运行的冷链监测系统。

7.2 预防接种

7.2.1 硬件配置条件

应满足以下要求：

a) 应配备至少 1 台登记设备；

b) 应配备 1 台签核设备；

c) 大型接种车应至少配备 2 个接种台,小型接种车应配备 1 个接种台,接种台均应配备验证、打印等设备;接种台长宽应不小于 800 mm×400 mm,台面材料应耐腐蚀、易清洗,接种台下方应能放置医疗废弃物垃圾桶；

d) 车内接种区应配备至少 1 块显示屏,尺寸不小于 32 寸,用于显示叫号信息、疫苗名称、生产企业等信息；

e) 应配备至少 1 块现场排队叫号显示屏；

f) 应配备帐篷等用于提供临时留观场所。

7.2.2 软件系统要求

软件运行流畅,并能对接省/市免疫规划信息平台。

7.3 异常反应处置

7.3.1 大型接种车应配置急救床,小型接种车应配置便携急救床,急救床长宽应不小于 1 800 mm× 520 mm。

7.3.2 急救箱应按照预防接种工作规范要求配备常用急救药械。

7.3.3 供氧装置应至少放置 1 个容量不小于 5 L 的氧气瓶,至少 1 个气体输送终端接口。

7.4 综合管理

7.4.1 远程会诊

远程会诊应满足以下要求：

a) 显示终端分辨率应支持不小于 1 080 p,并向下兼容 1 080 i、720 p 高清图像格式；

b) 应自带 Android 系统或 Windows 系统；

c) 摄像头应不小于 200 万像素,并带语音模块；

d) 应配备视频会议软件。

7.4.2 视频监控

视频监控及功能展示应满足以下要求：

a) 应配备至少两个不小于 200 万像素的摄像头；

b) 显示设备分辨率应不小于 720 p；

c) 同时覆盖车内和车周边环境。

7.4.3 网络通信

无线通信设备应支持联通、移动、电信等运营商制式,并支持传输速率不小于 100 Mbps 通信带宽。相关网络关键设备应符合 GB 40050—2021。

7.4.4 温度调节

接种车内应配备两套具有冷暖调节功能的空调系统,一套为车载非独立供电空调,供车辆行驶时使用,另一套为市电供电空调,供驻车时使用。

7.4.5 消毒清洁

接种车内应配备紫外线灯、空气消毒机及其他用于物体表面消毒的消毒器具,相关器具应符合《消毒产品卫生安全评价规定》。

7.4.6 健康宣教

应配置分别面向车内和车外的多媒体设备,多媒体设备的设置应保证在室外阳光环境下清晰地看到屏幕内容,应支持分辨率不小于 720 p 显示,设备图像画面长宽比例宜为 16∶9,避免屏幕拉伸;并应配置相应的扬声器系统。

7.4.7 电源

接种车供电系统满足以下要求:

a) 接种车具备市电接入供电、宜配备车载发电机供电和太阳能储能系统供电,其中市电接入供电和发电机供电均具备支撑整车满负荷工作的能力,且两路交流电源互为备份、快速切换;

b) 接种车交流失电后,接种车内所有必须通电开机运行的设备由 UPS 和太阳能储能系统供电,供电支撑时间不小于 4 h;

c) UPS 电源应在 10 h 内充满,应符合 YD/T 1970.4 和 YD/T 1970.10 的要求;

d) 大型接种车宜配备独立车载发电机,小型接种车宜配备车载取力发电机,满足接种车驻车时车载用电设备(空调除外)正常工作;

e) 接种车宜配置车载太阳能储能系统,大型接种车配置不小于 400 W 太阳能板,小型接种车配置不小于 200 W 太阳能板。

参 考 文 献

[1] DL/T 1614—2016　电力应急指挥通信车技术规范
[2] GA/T 1462—2018　警用指挥车(交通应急指挥)设备技术要求
[3] QC/T 808—2009　采血车技术条件
[4] WS/T 292—2008　救护车
[5] 中华人民共和国卫生部令第 27 号　《消毒管理办法》
[6] 卫法监发〔2002〕282 号　《消毒技术规范》
[7] 国卫疾控发〔2016〕51 号　《预防接种工作规范》
[8] 国卫疾控发〔2017〕60 号　《疫苗储存和运输管理规范》
[9] 国卫监督发〔2014〕36 号　《消毒产品卫生安全评价规定》